Helmut Milz
Mit Kopf, Hand, Fuß, Bauch und Herz

SERIE WEGE ZUR
PIPER GANZHEIT
Band 2077

Zu diesem Buch

Wer Gesundheit als persönliches und soziales Anliegen begreift; wer nicht nur Krankheit und Befund, sondern auch Erkrankung und Befinden verstehen möchte; wem sein Körper nicht nur mechanisches Objekt, sondern auch Leib und Lebensmittel ist; wer neue Zugänge zu Stille und Gelassenheit finden möchte; wer von den Erfahrungen anderer Heilkulturen lernen möchte – sie alle finden in diesem Buch kritische, kompetente und ermutigende Hilfen. Mehr als zwanzig international anerkannte Experten aus Medizin, Heilkunde, Heilkunst und Gesundheitspolitik sprechen mit Herz und Verstand über Erfahrungen ganzheitlicher Ansätze.

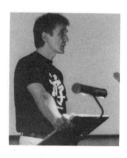

Helmut Milz, geboren 1949 in Kall/Eifel. Dr. med., Arzt für Allgemeinmedizin und psychotherapeutische Medizin in Marquartstein/Bayern; langjährige Beratertätigkeit für die WHO. Seine Bücher »Ganzheitliche Medizin« (1985) und »Der wiederentdeckte Körper« (1992) haben ein breites Echo bei Experten und Laien ausgelöst.

Helmut Milz

MIT KOPF, HAND, FUSS, BAUCH UND HERZ

Ganzheitliche Medizin und Gesundheit

Piper
München Zürich

Wege zur Ganzheit
Herausgegeben von Helmut Milz
und Matthias Varga von Kibéd

In der Reihe Serie Piper Wege zur Ganzheit liegen außerdem vor:
Robert O. Becker, Der Funke des Lebens (2002)
Alan W. Watts, Weisheit des ungesicherten Weges (2071)
Joseph Campbell, Der Flug der Wildgans (2076)
Idries Shah, Magie des Ostens (2078)
Dina Glouberman, Der Hund, die Möhre, der Samowar und
das Fischerboot (2079)
Tonius Timmermann, Die Musik des Menschen (2089)

ISBN 3-492-12077-6
Originalausgabe
Oktober 1994
© R. Piper GmbH & Co. KG, München 1994
Umschlag: Federico Luci,
unter Verwendung des Gemäldes
»Kopf, Hand, Fuß und Herz« von Paul Klee
(Kunstsammlung Nordrhein-Westfalen)
© VG-Bild Kunst, Bonn 1994
Foto Seite 2: Ute Schendel
Gesamtherstellung: Clausen & Bosse, Leck
Printed in Germany

Dieses Buch widme ich meinem Vater,
dem Ingenieur, Baumeister und Maler Josef Milz (1917–1993)

INHALT

Helmut Milz
Wechselwirkungen, Eingriffe, Konstruktionen –
Heilkunst, Heilkunde, High-(Heil-?)Technology   13

DAS VERHÄLTNIS ZUM KÖRPER
KLÄREN (H. M.)   31

Don Johnson
Neues Interesse am Körper? »Die Pflege des Körpers hat
vielfach die Religion als ›Opium fürs Volk‹ ersetzt.«   41

Rainer Danzinger
Alte und neue Mythen des Körpers: Ein Kommentar zum
Gespräch mit Don Johnson.   50

DEN LEIB ALS LEBENSMITTE UND
LEBENSMITTEL WIEDERENTDECKEN
(H. M.)   57

Tom Hanna
Somatics: »Solange wir nicht spüren, daß alles möglich
ist, ahnen wir auch nicht wirklich die schöpferische Kraft
des menschlichen Lebens.«   75

Volker Rittner
Das Konzept einer somatischen Kultur: Ein Kommentar
zum Gespräch mit Tom Hanna.   89

David Bersin
Bewußte Bewegungen als wirksame Einheit: »Um zu tun,
was man will, muß man fühlen und wissen, was man
tut.«   93

Anna Triebel-Thomé
Der ständige Versuch, die Schwerkraft zu überwinden –
Gedanken zur Feldenkraisarbeit. 104

ANWESENHEIT, AUFMERKSAMKEIT UND GEWAHRSEIN ÜBEN (H. M.) 113

Robert Hall
Lomi-Therapie: »Man lernt das eigene Leben und
die Fähigkeit zur Aufmerksamkeit schätzen.« 125

Hans-Peter Dreitzel
Reflexive Sinnlichkeit als heilsamer Weg:
Ein Kommentar zum Gespräch mit Robert Hall. 135

Dennis Jaffe
Das »Burnout«-Syndrom: »Man braucht nicht zu
warten, bis man vollkommen ist, um eine humane
Medizin zu praktizieren.« 140

Wolfgang Schmidbauer
Aktuelle Anmerkungen zur Hilflosigkeit von Helfern:
»Die Helfer-Problematik liegt darin, daß es erheblich
leichter ist, diese Gesetze anderen zu vermitteln,
als selbst nach ihnen zu leben.« 144

UNTERSTÜTZTES LOSLASSEN ERPROBEN (H. M.) 151

Erik Peper
Biofeedback: »Dies ist keine schuldzuweisende
Therapie.« 156

Winfried Rief
Von der isolierten Technik zum integrativen
Therapiebaustein: »Es handelt sich in erster Linie
um eine Methode zur Entwicklung selbständiger
Beeinflussungsmöglichkeiten.«   174

PEIN-LICHE BOTSCHAFTEN VERSTEHEN
LERNEN (H. M.)   185

David Bresler
Zur Behandlung chronischer Schmerzzustände:
»Nicht Schmerz ist unser Feind – sondern das Leiden.«   194

Dieter Kallinke
Leiden am Schmerz in Deutschland:
Von der Ablehnung und Austreibung eines verkannten
Freundes.   214

LEBENSBEDROHENDEN
ERKRANKUNGEN HEILSAM
BEGEGNEN (H. M.)   235

Michael Lerner
Integrierte Krebstherapie: »Wir sollten stärker die
Erfahrungen von ›gesunden‹ Krebskranken prüfen.«   242

Rudy Rijke
Lernprozesse mit Krebskranken: »Manche erfahren
erstaunliche Entwicklungen, erleben mehr Vitalität
und neue Qualitäten von Beziehungen.«   247

ENERGETISCHE MUSTER DER CHINESISCHEN HEILKUNDE ERFORSCHEN (H.M.)

253

Hal Bailin
Der Versuch einer west-östlichen Synthese: »Ich folge der chinesischen Praxis, ohne jedoch das westliche Medizinmodell aus den Augen zu verlieren.«

259

Thomas Ots
Leben als Ganzheit, nicht irgendeine Medizin, erhält gesund: »Aber die chinesische Medizin bietet den Patienten Wege zur Eigenaktivität an, welche die moderne Medizin nicht mehr kennt.«

267

WOHLBEFINDEN UND HEILUNGSPROZESSE GEMEINSAM UMGESTALTEN (H.M.)

281

Ilona Kickbusch
Perspektiven der Gesundheitsförderung: »Gesundheit ist ebenso sehr ein historisches und soziales Konstrukt wie Krankheit, Alter oder Kindheit.«

302

Dorothy Waddell, Alex Foreman
Erfahrungen mit ganzheitlicher Medizin im Krankenhaus: »Sie sind nicht länger nur Patienten, sondern Menschen.«

313

Ellis Huber
Die Gleichgewichtsstörungen der modernen Krankenhäuser: Ein Kommentar zum Gespräch mit Dorothy Waddell und Alex Foreman.

330

Tom Ferguson
Förderung von Selbsthilfe: »Wir gehen davon aus,
daß jeder Mensch für sich angemessene Therapieformen
finden sollte.« 334

Annelie Keil
Leben gefährdet Gesundheit: »Gesundheitsförderung
sollte Mut machen, das Risiko des Lebens einzugehen.« 347

Leonard Duhl
Professionelles Wissen auch als Erfahrung vermitteln:
»Ich vertrete weiterhin meine Überzeugung,
daß Gesundheit ein Recht ist.« 360

Bernhard Badura
Neuorientierung der Gesundheitsplanung: »Auch im
Gesundheitswesen scheint es an der Zeit, nicht mehr
nur der Faszination durch neue Techniken zu erliegen,
sondern sorgsamer mit den dort beschäftigten Menschen
umzugehen.« 370

HELMUT MILZ
Wechselwirkungen, Eingriffe, Konstruktionen –
Heilkunst, Heilkunde, High-(Heil-?)Technology

»Im Atemholen sind zweierlei Gnaden:
Die Luft einziehen, sich ihrer entladen;
jenes bedrängt, dieses erfrischt;
so wunderbar ist das Leben gemischt.
Du danke Gott, wenn er dich preßt,
und dank ihm, wenn er dich wieder entläßt.«
(Johann Wolfgang Goethe: West-östlicher Divan)

»Wenn nicht mehr Zahlen und Figuren
sind Schlüssel aller Kreaturen,
wenn die so singen oder küssen,
mehr als die Tiefgelehrten wissen,
wenn sich die Welt ins freie Leben
und in die Welt wird zurückbegeben,
wenn dann wieder Licht und Schatten
zu echter Klarheit werden Gatten,
und man in Märchen und Gedichten
erkennt die wahren Weltgeschichten,
dann fliegt von einem geheimen Wort
das ganze verkehrte Wesen fort.«
(Novalis)

»Je strenger wir die Kausalität fassen, desto kritischer werden wir
gegen die Einbildung, wir hätten durch Eingriffe im kausalen Sinn
geheilt.«
(Viktor von Weizäcker: Gesammelte Schriften 3)

Vorbemerkung

Seit Beginn meiner Studien von Medizin und Sozialwissenschaften im Berlin der kritischen Studentenbewegung sind mehr als 25 Jahre vergangen. Während dieser Jahre hatte ich das Glück, an sehr unterschiedlichen Orten und von sehr verschiedenen Menschen lernen zu dürfen. Das dichte und intensive Leben deutscher, amerikanischer und europäischer Großstädte, Erfahrungen in riesigen Klinikstrukturen, Vertretungen in Stadt- und Landpraxen, meine Arbeit im Europäischen Büro der Weltgesundheitsorganisation, Körpertherapie im abgelegenen Esalen-Institut an der kalifornischen Pazifikküste, meine Jahre als Oberarzt einer großen psychosomatischen Klinik in Oberbayern, die zahlreichen internationalen Tagungen, Kongresse, Vorträge, Beratungen – jede Periode hat mein Verständnis von Gesundheit und Medizin, von Behandlung und Heilung beeinflußt, hinterfragt, verändert, erweitert oder vertieft. Alle Stationen brachten Begegnungen mit Menschen, von denen ich lernen konnte, denen ich meine begrenzte Hilfe anbieten konnte. Sie waren KollegInnen, PatientInnen, FreundInnen, KritikerInnen, GegnerInnen, Verbündete und haben mein Leben, Denken und Handeln mitgestaltet.

In diesem Jahr werde ich den Schritt in eine eigene Praxis wagen. Mit gleichgesinnten KollegInnen werde ich den Aufbau eines »Instituts für Gesundheitsförderung« beginnen. Es soll ein Ort der Begegnung für qualitative Veränderungen von Medizin und Gesundheit werden. Dieser Plan birgt für mich viele Unwägbarkeiten und Herausforderungen. Wir leben in unsicheren Zeiten, aber vielleicht erfordern gerade diese den Mut zur Veränderung?

In meinen Texten für dieses Buch habe ich auf differenzierte Darstellungen meiner persönlichen Erfahrungen und Lernprozesse verzichtet. Dies bedeutet in mancher Hinsicht einen Verlust an Bildern, Geschichten und Lebendigkeit. Für mich stand die »sachliche« Reflexion der Themen im Vordergrund. Und doch möchte ich den

Lesern keine rein wissenschaftliche Darstellung vorgaukeln. Vieles in meinen Texten ist noch vorläufig und kontrovers, soll zum Widerspruch herausfordern. Ärztliches Handeln braucht sowohl fremde, »harte Daten« der Forschung als auch einen eigenen klaren Verstand, einen Kopf, der denkt, hört, sieht, riecht, schmeckt und spricht. Es braucht Hände, die einfühlsam tasten und mit Geschick versorgen. Ohne Füße, die fest auf dem Boden stehen, und ein Herz, dem man in den Begegnungen mit kranken Menschen Aufmerksamkeit schenkt, fehlt ärztlichem Handeln der sichere Stand, es bleibt herzlos. Deshalb ist der Titel dieses Buches für mich paradigmatisch. Er wurde von einem Bild Paul Klees inspiriert. Sein Werk hat mich seit vielen Jahren verwundert und begeistert.

Ich bin ein Teil der Welten, in denen ich lebe. Meine Familie, meine Erfahrungen, meine Freuden und Leiden als Sohn, Ehemann, Vater prägen mein Leben ebenso wie meine Arbeit. Meine Frau, Uta Christ-Milz, hat den gesamten Entwicklungsprozeß dieses Buches mit konstruktiver Kritik begleitet. Ihre außerordentlichen literarischen Kenntnisse, ihr theoretisches Wissen und ihr praktisches Können haben durch vielfältige Anregungen und Unterstützung zur Reifung dieser Texte beigetragen. Meine Kinder Max, Tine und Felix sind die Sonnen, die mir Energie zum Schreiben dieses Buches gespendet haben. Sie wissen auch besser als alle anderen, welche Schattenseiten das Schreiben eines solchen Buches haben kann. Vor wenigen Monaten starb mein Vater nach langer, bewundernswerter Auseinandersetzung mit seiner chronisch behindernden Krankheit. Er hat mir während des Niederschreibens dieser Texte viele Fragen gestellt. Meine Mutter hat nach unsäglichen Mühen an der Dialyse im letzten Jahr mit Hilfe der modernen Medizin eine Nierentransplantation erfolgreich überstanden. Vor gut vierzig Jahren wurde meiner Großmutter dringend zur Operation einer großen Magenhernie geraten. Sie hat diese bis zuletzt aufgeschoben und lebte dank der liebevollen Hilfe ihrer Tochter fast bis zum neunzigsten Lebensjahr. Sie konnte noch lange von Herzen lachen. Mit über achtzig gestaltet meine Schwiegermutter heute noch, trotz langjähriger chronischer Schmerzen, einen großen Garten voll Blumen, Obst und Gemüse. Ihre miterlebten Biographien sind wichtige Teile meines Lernprozesses und verdeutlichen mir aus unmittelbarer

Nähe, daß ärztliches Handeln und Ratschläge immer Teile größerer Lebenszusammenhänge sind.

Meine Zeit zur Überarbeitung der alten Texte und zur Abfassung der neuen Beiträge war sehr kurz bemessen. Sie bestand hauptsächlich aus langen Abenden und Wochenenden, war ungesund und anstrengend. Frau Katharina Pichler hat mit bewunderswerter Schnelligkeit und Sorgfalt meine Texte »verarbeitet«. Durch die freundschaftliche Unterstützung meiner Kollegen, mit denen ich jetzt beim Piper Verlag eine neue Reihe herausgebe, habe ich den vermessenen Mut finden können, »trotz alledem« dieses Buch zu verfassen. Für manche verkürzten oder noch vorläufigen Darstellungen bitte ich die Leser um Nachsicht. Ich freue mich auf ihre konstruktive Kritik.

Ein gemeinsames Projekt

Die in diesem Buch neu herausgegebenen Gespräche mit verschiedenen Pionieren der amerikanischen »Holistic Health und Holistic Medicine«-Bewegung habe ich vor zehn Jahren geführt. Sie sind stark von der damaligen Stimmung des Aufbruchs in ein neues, ganzheitliches Paradigma der Heilkultur und Heilkunst geprägt. Für mich waren diese Begegnungen damals in vielfacher Hinsicht Grenzüberschreitungen. Sie eröffneten mir Einblicke in neue Möglichkeiten von Gesundung und Genesung. In den vergangenen Jahren hatte ich zahlreiche Gelegenheiten, diese Ideen mit sehr unterschiedlichen Menschen zu erörtern, zu hinterfragen oder zu vertiefen.

Als mir Ernst Reinhard Piper 1992 das Angebot zur Neuauflage meines Buches *Ganzheitliche Medizin* (1985) machte, waren meine Reaktionen sehr zwiespältig. Zu meiner anfänglichen freudigen Überraschung gesellten sich zusehends zweifelnde Fragen. Waren die Inhalte des Buches nicht an vielen Stellen überholt? Würde ich nicht vieles heute anders schreiben? Was wäre der besondere Reiz einer Reflexion der kurzen Dekade seit dem Erscheinen der ersten Auflage? Schließlich ist aus diesen Fragen ein neues Buch geworden.

Ich habe meine Fragen an befreundete ExpertInnen, denen ich in den letzten Jahren begegnet bin, mit denen ich intensiven Austausch pflege oder Projekte erprobt habe, weitergegeben. Während ich meine Texte schreibe, kenne ich deren Antworten noch nicht. Zugleich bin ich mir jedoch sicher, daß die engagierten, kritischen und erfahrenen »Geister« der eingeladenen Autoren viele bereichernde Aspekte beitragen werden. Bis auf Volker Rittner und Wolfgang Schmidbauer sind mir alle MitautorInnen seit langer Zeit persönlich gut bekannt, manche sind Freunde geworden. Ohne die offene und freundliche Hilfsbereitschaft dieses Netzwerks von KollegInnen wäre das Buch nicht möglich gewesen. Sie arbeiten in sehr unterschiedlichen Bereichen und sind durchaus in vielen Fragen unterschiedlicher Meinung. Als mir einer der Kollegen mitteilte, daß er sehr wohl auch Kritik an meiner Arbeit habe, habe ich ihn dazu ermuntert, diese zu formulieren. Die Suche nach Ganzheit ergibt für mich nur dann Sinn, wenn sie jederzeit bereit ist, Fehler auch als willkommene Gelegenheit zum Lernen zu verstehen.

Dieses Buch ist in vieler Hinsicht auch ein »Reisebericht«. Er beginnt mit der Sicht eines Deutschen und seinen Fragen an amerikanische KollegInnen. Er wird fortgesetzt mit Fragen an europäische und deutsche KollegInnen, die sich auf ähnlichen Reisen an unterschiedlichen Plätzen befinden. Man kann die AutorInnen dieses Buches auch als »Zeitnehmer«, als »Ortskundige« in unterschiedlichen Regionen oder als »Beobachter« eines Entwicklungsprozesses verstehen, den sie an anderen Stellen mit mir teilen.

Für ihre Bereitschaft, über ihre Erfahrungen und Kenntnisse an die Leser dieses Buches Mitteilungen zu machen, bin ich allen AutorInnen in tiefem Dank verbunden. Dies gilt um so mehr, als ich weiß, daß sie alle aufgrund ihres großen Engagements mit viel Arbeit und relativ wenig Zeit ausgestattet sind.

Ganzheitlich?

Ganzheit ist ein Begriff, der sehr unterschiedliche Assoziationen auslösen kann. Im Zusammenhang mit Medizin und Gesundheitsförderung werden für Ganzheit viele Synonyme verwendet: Leib, Leib-Seele, Körper und Seele und Geist, Körper-Seele-Geist, psychosomatisch, psychophysisch, body and mind, bodymind, Soma. Sie beinhalten oft kleine Unterschiede, die sich bei näherer Analyse der mit ihnen verbundenen Konzepte bisweilen als erhebliche Differenzen erweisen.

Ganzheit ist eine neue Qualität, sie ist mehr als die quantitative Summe ihrer Teile. Jede Ganzheit ist Teil anderer Ganzheiten und umfaßt zur gleichen Zeit eine Vielzahl anderer Ganzheiten. Jeder Versuch der umfassenden Beschreibung von Ganzheit scheitert. Ganzheit ist relativ.

Ganzheitsmedizin ist ein absoluter und illusionärer Begriff, »ganzheitliche« Medizin drückt hingegen eine Haltung und Orientierung aus, die sich ihrer Grenzen bewußt ist.

Gesundheit und Krankheit – gegenwärtig und historisch

Westlich zivilisierte Menschen sind, wie Nietzsche dies genannt hat, gewöhnlich »historische Menschen«. Sie glauben, »daß der Sinn des Daseins im Verlauf seines Prozesses immer mehr ans Licht kommen werde, sie schauen nur deshalb rückwärts, um an der Betrachtung des bisherigen Prozesses die Gegenwart zu verstehen und die Zukunft heftiger begehren zu lernen«. Schließlich behauptet er: »Die Heiterkeit, das gute Gewissen, die frohe Tat, das Vertrauen auf das Kommende – alles das hängt, bei dem einzelnen wie bei dem Volke davon ab, daß es eine Linie gibt, die das Überschaubare, Helle von dem Unaufhellbaren und Dunklen scheidet; davon, daß man ebenso gut zur rechten Zeit zu vergessen weiß, als man sich zur rechten Zeit erinnert; davon, daß man mit kräftigem Instinkte herausfühlt, wann es nötig ist, historisch, wann, unhistorisch zu empfinden… Das Unhistorische und das Historische ist gleichermaßen für die Gesundheit eines einzelnen, eines Volkes und einer Kultur nötig.«

Historisch trauern wir verlorener Ganzheit nach oder ersehnen diese für die Zukunft, unhistorisch ist Ganzheit gegenwärtig, leiblich, sucht nach subjektiver Anerkennung.

Eine differenzierte historische Erörterung, die von kulturellem Respekt für andere Weltsichten geprägt ist, kann durchaus zu dem beitragen, was der Medizinhistoriker Dietrich von Engelhard »Geschichte als Therapie der Gegenwart« genannt hat. Der moderne Konflikt zwischen Reparaturmedizin und ganzheitlicher Heilkunde wird durch den historischen Blick als kontinuierliche, transkulturelle Spannung zwischen säkulären und religiösen Methoden, zwischen Heilkultur, Heiltechnik und Heilkunst, zwischen Mythos, Magie und Aufklärung relativiert. Wir haben das ambivalente historische Privileg einer kaum mehr zu überschauenden Vielfalt an Informationen über Vorschläge und Praktiken gesundheitsförderlicher Lebensweisen sowie Methoden und Techniken der medizinischen Diagnose und Therapie. Wir archivieren dieses Wissen in Bibliotheken und speichern es als Informationen in Datenbänken. In gewisser Weise ist dies die höchste Form moderner Geschichtsschreibung, befriedigt dies die Bedürfnisse »historischer Menschen«. Wie weit bleibt dabei »unhistorisches«, leibliches Wissen auf der Strecke?

Wir haben uns daran gewöhnt, Computersysteme in der medizinischen Diagnostik zu erproben. Dies kann von Vorteil sein. So berichten Studien davon, daß die Einführung computergestützter Diagnosen bei akuten Bauchschmerzen die »Trefferquote« bei der Ermittlung der Krankheitsursache von 57 auf 74 % erhöhen konnte. Gleichzeitig sei dadurch die Zahl der Eingriffe, bei denen die Bauchdecke unnötigerweise chirurgisch geöffnet wurde, von 25 auf 10 % gesenkt worden (M. Simm). Dennoch: Wieviel gewachsene ärztliche Diagnosekunst, die mit allen Sinnen und mit Verstand Zeichen wahrnimmt und kritisch prüft, wollen und können wir an intelligente Maschinen delegieren? Haben das Ohr, das Zwischentöne hört, das Auge, das Schattierungen sieht, die Nase, die Gerüche riecht, die Hand, die Gewebe tastet und Temperatur spürt, für die Zukunft der Medizin nur noch trivialen, unzuverlässigen Wert?

»Ein großer Teil der ›Bewußtseinsrevolution‹ der letzten 20 Jahre hat nur wenig mehr angehäuft als Flucht vor dem Körper«, schreibt Morris Berman. Er fährt fort: »Wenn wir noch Hoffnung haben, aus dieser Falle herauszukommen, dann gründet sich diese eher auf Klarheit denn auf Charisma; wir werden unterscheiden müssen zwischen einer verkörperten, leiblichen Ganzheit – die sinnlich und situationsbezogen ist – und kybernetischer Ganzheit als abstrakter

›prozessualer Wirklichkeit‹, die von manchen Denkern des New Age vorangetrieben wird... Systemanalyse wird zur herrschenden Ideologie und reale Körperbewußtheit zum Tabu.«

Körperbewußtheit ist mehr als Fitness, äußerliche Ästhetik oder intellektuelles Interesse an sich selbst. Ich stimme Berman zu, wenn er schreibt: »Das menschliche Drama ist zuerst und in erster Linie somatisch (leiblich).« Fritjof Capra hat dies ebenfalls betont, als er schrieb, daß das verbindende Element der verschiedenen ökosozialen Krisen in einer »Krise der Wahrnehmung« bestehe.

Ganzheitliche Medizin und Gesundheitsförderung, wie ich sie verstehe, sind leibbezogen. Sie orientieren sich am beständigen Wechselspiel zwischen körperlichen Funktionen und Strukturen, Gefühlen, Gedanken, mitmenschlichen, gesellschaftlichen Beziehungen, der Wahrnehmung ökologischer Eingebundenheit sowie geistiger Verbundenheit mit Kräften und Mythen jenseits der menschlichen Vernunft. Eine solche Sichtweise ist ebenso notwendig »ahistorisch«-leiblich wie »historisch«-bewußt. Sie kann dann zu schwärmerischem Dilettantismus und Größenwahn entgleisen, wenn sie sich nicht immer wieder auf die Begrenztheit des eigenen Leibes und Verstandes besinnt. Es geht nicht nur um gescheite systemische Analysen des Geschehens, sondern in erster Linie um praktische Hilfen zur tätigen Veränderung und zur ausgewogenen Bewahrung.

Zur Ambivalenz des Fortschritts

Aspekte individueller, psychologischer oder spiritueller »Ganzheit« erlangen in den Medien vermehrt Aufmerksamkeit. Gemeinsame, politische Möglichkeiten zur Förderung gesunder Lebenskontexte finden dagegen zu wenig Beachtung. Dies liegt nicht daran, daß aus den Geistes- und Sozialwissenschaften zu wenig überzeugende Forschungen über die Zusammenhänge zwischen Gesundheit, Umwelt oder sozialem Leben vorliegen, sondern daran, daß wir in den westlichen Kulturen augenblicklich zu einseitig den Idealen des Individuums und des Selbst huldigen. Wir vergessen dabei leicht, daß wir als einzelne nicht ohne das existieren können, was wir nicht sind: Luft, die wir atmen, Gelände, auf dem wir gehen, Boden, aus dem wir unsere Früchte beziehen, Atmosphäre, die uns wärmt, Menschen, die uns lieben, an die wir uns um Rat und Hilfe wenden können, die wir lieben und um die wir uns sorgen.

Die naturwissenschaftliche Erforschung »ganzheitlicher« Zusammenhänge von Gesundheit oder Heilungsprozessen steht in vieler Hinsicht noch am Anfang. Im Kontrast dazu werden jedoch noch unsichere, fragmentarische Forschungsergebnisse von den Medien vorschnell, verkürzt und effekthaschend aufgegriffen. Die Medien sind, wie viele ihrer Konsumenten, zu stark am »Gesundheitsparadies« und zu wenig am »Gesundheitsparadoxon« interessiert. Verkürzte ideologische Darstellung von bisher begrenzten Ergebnissen wissenschaftlicher Forschungen kann leicht für moralische Appelle zur Gesundheit und Selbstheilung mißbraucht werden.

Vieles von dem, was heute von unterschiedlichen Interessengruppen als wissenschaftlich erwiesene Maßstäbe der Prävention dargestellt wird, entspricht dem, was David Sobel, Arzt und Direktor für Gesundheitsförderung bei der größten amerikanischen Versicherungsgesellschaft, »medical terrorism« nennt. Sie tragen zu jenem »Gesundheitsparadoxon« bei, das der Hypochondrieforscher Arthur Barsky mit »worried sick – our troubled quest for wellness« (krank gesorgt – unser bekümmertes Streben nach Wohlsein) oder der Gesundheitsforscher John Knowles mit »doing better and feeling worse« (besser machen und sich schlechter fühlen) umschrieben haben. Wer heute bewußt alle bekannten Einzelrisiken für die Gesundheit vermeiden möchte, kann leicht an der Sorge und Angst erkranken, dieser selbstauferlegten Forderung nicht gewachsen zu sein. Auch die überzogene Beschäftigung mit Gesundheit kann leicht das Gegenteil fördern, wie dies Barsky für die individuelle Entwicklung und Knowles für das amerikanische Gesundheitswesen exemplarisch dargestellt haben.

Sinnvoll betriebene medizinische Prävention kann dazu beitragen, das Risiko einzelner Krankheiten zu mindern. Ideologisch verordnete Prävention führt bestenfalls zu Versunsicherungen, im schlechten Fall zum ängstlichen Erstarren in der bewegten Suche nach individueller Fitness *for ever*.

21

Die Beiträge dieses Buches sollen daher auch dazu ermutigen, Medizin und Gesundheitsförderung weniger als fremde Dogmen zu verehren und wieder mehr als humane soziale Lebensmittel anzuwenden.

Zeichensprache

Jeder ärztliche oder therapeutische Kontakt ist erst einmal BEGEGNUNG, ein Aufeinandertreffen von Menschen mit unterschiedlichen Voraussetzungen: Hilfesuchende und Helfende, betroffene Laien und wissende Experten, von denen der eine für die Leistung des anderen zahlt.

Ausgeliefertsein, Verzweiflung, Wünsche nach Veränderungen, Hoffnungen, Erfahrungen, Wissen und Unwissen, Wertvorstellungen oder Glaubenssysteme treffen in der Begegnung zwischen Arzt und Patient aufeinander, auf der Suche nach Rat, Hilfe, Wegen und Lösungen.

Zugleich begegnen sich in diesem Kontakt auch Menschen, Ich und Du, die miteinander in BEZIEHUNG treten können. Beide haben Gedanken, Gefühle, Empfindungen, Ängste und Hoffnungen, die sie miteinander austauschen können. Ihre Kommunikation umfaßt eine Vielzahl von Ebenen: Worte, Zeichen, Gesten, Gebärden, Eindruck und Ausdruck, Gesagtes und Nichtgesagtes. Begegnung wird erst durch Verstehen, Analyse, Intuition und polysensorische Wahrnehmungen zur bewußten therapeutischen Beziehung.

Diagnostische Raster und menschliches Gespür

Was kranke Menschen erleben, befürchten und hoffen, unterscheidet sich bisweilen stark von dem, was professionelle Helfer fragen, sehen oder untersuchen. Beim Versuch, aus dem Chaos einer Erkrankung sinngebende Muster einer Krankheit herauslesen zu können, sind die diagnostischen Kenntnisse der modernen naturwissenschaftlichen Medizin für den Arzt eine wesentliche Hilfe. Sie bauen auf erforschten Daten und akzeptieren Normen auf, »zerlegen« den

Menschen und sein Leiden in verschiedene »Teile«, prüft seine Organe und »Systeme«. Die analytische Klarheit moderner technischer Diagnostik ist hilfreich und beeindruckend, sie kann aber auch leicht blenden. Verläßt man sich ausschließlich auf die technisch-instrumentelle Diagnostik, wird der erkrankte Mensch leicht zum »Robotermenschen«, zur Ansammlung isolierter Fakten. Ärztliche Hilfe nimmt dann den Charakter technisch-distanzierter Behandlung an.

Ganzheitliche Medizin will nicht bei medizinischer Technik stehenbleiben. Ihre Diagnostik versucht auch, den besonderen Menschen in seinem besonderen Lebensverhältnis und seiner besonderen Lebenssituation wahrzunehmen und emphatisch zu verstehen. Ihre Sichtweise kultiviert auch die Kunst des offenen Suchens, des kritischen Interesses an dem, was nicht paßt, des menschlichen Staunens. Sie bemüht sich um Aufmerksamkeit, Gegenwärtigkeit, Intuition, ungewöhnliche Fragen. Sie achtet darauf, professionelle diagnostische »Landkarten« auf ihre Brauchbarkeit für die jeweils zu erforschenden, besonderen »Landschaften« erkrankter Menschen zu prüfen.

Ist der Mensch ein »Netzwerk«?

Gesundheit und Krankheit sind keine fixen Zustände, sondern sich ständig verändernde Prozesse. Innerhalb dieser Veränderungen gibt es Muster, Strukturen und Funktionsabläufe, die bei allen Menschen in engen Grenzen »konstant« sind. Unser Millionen Jahre altes phylogenetisches Erbe, unser »Archesoma« (Tom Hanna), regelt ohne bewußtes Zutun so lebenswichtige Vorgänge wie Körpertemperatur, Flüssigkeitshaushalt, Gasaustausch, Atmung, Kreislauf oder den Auf- und Abbau von Körperzellen. Ein unendlich verzweigtes Netzwerk sensibler Rückkopplungsmechanismen organisiert biologische Prozesse durch flüssige Informationsträger (Hormone) oder elektrische Impulsgeber (Nervensystem). Jeder menschliche Organismus hat wundervolle Selbstheilungskräfte. Candace Pert, eine Pionierin der Psychoneuroimmunologie, verwendet zur Beschreibung dieser biologischen Prozesse Begriffe wie

»psychosomatisches Kommunikationsnetzwerk«, »interzelluläre Kommunikation«, »Botenmoleküle« oder »Informationsfluß«. Neuere Forschungen der letzten zehn Jahre, die von den amerikanischen Gesprächspartnern dieses Buches erst vorsichtig gestreift wurden, wie etwa die Psychoneuroimmunologie oder die Psychoneuroendokrinologie, haben unser wissenschaftliches Verständnis körpereigener Selbstregulationsprozesse erheblich erweitert. Candace Pert spricht heute davon, daß »der Geist (›mind‹) nicht mehr einfach im Gehirn anzusiedeln ist… und daß auch die Antwort aus dem Bauch (›gut-reaction‹) im Prinzip ein mentaler Akt ist«. Sie verwendet, wie der Psychophysiologe Walter Cannon, den Begriff der »Weisheit des Körpers«. Wir sind als Gattung Mensch mit einem gemeinsamen phylogenetischen Erbe ausgestattet. Jeder von uns wird jedoch auch in eine besondere »Welt« und in ein besonderes Leben hineingeboren. Wie sich unser Erbe als Mensch entfalten kann, wie wir uns entwickeln, hängt von unseren familiären, sozialen, kulturellen, ökologischen und religiösen Lebenskontexten ab. Jeder von uns hat eine besondere Biographie, während der er/sie besondere Erfahrungen, Entwicklungsstufen und Wachstumskrisen durchlebt. Dieses individuelle ontogenetische Erbe prägt unsere Vergleichs- und Referenzmuster, mit denen wir allen neuen Lebenssituationen begegnen. Gregory Bateson hat dies prägnant in seinem Satz »meaning exists only in context« (Bedeutung ergibt nur der Zusammenhang) formuliert. Welche Bedeutung für uns eine Situation hat, welche Bewertung wir ihr beimessen, hängt davon ab, wo wir uns als jeweils besondere Menschen zu welcher Zeit befinden.

Die soziale Dynamik der Industriestaaten bringt es mit sich, daß immer mehr Menschen in unseren Gesellschaften alleine leben. Traditionelle Lebenszusammenhänge lösen sich stärker auf. In den Großstädten trennt sich inzwischen jedes zweite Paar. Familie heißt oft: Mutter und Kind. Knappheit und Begehrtheit familiärer Nähe bedingen sich und wachsen – paradox genug – mit den Wünschen und Zwängen der Individualisierung. »Familie ist ein aufgehendes Untergangsphänomen mit soliden Überlebenschancen… Wahrscheinlich ist, daß nicht ein Typus von Familie einen anderen verdrängt, sondern eine große Variationsbreite von familialen und außerfamilialen Formen und Netzwerken des Zusammenlebens nebeneinander entstehen und bestehen« (Ulrich Beck). Der Alters-durchschnitt der Bevölkerung nimmt erheblich zu. Im Jahre 1990 lag das statistische Durchschnittsalter in Deutschland bei 39,3 Jahren. Demoskopen schätzen, daß es im Jahre 2020 bereits 46,9 Jahre betragen wird. Wenn die augenblickliche soziale Dynamik bestehen bleibt, werden bald immer mehr ältere Menschen mit immer weniger anderen Menschen im täglichen Austausch stehen. Forschungs-arbeiten aus dem Bereich der sozialen Epidemiologie belegen heute schon überzeugend, daß die Verbindung zwischen Einsamkeit und sozialer Unterstützung sich stark im Erkrankungsrisiko und im Heilungsprozeß niederschlägt. Krankheit und Gesundheit können nicht allein aus der Analyse des einzelnen Organismus erklärt werden, sie bleiben auch soziale und ökologische Phänomene.

Ganzheitliche Medizin ist nicht *per se* eine alternative Medizin. Sie bemüht sich darum, das Beste von naturwissenschaftlicher Medizin, traditionellen und neuen Methoden der Heilkultur und Heilkunst miteinander zu verbinden. Sie bezieht auch Existenzebenen mit ein, die sich weder messen noch normieren lassen, wie Einstellung, persönlicher Glaube, Hoffnung oder Kreativität. Sie ist bestrebt, einen Polylog verschiedener Heiltraditionen zu fördern, der sich asymptotisch einem Ideal von Ganzheit annähert, ohne dabei in Allmachtsphantasien, einzelnen Techniken oder Traditionen zu erstarren. Sie orientiert sich an möglichst sorgfältiger Objektivität. Aber sie vergißt dabei nicht, daß der klinische Alltag oft auch erfordert, sich von wissenschaftlich verordneten Dogmen zu lösen. Ganzheitliche Medizin erkennt radikal die Subjektivität und Individualität erkrankter Menschen für deren Weg persönlicher Genesung und Gesundung an, ohne dabei in schwärmerischen Dilettantismus und Beliebigkeit zu verfallen. Sie nimmt auch die vielfältigen Ergebnisse aus dem Bereich der Placeboforschung ernst. Placebo- und Noceboeffekte entstehen sowohl durch Medikamente als auch durch die Art der Arzt-Patient-Begegnung. Sie können nicht länger nur als wissenschaftliches Ärgernis abgetan werden, sondern müssen als Potential zur Mobilisierung von Selbstheilungs-kräften genutzt werden.

Interdisziplinäre und transkulturelle Begegnungen

Während einerseits die naturwissenschaftliche Forschung immer spezifischer wird und sich nicht mehr nur mit genetischer Diagnostik, sondern bereits mit dem »genetic engineering«, also der genetischen Manipulation, beschäftigt, finden andererseits verstärkt wissenschaftliche Auseinandersetzungen mit den potentiellen Werten traditioneller Heilkulturen statt. Diese betreffen so unterschiedliche Bereiche wie die energetischen Konzepte der traditionellen chinesischen Medizin, humorale Konzepte der mittelalterlichen Medizin, Vorstellungen der romantischen Medizin oder schamanistische Heilungsrituale vermeintlich »primitiver« Kulturen. Die Untersuchung von Heilungszeremonien und Ritualen wirft ein neues Licht auf das, was man in der Moderne mit »Arzt-Patient-Verhältnis« umschreibt. Wie ein Experte einem Kranken gegenübertritt, hat Einfluß auf den Verlauf von Genesung und Heilung, ist Teil der Behandlung, wirkt sich auch biologisch aus.

Heute wird verstärkte Aufmerksamkeit auf das gerichtet, was an den »Grenzen« passiert. Die hermetische Abgeschlossenheit einzelner Forschungs- und Wissenschaftsdisziplinen wird häufiger aufgegeben. Auf vielen Expertentagungen wird versucht, die verschiedenen »Fremdsprachen« einzelner Disziplinen zugunsten eines interdisziplinären Dialogs zu übersetzen. Zugleich entwickelt sich ein transkultureller Dialog über Krankheit und Gesundheit, in dem versucht wird, Gemeinsamkeiten von Gesundheit und Krankheit in verschiedenen Kulturen herauszuarbeiten, ohne dabei die vielgestaltigen kulturellen und regionalen Besonderheiten in imperialistischer Manier zu ignorieren oder zu unterdrücken. Es geht stärker als früher darum, von den regionalen, soziokulturellen und ökologischen Besonderheiten zu lernen.

Im internationalen Diskurs hat sich das von der Weltgesundheitsorganisation entwickelte Konzept der »Gesundheitsförderung« bewährt. Unter der klugen Anleitung von Ilona Kickbusch, der Direktorin für Lebensweisen und Gesundheit im europäischen Regionalbüro der WHO wurde dieses 1986 in der »Ottawa-Charta für Gesundheitsförderung« formuliert. Ich hatte die Ehre und das Vergnügen, während der Vorbereitung und Durchführung der »Ottawa-Konferenz« ihr Berater zu sein. Das von der WHO formulierte Konzept der Gesundheitsförderung ist explizit ganzheitlich. Es betont, daß Gesundheit und Krankheit dort entstehen und heilen, wo Menschen leben, arbeiten, spielen und lieben.

Mir scheint es sinnvoll, in Zeiten ökonomischer Krisen nicht spektakuläre technologische und apparative Entwicklungen der Medizin in den Mittelpunkt der Forschungen zu stellen, sondern stärker interdisziplinär nach brachliegenden menschlichen und sozialen Potentialen zur Förderung von Gesundung und Genesung zu forschen.

Neue Kranke, neue leibliche Gesundheit?

Der Medizinhistoriker Alfons Labisch schreibt: »Der Siegeszug der Medizin ist ein Musterbeispiel für die Paradoxie der Moderne: Die gleichsam selbsttätig voranschreitenden Erkenntnisse der Medizin befreiten die Menschen, befreiten die Gesellschaft zunächst vom Sinnzwang ihrer leiblich-körperlichen Existenz. Hier konnte die Rationalisierung des Körpers, hier konnte die Medikalisierung ihren weithin begrüßten Siegeszug antreten… Die wissenschaftliche Erforschung des Körpers ist so weit fortgeschritten, daß die Zwecke medizinischen Erkennens und Handelns sich von den lebensweltlichen Deutungen und Bedürfnissen der Menschen und von den gesellschaftlichen Notwendigkeiten medizinischer Versorgung entfernen.« Zur Gesundheit merkt er an: »Gesundheit wird zwar nicht in Frage gestellt. Das Gegenteil ist der Fall. Aber Gesundheit wird, getragen durch eine höchst verschiedene Art der Gesundheitsbewegung, neu wahrgenommen und neu gedeutet. Die neuen Gesundheitsbewegungen lassen sich dadurch kennzeichnen, daß sie nicht angesichts massenhafter Krankheiten, massenhaften Todes, mangelnder Hilfe, sondern geradezu gegen eine als übermächtig empfundene medizinische Wissenschaft und Versorgung entstehen. Die Deutungsmacht über Gesundheit wird von der Medizin und den durch sie wirkenden gesellschaftlichen Kräften zurückgefordert… Das selbstverantwortlich gesunde Individuum ist der Mensch der postindustriellen Gesellschaft. Die Gesundheitsbewegung schafft und verbreitet mithin neue, zivilisationsadäquate Orientierungen des Körpers.«

Welche praktischen Dimensionen dieser neue Zugang zum Körper, zum Leib haben kann, habe ich in meinem Buch *Der wiederentdeckte Körper* (1992) dargestellt. Die von Labisch beschriebene Entfremdung von der eigenen Körperlichkeit wirft für immer mehr erkrankte Menschen neue Fragen auf, die sie nicht mehr länger nur an Experten delegieren wollen, sondern um deren Beantwortung sie sich verstärkt selber bemühen. Die Herausforderung zur notwendigen Bewältigung lebensprägender chronischer Erkrankungen hat die Suche vieler Patienten verändert. Krankheit ist, wie Claudine Herzlich herausgearbeitet hat, heute für viele Menschen gleichbedeutend mit einer Veränderung ihrer sozialen Lage geworden. Die Beziehungen zu dem, was wir die Gesellschaft nennen, erhalten für chronisch erkrankte Menschen neue Formen. »Der Kranke«, schreibt Herzlich, »ist eine eigenständige kulturelle Persönlichkeit und einer der gesellschaftlichen Akteure unserer Zeit geworden. Und um die Medizin und die Behandlung von Kranken erheben sich Fragen, welche Moral, Wirtschaft und die Zukunft der Wissenschaft ebenso wie die juristische Ausformung des Gesellschaftsvertrags betreffen.«

Ganzheitliche Medizin und Gesundheitsförderung fragen danach, wie ein erkrankter Mensch seine Krankheit wahrnimmt und interpretiert, wie seine Krankheit seine sozialen Lebenszusammenhänge beeinflußt und verändert, wie er/sie neue Dimensionen von Wohlbefinden und Heilung erreichen kann. Karl Jaspers schrieb: »Der Arzt bedarf im Unterschied zum beschränkten Forscher der Universalität. Zwar gibt es keine Ganzheitsmedizin. Das Ganze ist kein Gegenstand, sondern eine Idee. Aber der souveräne Arzt will universal die möglichen Gesichtspunkte zur Verfügung haben und als Mensch in der menschlichen, in der geistigen Welt zu Hause sein.« Es gilt jedoch, nicht nur den Geist zu schulen, wie dies heute oft gefordert wird. Wir müssen uns gleichzeitig auch das Wunder der körperlichen Existenz neu vergegenwärtigen.

Welche Sicherheit?

Krankheit und Gesundheit sind Prozesse, die vielfach ineinander übergehen. Sie sind ein Ausdruck jener »Weisheit der Unsicherheit«, zu der Alan Watts anmerkte: »Wenn ich nur sicher sein will, d. h. nur vor den verschiedenen Wandlungen des Lebens geschützt sein, dann will ich eigentlich vom Leben abgetrennt sein. Dabei ist es genau dieser Wunsch nach Abgeschiedenheit, der mich unsicher macht. Um sicher zu sein, soll das eigene Ich isoliert und gestärkt werden, aber es ist genau dieses Gefühl eines isolierten Ich, das einsam und ängstlich macht. In anderen Worten, je mehr Sicherheit ich zu erhalten bestrebt bin, um so mehr werde ich sie mir wünschen. Um es noch deutlicher zu sagen: Der Wunsch nach Sicherheit und das Gefühl von Unsicherheit sind eigentlich ein- und dasselbe. Seinen Atem anzuhalten bedeutet zugleich, seinen Atem zu verlieren.«

Empfohlene Literatur:

Barsky, Arthur: *Worried Sick – Our troubled quest for wellness.* Little Brown, Boston, 1988.

Bateson, Gregory: *Mind and Nature.* Bantam, New York, 1980.

Beck, Ulrich: »Phänomen mit Überlebenschancen. Zum statistischen Ringkampf um die Familie.« In: *Frankfurter Allgemeine*, 13. 01. 1994.

Berman, Morris: *Coming to our senses. Body and spirit in the hidden history of the west.* Bantam, New York, 1990.

Capra, Fritjof: *Wendezeit, Bausteine für ein neues Weltbild.* Scherz, Bern, 1983.

Engelhardt v., Dietrich: »Geschichte als Therapie von Gegenwart.« In: Kemper, Peter: *Die Geheimnisse der Gesundheit. Medizin zwischen Heilkunde und Heiltechnik.*, Insel, Frankfurt/Main, 1994.

Herzlich, Claudine/Pierret, J.: *Kranke gestern, Kranke heute.* Beck, München, 1991.

Jaspers, Karl: *Der Arzt im technischen Zeitalter.* Piper, München, 1986.

Kemper, Peter: *Die Geheimnisse der Gesundheit. Medizin zwischen Heilkunde und Heiltechnik.* Insel, Frankfurt/Main, 1994.

Knowles, John: *Doing better and feeling worse.* Norton, New York 1977.

Labisch, Alfons: *Homo Hygienicus.* Campus, Frankfurt/Main, 1992.

Nietzsche, Friedrich: *Vom Nutzen und Nachteil der Historie für das Leben.* Insel, Frankfurt/Main, 1989.

Pert, Candace: »The chemical communicators«. In: Moyers, Bill: *Die Kunst des Heilens.* Artemis, München, 1994.

Simm, Michael: »Ärztliche Entscheidungen hinter der Lupe. Fallanalysen und Computerprogramme sollen Diagnose und Therapie verbessern.« In: *Süddeutsche Zeitung*, 09.12.1993.

Watts, Alan: *Die Weisheit des ungesicherten Lebens*. Piper, München 1994.

World Health Organisation: *Ottawa-Charta for Health Promotion*. Kopenhagen, 1986.

DAS VERHÄLTNIS ZUM KÖRPER KLÄREN

»Man kann sich eine Gesellschaft, die den Körper leugnet, wie man in zunehmendem Maß die Seele geleugnet hat, nur schwer vorstellen, doch gerade auf so eine Gesellschaft treiben wir zu.«
(*Paul Virilio: Der negative Horizont*)

»If you listen with respect instead of mistrust – to pain, pleasure, hunger, fatigue – your body will tell you how to nuture it... Bodylove doesn't mean creating a perfect body; rather it means living happily in an inperfect one. After all, an imperfect body is the only one you'll ever have.«
(*Rita Freedman: Bodylove*)

»Hinterlaß mehr als die Spur deiner Tatze, das Testament ausgestorbener Bestien, davon die Welt übergenug schon erblickt.«
(*Günter Kunert: Vorschlag*)

Als Ziel der Aufklärung beschrieben Max Horkheimer und Theodor W. Adorno die fortschreitende Hoffnung, mit Hilfe des Denkens »den Menschen die Furcht zu nehmen und sie als Herren einzusetzen«. Programm der Aufklärung sei die Entzauberung der Welt, die Auflösung der Mythen und der Sturz der Einbildungen durch das Wissen. »Was dem Maß der Berechenbarkeit und Nützlichkeit sich nicht fügen will, gilt der Aufklärung für verdächtig.« Dabei leisten die aufklärenden Wissenschaftler Sinnverzicht und ersetzen den Begriff durch die Frage nach Ursache und Wahrscheinlichkeit. Sie schreiben: »Schon der Mythos ist Aufklärung und: Aufklärung schlägt in Mythologie zurück.« Aus Furcht vor der Wahrheit, die sie angetreten seien zu analysieren, würden die Aufklärer intolerant und totalitär. »Während der einzelne vor dem Apparat verschwindet, den er bedient, wird er von diesem besser als je versorgt.«

Hinsichtlich des »Interesses am Körper« merken Horkheimer und Adorno an: »Die Haß-Liebe gegen den Körper färbt alle neuere Kultur. Der Körper wird als Unterlegenes, Versklavtes noch einmal verhöhnt und gestoßen und zugleich als das Verbotene, Verdinglichte, Entfremdete begehrt. Erst Kultur kennt den Körper als Ding, den man besitzen kann, erst in ihr hat er sich vom Geist, dem Inbegriff der Macht und des Kommandos, als der Gegenstand, das tote Ding, ›Corpus‹, unterschieden. In der Selbsterniedrigung des Menschen zu Corpus rächt sich die Natur dafür, daß der Mensch sie zum Gegenstand der Herrschaft, zum Rohmaterial erniedrigt hat... In der abendländischen, wahrscheinlich in jeder Zivilisation ist das Körperliche tabuisiert, Gegenstand von Anziehung und Widerwillen.«

Welche Formen zeigt diese »Haß-Liebe« zum Körper 50 Jahre nach Horkheimers und Adornos Kritik? Welche Aufklärung über unseren Körper als Objekt haben wir gewonnen, welche neuen Mythen des Körpers suchen wir? Sozialepidemiologische und sozialpsychologische Studien präsentieren uns ein Bild der zeitgenössischen Unzufriedenheit mit eigenen Körperbildern. Während der letzten 15 Jahre hat sich die Zahl der Männer, die mit ihrem Körperbild unzufrieden sind, laut einer großen amerikanischen Umfrage auf 34 % erhöht. 38 % der befragten Frauen waren mit ihrer äußeren Erscheinung unzufrieden. Die Unzufriedenheit mit der eigenen Erscheinung, mit dem Gewicht und den Körperformen, mit Größe, Muskeltonus oder den Charakteristika des Gesichts scheint in allen Industrieländern erheblich gewachsen zu sein. Von der Sozialpsychologie ist der Begriff des »appearance management« geprägt worden. Es gilt heutzutage in den Industriegesellschaften als selbstverständlich, seinen Körper durch Diät oder Fitnesstraining verändern zu können und zu sollen. Auch die körperlichen Vorteile von Psychotraining oder von bewußtseinserweiternden Drogen sind bereits in weiten Kreisen anerkannt. Es gilt als Ausdruck von Freiheit, den eigenen Körper bewußt kontrollieren und verändern zu können. So schreibt Jeffrey Deitch: »Langsam wird es Routine, Aussehen, Verhalten und Bewußtsein weit über das hinaus zu verändern, was man früher je für möglich gehalten hatte. Läßt sich die Moderne als das Zeitalter der Entdeckung des Selbst bezeichnen, so muß unsere postmoderne Gegenwart als eine Zeit des Übergangs zur Auflösung des Selbst gelten. Vielleicht wird sich die künftige ›posthumane‹ Zeit durch eine Neukonstruktion des Selbst auszeichnen.« Die selbstverständliche Manipulation ihres äußeren Scheins, blendende Schönheit, gutes Aussehen und Fitness werden von immer mehr Menschen als Maß für ihren sozialen Wert verinnerlicht. Oft geschieht dies unter dem Begriff Gesundheit. Dabei laufen wir Gefahr, Gesundheit als einen neuen sozialen Mythos von Tugend, Heilkraft und Macht zu konstruieren. Statt sich auf ihren humanen Wert zur persönlichen Entfaltung und sozialen Gemeinschaft zu besinnen, wird Gesundheit vielfach in aggressiver Wettbewerbsorientierung präsentiert und vermarktet.

Einige Zahlen aus dem Kontext der amerikanischen Gesellschaft mögen dies verdeutlichen. 1990 gaben die Amerikaner ungefähr 33 Milliarden Dollar für Diäten und diätbezogene Leistungen aus. Prognosen sprechen davon, daß um die Jahrtausendwende das Geschäft mit dem Kampf ums Gewicht bereits 77 Milliarden Dollar verschlingen wird. Ausrüstungen zum Muskel- und Bodybuilding wurden 1990 bereits für 750 Millionen Dollar verkauft. Andrew Kimbrell schreibt in seinem Artikel *Body wars* (Körperkriege): »Insgesamt geben wir als Nation mehr für Fitness und Kosmetik aus als für Erziehung und soziale Dienste.« Etwa 1,5 Millionen Amerikaner unterziehen sich zur Zeit »ästhetischer« Chirurgie. Die kosmetische Chirurgieindustrie ist zu einem 4-Milliarden-Dollar-Geschäft geworden. In den frühen neunziger Jahren unterwarfen sich mehr als 75 000 Amerikaner pro Jahr Face-lift-Operationen, und mehr als 100 000 ließen ihre Nasen richten. Mehr als 130 000 Frauen lassen sich jährlich Brustprothesen einsetzen, davon etwa 80 % ohne jeden Bezug zu einem Krankheitsfall. Mehr als 250 000 Amerikaner lassen sich jährlich chirurgisch das Hüftfett absaugen. Die Amerikaner geben pro Jahr 5 Milliarden Dollar für Mitgliedschaften in sogenannten Health Clubs aus, zahlen 2 Milliarden für Vitamine, ca. 2 Milliarden für Heimausrüstungen zur Förderung der Fitness und 6 Milliarden Dollar für Turnschuhe, die sie oft auf Tretmühlen und Fitnesstreppen abnutzen.

Diese statistischen Angaben lösen durchaus ambivalente und sehr unterschiedliche Reaktionen aus. Das gewachsene Gesundheitsbewußtsein ist erfreulich. Es fördert eine erhebliche Reduktion des Rauchens, geringeren Alkoholkonsum oder den Verzehr von mehr Ballaststoffen und weniger Fett. Wer sich mit Umsicht um seine Gesundheit sorgt, verspürt mehr Selbstvertrauen und größere Belastungsfähigkeit. So schreibt die Soziologin Barbara Ehrenreich über die siebziger Jahre als einer Ära, in der es wichtig erschien oder vielleicht eher zu erreichen, den eigenen Körper zu reformieren als die Welt zu verändern. »Schritt für Schritt und mit den besten Absichten begannen wir, die öffentliche Moral der Teilnahme beiseite zu legen und statt dessen für die persönliche Moral der Gesundheit zu protestieren.« Zu den Bewegungen der kritischen Counter-Culture gesellte sich vielfache Faszination für östliche Mythologien. Schließlich vermengten sich beide zur bunt-hoffnungsfrohen Mixtur des »New age«. Diese trieb sowohl Blüten der Hoffnung als auch von cleverer, bisweilen skrupelloser Vermarktung vager Versprechungen. Aus dieser Mischung ging eine Vielzahl sinnvoller, komplementärer Gesundheits- und Heilungsimpulse hervor, aber auch viele Geschäftemacher mit durch nichts ausgewiesenen Heilsideologien.

Manche Kritiker sprechen angesichts der oben dargestellten Zahlen vom amerikanischen »Healthism« als einem Ausdruck von sich verbreitenden Ängsten der sozial verunsicherten amerikanischen Mittelklasse. So merkt Ehrenreich an: »Indem wir Gesundheit mit Tugend, Heilkraft und Macht verwechseln, sind wir mehr gereizt, weniger tolerant und schließlich weniger fähig geworden, diejenigen Quellen von Krankheiten zu bekämpfen, die nicht im Bereich unserer individuellen Kontrolle liegen.« »Victim blaming« (die Beschuldigung der Opfer) zum Beispiel ist ein kaum zu vermeidender Nebeneffekt des »Healthism«. Wenn Gesundheit unsere persönliche Verantwortung ist, so die Logik dieses Denkens, dann muß Krankheit unser Fehler sein. »Wie Mitglieder eines vortechnologischen Stamms haben wir begonnen, jede Krankheit als Strafe für Verfehlungen der Vergangenheit anzusehen. Wenn wir hören, daß jemand Krebs entwickelt hat, dann beginnen wir im Geist dessen Lebensweise nach den fatalen Fehlern abzusuchen – fette Speisen, Rauchen, sogar unterdrückter Ärger.« Die Überbetonung psychologischer und selbstbezogener Möglichkeiten der Kontrolle und die gleichzeitige Vernachlässigung sozialer, kultureller und ökologischer Dimensionen der Gesundheit liefern berechtigten Anlaß zur Hinterfragung und Kritik mancher Seiten der amerikanischen Gesundheitsbegeisterung. In diesem Zusammenhang fallen auch harsche Formulierungen wie Gesundheits- und Körperbesessenheit oder Aggression gegen den Körper. Da ist die Rede von Kontrollfreaks, deren Beschäftigung mit körperlichem »work out« als »high tech possession« gesehen wird, als Suche nach dem »Techno-Body-Look« und dessen Idealen von ewig junger, muskulöser Schlankheit. Wenn die eigenen Anstrengungen nicht ausreichend erscheinen, sollen pharmazeutische Aufbereitungen des Körpers mit Hilfe von Steroiden, Hormonen, Entwässerungstabletten oder Abführmitteln nachhelfen.

Während die »Haß-Liebe« danach strebt, den Körper als gesunde Bastion zu festigen, wird der Kontakt zum sozialen Mitmenschen oft ängstlicher und konfliktbeladen. Aus dem berechtigten Kampf um die eigene Integrität und gegen jede Art von Diskriminierung ist in den USA auch ein homophobes Potential mit der starken Färbung einer neuen konservativen Sexualmoral und eines neuen Narzißmus geworden. In dieser Hinsicht spricht Agnes Heller von »amerikanischen Hexenjagden«, zu denen diese neue Moral mobil macht. Aus dem Kampf gegen Diskriminierung sei vielfach »Selbstisolierung nach allen Seiten« geworden. Im Rahmen einer neuen »Biopolitik« würden »neue Sprachregelungen über Rasse, wie auch die von Institutionen verfügten Sprachregelungen über Sexualität, sogar im privaten Bereich bindend«. Gerechte, wenn recht verstandene Anliegen zum Schutz von ethnischen Minderheiten, Frauen oder Homosexuellen werden zu einer neuen moralischen Zensur pervertiert. Die Konsequenz ist immer häufiger eine neue Ghettoisierung. So schreibt Agnes Heller: »Eine Frau, die sich nicht als Feministin bezeichnet, hat es im Hochschulbereich schwer, eine Stelle zu bekommen; Afroamerikaner leugnen, ›weiße Freunde‹ zu haben. Kurz: Jeder muß bei seinem Haufen bleiben, keiner darf aus der Herde ausbrechen. Und wer profitiert davon?«

Viele Aspekte der amerikanischen Gesundheitsproblematik lassen ähnliches auch für die Bundesrepublik nachzeichnen. Ein Beispiel sind die Titelblätter führender Magazine und Illustrierten. Da warnt *Psychologie heute* vor der »Körperfalle – Der Zwang, eine gute Figur zu machen« (Juli 1993). Dabei kritisiert das Magazin den »Attraktivitäts-Terror« als »Zurichtung« der Körper. Desweiteren empfiehlt *Psychologie heute* »die Streßbremse« (Februar 1993), spricht vom »Urlaub: Der Streß ist die Erholung« (August 1990) oder fragt »Was essen? Der tägliche Kampf zwischen Appetit und Vernunft«. Der *Stern* berichtet auf seinen Titelbildern über den »Kampf gegen die Pfunde«, präsentiert im *Stern-Extra* die »wahre Diät« oder proklamiert »Essen mit Vernunft« gegen den »Kummerspeck«, um »maßzunehmen und maßzuhalten«. An anderer Stelle präsentiert er auf dem Titelbild die »Neuen Heiler – der wundersame Erfolg der Paramedizin« (Februar 1993), den »Traum oder Alptraum – Für immer jung? Mediziner kämpfen gegen das Altern« (Oktober 1992) oder »Starke Frauen« (November 1993). Der *Spiegel* präsentiert sich mit Titelbildern über »Männerangst Impotenz« (März 1993), »Die schamlose Gesellschaft – das Geschäft mit Sex und Gewalt« (Januar 1993), »Tödliche Eier – die

Salmonellenseuche und die Hühnermafia« (Februar 1993) oder
»Cybersex – Wollust mit dem Computer« (November 1993).

Moderne wissenschaftliche Aufklärung trägt ihrerseits zur
»Haß-Liebe« gegen den Körper bei. Neue High-Tech-Technologien
rücken immer kleineren Einheiten der menschlichen Existenz auf
den Pelz. Biotechnologie und Genetic engineering sind zu neuen
Hoffnungsträgern der Medizin geworden. Mit immer präziserer
Technologie werden inzwischen menschliche Gene geschnitten,
verändert, neu arrangiert, programmiert und produziert. Gentech-
nik steht für die Hoffnung, Krankheiten als genetische Defekte
frühzeitig erkennen und beheben zu können. Werden die modernen
aufklärenden Wissenschaftler dabei zu Architekten des zukünftigen
menschlichen Körpers? Inzwischen können Foeten auf ihre körperlichen Qualitäten hin gescreent werden. Befruchtete Eizellen werden geklont. Wir kennen Embryonen aus dem Reagenzglas. Der
Verkauf von Blut, Samen- oder Eizellen als körperliche Rohstoffe
und Materialien hat sich rasch entwickelt. Surrogatmütter übernehmen das kommerzialisierte Austragen fremder Kinder. Menschliche
Produkte werden zusehends vermarktet in Form von Foetenteilen,
Organen oder Gewebekulturen. Das amerikanische »Nationale Institut für Gesundheit« hat damit begonnen, für eine Vielzahl von
Genen Patentverfahren zu entwickeln wie bisher für Tennisschläger
oder Autozubehör. Der *Spiegel* überschreibt einen Titel mit »Erbgut als Ware – Medizin der Zukunft: Handel mit Genen« (1993). In
diesem Beitrag heißt es: »Bis zum Ende des Jahrhunderts wird der
Mensch aufgeteilt sein. Für Chromosomenabschnitte werden Firmen, Regierungen und Institute ihr Eigentum im Erbgut des Menschen abgesteckt haben... Gene sind der Rohstoff, aus dem die Medizin von Morgen gemacht sein wird... In der Zukunft könnte der
Gencheck so selbstverständlich zu jeder ärztlichen Routineuntersu-
chung gehören wie heute das Messen des Blutdrucks oder der Blut-
test im Labor.«

Mit Hilfe moderner diagnostischer Verfahren wie Computerto-
mographie, PET, Scan oder Magnetresonanzverfahren wird das ursprünglich geheimnisvolle Innere des Körpers immer mehr ans
Licht der Welt und an die Öffentlichkeit gebracht. So spricht das
ZeitMagazin auf seinem Titelbild vom »gläsernen Patienten« und

davon, daß »Dr. med. Computer« im Krankenhaus Einzug hält: »Ärzte lernen ihr Handwerk am Bildschirm, Chirurgen planen Eingriffe mit dem Rechner.« Im Bericht heißt es, daß Computer den Menschen ganz und gar durchschaut haben und daß bald die Computermouse für den Arzt so wichtig sein wird wie jetzt das Skalpell. Jedem Doktor seine Mouse, die Daten kommen aus der Röhre, klarer Durchblick mit dem Rechner.

Was kaum jemand bedenkt, sind die Dimensionen, in denen sich die massenhafte öffentliche Darstellung des Körperinneren auf das individuelle Verständnis des eigenen Körpers auswirken kann. Nachdem wir durch die Fotografien von Lennart Nilsson eine klare bildliche Vorstellung davon gewonnen haben, wie ein Spermium die Eizelle befruchtet oder wie das Leben eines Embryos im Mutterleib verläuft, unternehmen wir jetzt »Expeditionen in das Herz« (*Geo*, Dezember 1993). Dort wird »der neue Blick ins Innere einer phantastischen Maschine« präsentiert, da wird »im Computer verkabelt: der Brustkorb zum Spannungsfeld«. Die Faszination der Bilder ist nicht zu leugnen, die Frage danach, wie wir sie verarbeiten, bleibt zumeist ungestellt. Hirnforschung wird zur kollektiven »Expedition zu den Quellen des Geistes« (*Geo Wissen*, August 1992).

Viele der angesprochenen Aspekte der zeitgenössischen Beschäftigung mit dem Körper deuten darauf hin, daß der ursprünglich als heilig betrachtete Körper (»und Gott wurde Fleisch«) zusehends zum säkularen Körper wird. Bleibt die Frage, ob eine Resakralisierung des Körpers notwendig ist. Brauchen wir eine neue Revolution des Körperverständisses, die eine *Wiederbelebung des sinn- und bedeutungsvollen sakralen Körpers* ist?

Don Johnson hat sich während der vergangenen Jahrzehnte intensiv und kritisch mit dem zeitgenössischen Körperverständnis auseinandergesetzt. In seinen Büchern *The protean body, Body* sowie *Body, Spirit and Democracy* hinterfragt er, wo die Auseinandersetzung mit dem Körper zu »Techniken der Entfremdung« und wo zu »Techniken der Authentizität« beigetragen hat. Er stellt die sozialisierten Ideale des einsamen zeitgenössischen Mannes in Frage und reflektiert dessen schmerzhafte Suche nach Austausch und Kontakt. Er prüft kritisch die vielen neuen Ansätze zur Wiederentdeckung des Körpers, die Bewußtheit und Flexibilität, reflexive Sinnlichkeit und Alltagsempfindlichkeit in den Mittelpunkt stellen. Johnson schreibt: »Letztendlich können die neuen Zugänge zum Körper dem Mann helfen, die Künstlichkeit seiner Entfremdung zu durchschauen, indem sie ihm ein sinnliches Gespür dafür geben, wie wir in Verbindung miteinander leben können, dieselbe Atmosphäre atmen, einander sehen, dazu in der Lage sein, einander zu berühren und miteinander Kontakt aufzunehmen, gegenseitig unsere Stimme zu vernehmen und auf die Bewegungen des Gegenübers zu antworten. Von abstrakten Ideen hypnotisiert, leben wir abgetrennt in isolierten Gemeinschaften als Individuen; in unserer körperlichen Sensibilität sind wir aber eine Gattung.« Johnson unterrichtet heute als Professor für somatische Psychologie am Californian Institute for Integral Studies in San Francisco.

Rainer Danzinger hat sich als Psychoanalytiker, Psychiater und Neurologe kritisch mit verschiedenen Traditionen von Körperverständnis auseinandergesetzt. In seinen Studien der Architektur, Malerei und Sozialwissenschaften hat er seinen offenen kosmopolitischen Blick geschärft. Seine Arbeit als Primarius (Professor) der Psychiatrie an der Salzburger Landesnervenklinik ist von Respekt und Verständnis für die mögliche Andersartigkeit und Vielfältigkeit der menschlichen Existenz geprägt. Als Mitorganisator des inzwischen legendären Treffens von Körpertherapeuten und körperorientierten Psychotherapeuten auf der Burg Plankenstein im Jahre 1992 hat er wesentlich zur Intensivierung und Verbesserung des Dialogs über neue Mind-body-Therapien beigetragen. Danzinger versteht Psychoanalyse nicht verkürzt als reine psychotherapeutische Strategie, sondern auch als wesentliches Instrument zur Kulturanalyse und Kulturkritik.

Empfohlene Literatur:

Bette, Karl-Heinz: *Körperspuren. Zur Semantik und Paradoxie moderner Körperlichkeit.* Gruyter, Berlin, 1989.

Cash, Thomas und Pruzinsky, Thomas: *Body Images – Development, deviance und change.* Guilford Press, New York, 1990.

Deitch, Jeffrey: *Posthuman. Neue Formen der Figuration in der zeitgenössischen Kunst.* Idea Books, Amsterdam, 1992.

Douglas, Mary: *Ritual, Tabu und Körpersymbolik.* Fischer, Frankfurt/Main, 1974.

Ehrenreich, Barbara: »The morality of muscle tone – are we confusing help with goodness?« In: *Utne Reader,* Mai/Juni 1992.

Heller, Agnes: »Amerikanische Hexenjagden. Wenn die Moral mobil macht«. In: *FAZ* vom 28.12.1993.

Horkheimer, Max; Adorno, Theodor W.: *Dialektik der Aufklärung.* Fischer-Taschenbuchausgabe, Frankfurt/Main, 1969.

Johnson, Don: *Rolfing und die menschliche Flexibilität.* Synthesis, Essen, 1980.

Johnson, Don: *Body.* Beacon Press, Boston, 1983.

Johson, Don: *Body, Spirit and Democracy.* North Atlantic Books, San Francisco, 1994.

Kamper, Dietmar; Wulf, Christian: *Die Wiederkehr des Körpers.* Suhrkamp, Frankfurt/Main, 1982.

Kamper, Dietmar/Wulf, Christian: *Transfigurationen des Körpers.* Reimer, Berlin, 1989.

Kimbrell, Andrew: »Body wars – can the human body survive the age of technology?« In: *Utne Reader,* Mai/Juni 1992.

Milz, Helmut: *Der wiederentdeckte Körper – Vom schöpferischen Umgang mit sich selbst.* Artemis & Winkler, München, 1992.

Nilsson Lennart: *Ein Kind entsteht. Bilddokumentation über die Entwicklung des Kindes im Mutterleib.* Mosaik, München, 1990.

Nitschke, August: »Bewegte Körper in fremden Räumen und Zeiten«. In: *Deutsche Krankenpflegezeitschrift,* 3/1993.

Paulus, Peter: *Zur Erfahrung des eigenen Körpers.* Dissertation Erziehungwissenschaften, Universität Braunschweig, 1980.

Plügge, Herbert: *Der Mensch und sein Leib.* Niemeyer, Tübingen, 1967.

Rodin, Judith: »Die Körper-Falle«. In: *Psychologie heute,* Heft 7, 1993.

Theweleit, Klaus: *Männerphantasien.* Stroemfeld/Roter Stern, Basel, Frankfurt/Main, 1986.

DON JOHNSON
Neues Interesse am Körper? »Die Pflege des Körpers
hat vielfach die Religion als ›Opium fürs Volk‹
ersetzt.«

*H. M.: Sie haben in Ihrem Buch Body für eine kritische Betrachtung
des derzeitigen öffentlichen Interesses für den Körper plä-
diert. Dabei ist dieses Interesse Ihrer Meinung nach meist auf
den Aspekt der körperlichen Stärkung und Fitness beschränkt. Es mangelt also weiterhin an einer stärkeren Entfaltung der individuellen Wahrnehmung des eigenen Körpers, an Selbstbewußtheit als Basis für ein authentischeres
Verhalten. Was hat Sie zu diesen Aussagen veranlaßt?*

D. J.: Vorweg möchte ich sagen, daß es mich betroffen macht, wenn
Fremde in die USA kommen und sagen: »In diesem Land ist
man mehr als sonstwo am menschlichen Körper interessiert.
Man kümmert sich um die eigene Gesunderhaltung, achtet
auf die Ernährung, treibt Sport usw.« Da ich seit vielen Jahren
aktiv in diesem Bereich arbeite und die Entwicklung beob-
achte, fällt mir aber auf, daß sich trotz all dieser Aktivitäten
bisher nichts Wesentliches geändert hat. Findige Marktfor-
scher haben lediglich eine neue ›Ware‹ von öffentlichem Interesse entdeckt – den Körper. Wenn Sie die augenblickliche
Entwicklung des Marktes analysieren, dann werden Sie feststellen, daß man heute mit Sport- und Gesundheitsprogrammen, mit Artikeln zur Körperpflege und mit privaten Krankenhäusern eine Menge Geld verdienen kann.

Aber Sie möchten erfahren, wie ich zu den zitierten
Schlußfolgerungen gekommen bin. In meinem Leben habe
ich mich lange und eingehend mit meinem eigenen Körper
sowie Körpertherapien und -übungen der verschiedensten
Art befaßt. Vor einigen Jahren habe ich jedoch Erfahrungen
gemacht, die mich dazu veranlaßt haben, meine bisherigen
Anschauungen zu hinterfragen. Mein erster, einjähriger Auf-

enthalt in Europa war ein bedeutender Einschnitt in meinem Leben. Ich merkte dort, daß die verschiedenen körpertherapeutischen Modelle in gewisser Hinsicht zur Perpetuierung der Kräfte beitragen, die unsere Erde zerstören. In Europa wurde mir vor allem die Krankheit klar, die Wilhelm Reich in seinem Werk beschreibt: der Autoritarismus. Damit meine ich, daß die meisten Menschen nicht gemeinsam die Verantwortung für ihr Leben übernehmen, sondern sie einigen wenigen machtbesessenen Menschen überlassen, die die Erde für ihre eigenen Interessen manipulieren und zerstören.

Während ich Patienten mit der Rolfing-Methode behandelte oder meine Freunde mit Bioenergetik, Urschrei-Therapie oder anderen Techniken dazu beitrugen, daß sich die Menschen in ihrem Privatleben wohler fühlten, schien mir unsere therapeutische Arbeit in keiner Weise dazu beizutragen, die Wirkungsmöglichkeiten der Patienten zur Veränderung ihrer Umwelt zu verbessern. Hinsichtlich der Möglichkeiten zur Veränderung der alten zerstörerischen Dynamik schien mir meine Arbeit also recht bedeutungslos. Plötzlich hatte ich den Eindruck, daß es in der Vergangenheit auf einer gewissen Ebene kaum eine Veränderung gegeben hatte.

H. M.: Wie haben sich diese europäischen Erfahrungen auf Ihre therapeutische Arbeit ausgewirkt; in welcher Hinsicht haben sie Ihre Lehrtätigkeit an der Universität beeinflußt?

D.J.   Ich möchte dies an einem Beispiel verdeutlichen: Eine Frau mit Übergewicht kommt zur Behandlung zu mir. Früher pflegte ich in einem solchen Fall mit Hilfe der Rolfing-Technik eine Verbesserung ihrer Körperstruktur zu erreichen. Darüber hinaus hätte ich damals mit dieser Patientin über ihre Familiensituation, ihre Ernährungsweise, ihre persönlichen Probleme und manchmal auch über politische Fragen gesprochen. Seit meinem Europaaufenthalt ist mir zusehends klarer geworden, daß Übergewicht bei Frauen häufig damit zusammenhängt, daß sie sich völlig hilflos fühlen, weil ihre soziale und natürliche Umwelt immer mehr aus den Fugen gerät. Deshalb beschäftige ich mich heute nicht mehr nur mit den psychologischen oder physiologischen Gegebenheiten einer solchen Patientin, sondern ich fordere sie stärker auf, nach Möglichkeiten zu suchen, wie sie auf ihre Umwelt einwirken kann. Das Gefühl der Hilflosigkeit, was die Veränderung ihrer Situation anbelangt, trägt wesentlich dazu bei, daß die Menschen depressiv werden, Rückenschmerzen bekommen, zuviel essen und trinken, zunehmen, sich mit psychologischen Fragen oder verstärkt mit den eigenen Träumen beschäftigen.

H. M.: In Ihrem Buch üben Sie vor allem Kritik an den verschiedenen Therapiemodellen und deren Techniken, die Sie in zwei Kategorien unterteilen – in »Techniken der Entfremdung« und »Techniken der Authentizität«.

D. J.: Diese Trennungslinie ist wesentlich. In den letzten zehn Jahren haben wir wirkungsvolle Techniken sowohl für den persönlichen als auch den sozialen Wandel entwickelt. Aber viele dieser Techniken sind in eine überholte Weltanschauung integriert worden, die sich aus jahrhundertealten Traditionen von Patriarchat und Autoritarismus entwickelt hat.

Nehmen wir das Joggen als Beispiel. Sicherlich kann Joggen die Gesundheit des Menschen fördern; es kann dazu beitragen, sein Leben zu verlängern und Depressionen zu heilen oder einiges mehr. Aber wenn ein Mensch nur joggt, weil sein Arzt ihm dies verordnet hat, und sich nicht fragt: »Wer ist eigentlich für mein Leben verantwortlich, ich selbst oder irgendein anderer?«, dann wird er nicht in der Lage sein, dem Joggen etwas Wichtiges für sich selbst abzugewinnen, und er wird sich weiterhin hilflos fühlen. In gewisser Hinsicht ist Joggen für mich einem mittelalterlichen Bestrafungsritual ähnlich, bei dem ein Mensch etwas für eine mythische, persönliche Rettung unternimmt, die keinen Bezug zur sozialen Wirklichkeit hat.

In den letzten dreißig bis vierzig Jahren hat durch die Entwicklung der Kommunikationsforschung unser Wissen zur Verbesserung von Gruppendynamik einen lebhaften Aufschwung erfahren. Aber auch diese findet oft in einem autoritären Rahmen statt. Es gibt Experten, die sich sehr gut mit Gruppenencounter auskennen und damit ihren Lebensunterhalt verdienen. Diese nehmen aber häufig kaum Bezug auf die reale soziale Welt, sondern sind ausschließlich damit beschäftigt, die Gruppenmitglieder anzuleiten, die eigenen Gefühle auszudrücken. Oft bedient sich die Wirtschaft dieser Techniken, um dadurch einer Kritik an ihrer Struktur die Spitze abzubrechen. Folglich stellen wir heute fest, daß die Wirtschaft einer der Hauptkunden für Kommunikationstechniken und Gruppenencounter geworden ist. Das ist ein weiteres Beispiel dafür, wie eine an sich erfolgreiche Methode nicht dazu verwendet wird, um eine Besserung der Lebensumstände zu schaffen, sondern um auf subtilere Art die alten Strukturen der Entfremdung beizubehalten. Die Situation dieser Menschen ändert sich dadurch nicht; sie verharren in ihrer Hilflosigkeit, ohne die Möglichkeit einer besseren Kontrolle ihrer Umwelt zu haben – sie fühlen sich jedoch wohler.

H. M.: *Peter Freund hat in seinem Buch* The Civilized Body *dargelegt, daß heute die Kontrollmechanismen weniger deutlich sind. Vieles erscheint harmonischer, auch wenn sich die Strukturen kaum verändert haben und nach wie vor die alten sozialen Widersprüche bestehen.*

D. J.: In der letzten Zeit mußte ich häufig über die These nachdenken, die ich in meinem Buch aufgestellt habe, und zwar daß die Pflege des Körpers vielfach die Religion als »Opium fürs Volk« ersetzt hat. Vieles scheint dafür zu sprechen. Wir leben heute in einer postreligiösen Welt, und wenn jemand eine Firma leitet, dann kann er seinen Mitarbeitern nicht mehr sagen, daß Arbeit eine Folge des Fluchs der Erbsünde ist, für deren Entlohnung sie eventuell eines Tages in den Himmel aufgenommen werden. Heute argumentiert der Arbeitgeber damit, daß er seinen Angestellten ein breites Gesundheitsprogramm gewährleistet und den Arbeitsplatz durch körpergerechtes, ansprechenderes Mobiliar und Musik angenehmer gestaltet. Außerdem verspricht er, in regelmäßigen Abständen Treffen zu veranstalten, bei denen sich die Arbeitnehmer gegenseitig anschreien, aber auch ihre Aggressionen gegen den Chef loswerden können.

Auf diese Weise fühlen sich die Arbeitnehmer am Arbeitsplatz wohler; da sich aber die Besitzverhältnisse nicht geändert haben, ist dies nur eine subtilere Art der Entfremdung. Die bereits erwähnten Encountergruppen sind für mich ein gutes Beispiel einer unsichtbaren Form von Autorität, denn alle Teilnehmer sitzen im Kreis, auch der Leiter der Gruppe. Folglich hat es den Anschein, als sei die Gruppe jetzt führerlos. Die vertretene Ideologie ist jedoch nie sichtbar.

H. M.: Viele der erwähnten Therapiemodelle und Techniken sind in den USA aus einer Bewegung heraus entstanden, die sich bewußt um die Förderung des individuellen menschlichen Lebenspotentials bemühte – aus dem Human Potential Movement. *Sind Sie der Ansicht, daß diese Bewegung dem sozialen und ökologischen Wachstum nicht genügend Beachtung schenkt? Ist sie nicht, wie proklamiert, eine ganzheitliche Bewegung, die alle Bereiche des Lebens umfaßt und fördert?*

D. J.: Bisher leider nicht. Diese Bewegung beschäftigt sich zwar auch mit Fragen der Politik oder Ökologie, aber aus der meist individuell orientierten Arbeitsweise vieler therapeutischer Techniken dieser Bewegung heraus ergibt sich häufig eine soziale Distanz.

Meiner Meinung nach beschäftigt sich das *Human Potential Movement* nicht eingehend genug mit der Tatsache, daß beispielsweise in Indien, Thailand, Japan oder Vorkriegsdeutschland (z. B. Elsa Gindler, Heinrich Jacobi, Gerda Alexander) der Körper und Tendenzen zur Selbstentfaltung des Menschen eine große Beachtung gefunden haben, die aber oft völlig losgelöst von den politischen Verhältnissen war. Mir scheint, daß etwas ganz Spezifisches in der Struktur des Individuums bisher zu wenig angesprochen worden ist, und zwar das Autoritätsproblem.

H. M.:Sie haben geschrieben: »*Neue Techniken werden häufig entwickelt, um diejenigen zu ersetzen, die wirkungslos erscheinen, aber die sozialen Ziele werden dabei nicht hinterfragt.*« *Wie sehen Sie Ihre Kategorisierung der therapeutischen Techniken in solche der Entfremdung und solche der Authentizität im Rahmen des* Human Potential Movements?

D. J.: Von Ida Rolf habe ich gelernt, wie man mit einigen einfachen Techniken verspanntes Muskelgewebe behandeln und sowohl diese Muskulatur lockern als auch die Aufarbeitung psychischer Probleme erleichtern kann. Diese Therapie ist aber heute noch kostspielig und kann folglich oft nur von solventen Patienten in Anspruch genommen werden, die diese Behandlungen privat bezahlen können. Es wäre jedoch auch durchaus denkbar, daß ein größerer Kreis von Menschen in diese Technik eingeführt würde, die dann ihrerseits als eine Art Gemeindehelfer oder auch in öffentlichen Krankenhäusern Patienten für ein geringes Entgelt oder gegen Bezahlung aus staatlichen Fonds behandeln könnten. Es ist kein Zufall, daß diese Therapie noch nicht kostengünstiger angeboten wird.

H. M.:Liegt dies nicht hauptsächlich daran, daß jeder Therapeut das Geheimnis seiner Technik für sich behalten und seine ökonomischen Interessen wahren will?

D. J.: Bestimmt ist dies einerseits eine Art von professionellem Selbstschutz der Therapeuten, die zudem oft noch nicht bereit sind, über ihre eigenen ökonomischen Interessen hinaus zu denken. Andererseits könnte aber auch der gesellschaftliche Status quo gefährdet werden, wenn diese einfachen Techniken eine allgemeine Verbreitung fänden.

In meinem Buch schreibe ich unter anderem etwas über die

Geschichte der Medizin in den USA im 19. Jahrhundert, als viele solcher relativ einfachen Techniken in großem Umfang angewendet wurden. Vielen Amerikanern schienen die aus Europa eingeführten hierarchischen Modelle der wissenschaftlichen Medizin dem amerikanischen Geist der Selbstbestimmung von Gesundheit im Kontext der sozialen Gemeinschaften zu widersprechen. Aber die Carnegies und Rockefellers – um nur einige zu nennen – begriffen, daß auch die Zentralisierung des Gesundheitswesens wichtig war, um eine Ausweitung der sozialen Bewegungen zu verhindern. Dezentralisierung fördert die Kommunikation zwischen den Menschen, und so besteht die »Gefahr«, daß sie sich auch über ihre eigenen Bedürfnisse mehr austauschen. Damit stellen diese dezentralen Gruppen potentiell eine Gefährdung zentraler Machtstrukturen dar.

H.M.: Ich habe in den USA den Eindruck gewonnen, daß bisher nur ein sehr geringer Austausch zwischen der Ökologie-, Gesundheits-, Frauen- und Friedensbewegung stattfindet. Es ist doch deutlich, daß diese mangelnde Koordination den möglichen sozialen Einfluß dieser Bewegungen erheblich vermindert. Weshalb koordinieren diese Gruppen Ihres Erachtens nicht ihre Aktivitäten?

D.J.: Ein Grund hierfür scheint mir in dem noch weit verbreiteten Sexismus innerhalb des *Human Potential Movements* zu liegen. Viele einflußreiche Persönlichkeiten dieser Bewegung sind noch zu wenig bereit, ihren eigenen Sexismus zu hinterfragen. Folglich ist die feministische Bewegung so weit vom *Human Potential Movement* entfernt. Erst langsam bahnt sich eine Annäherung zwischen beiden Bewegungen über die gemeinsame Zusammenarbeit in der Anti-Atom- und der Friedensbewegung an.

In Europa, besonders in der Bundesrepublik und in Frankreich, habe ich die Erfahrung gemacht, daß gerade die Frauenbewegung die Auseinandersetzung mit dem Problem der Autorität stärker aufgegriffen und gefördert hat. In Ame-

47

rika ist man diese Art der Betrachtung noch nicht gewohnt. Im allgemeinen verbinden die Amerikaner Individualismus und Autoritarismus kaum miteinander, und in einer Bewegung wie dem *Human Potential Movement* dreht sich meist alles nur um das »eigene Potential«, jeder geht seinen eigenen Interessen nach. In Kalifornien wächst man meistens mit folgendem Ideal auf: »Ich kann meine eigene Welt kontrollieren, und meine Probleme betreffen nur mich. Wenn ich sage, daß sie auch deine Probleme sind, dann schiebe ich damit nur die Schuld auf andere.« So wird ein radikaler amerikanischer Individualismus erzeugt, der die Angst vor anderen Menschen fördert und sexistisch, autoritär und entfremdet ist. Meiner Erfahrung nach beschäftigen sich die führenden Köpfe des *Human Potential Movement* bisher kaum mit den hier angeschnittenen Problemen. Sie reden zwar darüber, aber eine wirklich ernsthafte Auseinandersetzung wie in Europa findet nicht statt.

H. M.:*Sie stellen in Ihrem Buch interessante Verbindungen zwischen verschiedenen Körpertherapien und der Biographie ihrer Begründer dar. Können Sie dies etwas genauer erläutern?*

D. J.: Wir haben vorhin über den Kontext von therapeutischen Modellen gesprochen, der entscheidend dafür ist, ob eine bestimmte Methode einer fortgesetzten Entfremdung oder einer größeren Authentizität dient. Bei der Betrachtung des Lebenswegs einiger Pioniere neuer Therapiemodelle ist mir aufgefallen, daß zwischen ihrer eigenen Rebellion gegen autoritäre gesellschaftliche Strukturen und ihrer neuen Technik ein Zusammenhang besteht.

Betrachtet man das Leben von Wilhelm Reich, Ida Rolf, F. M. Alexander oder Moshe Feldenkrais, dann stellt man fest, daß sie alle auf Probleme gestoßen sind, für deren Lösung die traditionelle Medizin und Gesundheitsvorsorge unzureichend war. Aufgrund der Notwendigkeit, eigene oder Leiden von Familienangehörigen oder Freunden zu behandeln, entwickelten sie neue Techniken. Dabei erkannten sie zugleich, daß es erforderlich war, ihre bisherige autoritätsgeprägte Wahrnehmung zu ändern. Sie stellten die gesellschaftlichen Autoritäten und Strukturen in Frage und richteten ihre Modelle und Techniken darauf aus, den Menschen, die sie behandelten, ebenfalls zu einer authentischeren Kontrolle ihrer eigenen körperlichen Realität zu verhelfen. Als sie später eigene Schulen gründeten und ihre Techniken häufig in die Marktmechanismen integriert wurden, übernahmen ihre Schüler zwar noch ihre Techniken, sie sahen aber nur noch selten den Kontext der ursprünglichen Auseinandersetzung ihrer Begründer. Diese haben teilweise den Wandel selbst zu verantworten, denn sobald sie sich wieder in die gesellschaftlichen Strukturen integriert hatten, vergaßen sie häufig die ursprünglichen Konflikte. Ida Rolf, die ihr Leben lang für ihr neues Modell der Behandlung gekämpft und immer wieder betont hatte, daß man keiner fremden Autorität gehorchen, sondern nur auf die eigene Wahrnehmung achten sollte, wollte schließlich, als sie Berühmtheit erlangt hatte, selbst als Autorität anerkannt werden.

(1983)

RAINER DANZINGER
Alte und neue Mythen des Körpers: Ein Kommentar
zum Gespräch mit Don Johnson.

Erlösung durch den Körper?

Durch das Gespräch, welches Helmut Milz mit Don Johnson führt,
zieht sich wie ein roter Faden eine äußerst zwiespältige Einstellung
zu den diversen Verfahren körperbezogener Psychotherapie. Don
Johnson schildert, wie er ursprünglich über seine persönliche Entwicklung zur intensiveren Beschäftigung mit dem eigenen Körper
gelangte. Ähnlich wie bei W. Reich, I. Rolf, F. M. Alexander oder
M. Feldenkrais sei die Entwicklung neuer therapeutischer Modelle
bei ihm an eine Rebellion gegen autoritäre gesellschaftliche Strukturen geknüpft.

Die Hoffnung auf eine Befreiung von äußerer Unterdrückung
über neue, intensivere körperliche Erfahrungen sei jedoch teilweise
enttäuscht worden. Die emanzipatorischen Ansätze zur Aussöh-
nung des entfremdeten Menschen durch Befreiung seiner vergewal-
tigten und verdinglichten Natur würden allzu rasch von einer ubiquitären Marktdynamik instrumentalisiert und wieder in den
Dienst autoritärer, sexistischer und entfremdeter Kräfte gestellt.

»Ich merkte dort, daß die verschiedenen körpertherapeutischen
Modelle in gewisser Hinsicht zur Perpetuierung der Kräfte beitragen, die unsere Erde zerstören.«

Eben diese fatale »Dialektik der Aufklärung«, welche selbst die
großen Ideen, zu denen sie sich einst bekannte, liquidiert, greift
auch H. Milz in seinem Kommentar »Haß-Liebe zum Körper« auf.
Milz geht von der Darstellung des Körpers als Objekt, als Sklave des
Herrschers Geist bei M. Horkheimer und Th. Adorno aus. Diese
Instrumentalisierung des Körpers in einer kapitalistischen Wertord-
nung führt auch zur Vorstellung der beliebigen technischen und sozialen Manipulierbarkeit des Körpers. Durch Austausch von Er-
satzteilen bei Organtransplantationen kann der Körper von der
High Tech-Medizin am Leben gehalten werden, durch plastische

Chirurgie. Diäten, Kosmetika, Gymnastik, faltenlos, schlank und schön werden, ja durch Genmanipulation können perfektere, fehlerfreie Körper produziert werden etc. Der gigantische volkswirtschaftliche Aufwand dieser Geschäfte mit dem Körper wird von Milz anhand eindrucksvoller Zahlen unterstrichen.

Auf den ersten Blick scheint das zunehmende Engagement für die Pflege der Schönheit, Gesundheit und Leistungsfähigkeit unserer Körper eine faszinierende Entwicklung. Bei schärferer Betrachtung erkennen wir darin jedoch eine brutale und ausbeuterische Grundeinstellung zur eigenen Natur und damit auch zur gesamten Natur auf unserem Planeten. Bevor die Ideologie der Erlösung durch den Leib näher beleuchtet wird, sollen zunächst jedoch die Wurzeln der verdinglichten, technomorphen Einstellung zum Objekt »Körper« etwas gestreift werden.

Der Leib als Sklave des Geistes

Nicht erst die Aufklärung und die aufstrebende naturwissenschaftliche Medizin haben den Körper in eine entfremdete Maschine verwandelt, die man beliebig reparieren und manipulieren kann. Nicht die kapitalistische Wirtschaft allein ist für die Vermarktung des Körpers als Ware, die jung, faltenlos, elastisch und intelligent am wertvollsten ist, verantwortlich. Bereits die großen monotheistischen Religionen, allen voran das Christentum, haben mit ihren körperfeindlichen, naturfeindlichen und frauenfeindlichen Systemen den Boden für die weitere Verdinglichung des Leibes bereitet. Jahrtausende hat die Kirche abenteuerliche Lügengeschichten über den Körper gepredigt. Ein wichtiges Beispiel ist die Behauptung, daß ein männlicher Schöpfergott aus Lehm den Menschen geschaffen habe, den Menschen, der sich die Erde untertan machen soll. Welche Verhöhnung der natürlichen Tatsachen der Geburt des Menschen durch die Mutter! Was für fatales Vorbild für alle späteren Ingenieure und Technokraten, die stolz *in vitro* fertilisieren, Roboter konstruieren, Erziehungsprogramme aufstellen, um damit Mutter Natur zu übertrumpfen. Der alte Rabbi Loew aus Prag mit seinem Golem und der mittelalterliche Alchimist mit seinem Homunculus müssen angesichts dieser technischen Möglichkeiten, einen unbewußten Gebärneid auszutoben, erblassen.

Angeführt von der Gentechnologie und der Transplantationschirurgie verspricht die moderne Medizin endgültig die männlich dominierte Kontrolle über Geburt und Tod durchzusetzen. Die Variante der Gesundheitsförderung verspricht die Erde in ein Paradies, schöner als eine Mischung aus Gesundheitsfarm und Nobelsanatorium, zu verwandeln. Nur bösartige Querulanten rauchen, saufen, fressen und infizieren sich mit AIDS. Für diese ist das Leiden dann die gerechte Strafe Gottes (Milz erwähnt dieses »victim blaming« als Nebenwirkung des »Healthism« – etwas schärfer formuliert könnte man auch sagen, als Nebenwirkung des neuen Gesundheitsfaschismus).

Wie alle utopischen Paradiesentwürfe wirken auch die Phantasien einer Hypergenesis, einer weit über die biologischen Möglichkeiten hinausreichenden Selbstschöpfung des Menschenleibes durch den Menschen faszinierend. Ewig junge, gesunde, kultivierte Menschen genießen ungeahnte Möglichkeiten der Selbstverwirklichung – welch Gegensatz zur Realität, in der ein frustrierter Angestellter nach einer Bypassoperation und mit einer transplantierten Niere im Verkehrsstau in sein Büro fährt, wo er sich gereizt und unzufrieden hinter den Bildschirm setzt. Dafür ist der Mensch doch nicht geschaffen!

Die Befreiung des Körpers

Die Kritik an der Versklavung und Instrumentalisierung des Menschenkörpers ist nahezu so alt wie die Versklavung selbst. Das von Milz herangezogene Zitat von M. Horkheimer und Th. Adorno über den Körper als entfremdetes Ding bezieht sich auf marxistische Gesellschaftskritik, die wiederum in hegelianischen Vorstellungen einer harmonischen Ganzheit, die nur durch Befreiung zu sich kommen kann, wurzelt. Schon im berühmten »Systemprogramm des deutschen Idealismus«, jener umstrittenen Handschrift Hegels, heißt es: »Denn jeder Staat muß freie Menschen als mechanisches Räderwerk behandeln; und das soll er nicht; also soll er aufhören.«

Diese Vorstellung einer dem Subjekt innewohnenden natürlichen und vernünftigen Bestimmung, die sich von äußeren Einschränkungen emanzipiert, wird bereits in der romantischen Naturphilosophie stark mit den inneren Botschaften des Körpers und seiner Organe, vor allem des Herzens als Quelle der Gefühle, verbunden. C. G. Carus hatte die Einheit von Leib und Seele durchaus im Sinne der modernen Body-mind-unity-Theorie verkündet, F. Mesmer den animalischen Magnetismus als übergreifende Lebensenergie zu erfassen versucht, Novalis hatte die überlegene Weisheit des Traumes besungen. Die glänzenden Triumphe der naturwissenschaftlichen Medizin spülten diese romantisch-holistischen Ansätze jedoch gründlich fort.

Die neue Körperlichkeit in der Zeit des Jugendstils, mit der Tanzkunst einer M. Wigman, der Rückkehr des Körpers in die äußere Natur und der Ausdrucksgymnastik von R. Bode und der Körperarbeit von E. Gindler oder Ch. Selver knüpfte nur teilweise bewußt an die romantischen Traditionen an. Ebenso bezogen sich die großen körpertherapeutischen Schulengründer wie W. Reich, F. Perls, M. Feldenkrais, I. Rolf, G. Alexander, T. Hanna, oder wie sie sonst noch heißen, vergleichsweise wenig auf ihre Vorläufer im 18. Jahrhundert oder in der Jugendstilzeit. Dies hat gewichtige Gründe. Sie alle hatten aus einer persönlichen Krankheit, aus einer Betroffenheit, einer für sie unerträglichen Lebenssituation einen Ausweg gesucht. Dabei hatten sie erkannt, daß von äußeren überlieferten Rezepten keine Hilfe zu erwarten war. Sie hatten sich selbst geheilt, indem sie vermehrt auf die eigenen inneren Wahrnehmungen, die verschütteten Stimmen aus ihrem Körper gelauscht hatten. Daraus schöpften sie Vertrauen und Kraft, sich gegen krankmachende äußere Unterdrückung durch fremde Autoritäten durchzusetzen. Naturgemäß konnten sie sich deshalb nicht so sehr auf eine bestimmte Schulentradition berufen.

Der verwundete Heiler

Auch Don Johnson reklamiert diese ein wenig an eine schamanische Initiation gemahnende persönliche Befreiung für seinen eigenen Werdegang. Wer den scharf denkenden, ehemaligen Jesuitenschüler kennt, kann dies verstehen. Sozialisiert in einem körperfeindlichen, katholischen Milieu, war die Entdeckung und Würdigung des eigenen Körpers gewiß eine revolutionäre Entdeckung für Don Johnson. Verteufelung der Lust, asketische Ideale und Abtötung des Menschenfleisches waren ihm vertraut, wie auch seine Bemerkung über das Jogging als Selbstbestrafung im Gespräch mit H. Milz verrät. Vielleicht war die Versuchung für Don Johnson groß, die »Leibseele« als neue Gottheit einzusetzen, einen mit tiefem Sinn getränkten »sakralen Körper« (Milz) anzubeten. Don Johnson wurde zu einer charismatischen Leitfigur des *Human Potential Movement.*

Vergleichbare kreative Bewältigungen persönlicher Krisen finden wir in W. Reichs psychotischer Regression, in der Überwindung einer schweren Lungentuberkulose beim Begründer der Atemtherapie L. Kofler, bei M. Feldenkrais und vielen anderen. Als wären sie in der schweren persönlichen Krankheit, unter großen äußeren Belastungen fast zusammengebrochen und dadurch wieder tief in den natürlichen Zusammenhang von Tod und Leben eingetaucht. Anscheinend geht es hier um das Bild einer Selbstrettung durch eine Art von neuerlicher Geburt im Sinne eines »Stirb oder Werde«. Im Gegensatz zu den technomorphen Gebärphantasien der manisch mit ihren Mißgeburten die Welt verwüstenden Ingenieure beruht diese innere Wiedergeburt aber auf einer authentischen Begegnung mit den Kräften und Rhythmen der eigenen Natur.

Aus einer derartigen Erfahrung schöpfen viele große Körpertherapeuten. Sie stellen sich tatsächlich auf die Seite des unterdrückten Körpers, ihr Ich stellt sich in den Dienst der Natur, des Es. Der unterdrückte Körper kann so zu sich selbst finden.

Aber wie werden die Botschaften dieses Körpers rezipiert? Am ehesten »hören« wir die inneren Stimmen der Natur aus den Rhythmen der vegetativ innervierten Organe; Atem, Herzschlag, Verdauung oder sexuelle Erregung harmonisieren sich, wenn der Mensch zu sich selbst kommt, wenn er zur Ruhe kommt. Sie stellen sich in ganzzahligen Vielfachen zueinander ein. Bei äußerer Belastung, Angst, Depression, bei »Entfremdung« im weitesten Sinn, vermehrt sich wieder die Variabilität und damit die Unordnung dieser Rhythmen.

So gesehen gibt es sehr wohl so etwas wie einen inneren Kompaß, eine Art von Nabelschnur, durch die der Mensch zeitlebens mit der Mutter Natur seines Körpers verbunden bleibt. Modale Musik, wie sie als »world-music« soeben vom Westen wiederentdeckt wird, macht anschaulich, wie sich der Mensch auf natürliche Harmonien einstimmen kann. Sie gibt am ehesten die Bewegung der Physiologie wieder, die sich so ungern der zwanghaften Temperatur europäischer Konzertmusik unterwirft.

Ideologisierung der Selbstheilung

Aber auch diese tiefe Erfahrung, in der wir uns als Teil eines größeren Naturzusammenhanges erleben und lustvoll mit dem Sterben aussöhnen können, wird rasch entfremdet und als neues Produkt im Supermarkt der Therapien feilgeboten, zwischen Schönheitscremes und Tantra für Hausärzte.

Don Johnson sagt es im Gespräch mit Milz deutlich: Nicht nur die Pflege des Körpers ist Religionsersatz, sondern auch die emanzipatorischen Selbstheilungen, die zu etablierten Therapieschulen arrivieren.

Gegen eine gewisse Mythologisierung des Körpers ist schließlich nichts einzuwenden. Aber um bei einem gnostischen Bild zu bleiben: Wenn der verdinglichte, entfremdete Körper das Böse (die Hyle) ist, was ist dann das Gute? Ist das Gute dann der aus den Fesseln der Entfremdung, aus der Versklavung befreite Leib? Der göttliche Lebenskeim *pneuma*, der tierische Magnetismus Mesmers, die Freudsche Libido oder einfach die »Energie«, wie moderne Körpertherapeuten sich ausdrücken?

Natürlich wirft jede derartige gnostische Spaltung in ein böses und gutes Sein einen Schatten auf unsere realen Lebensumstände. Gleichzeitig beginnt jedoch die Hoffnung auf einen musikalischeren Umgang mit der Natur intensiver zu leuchten. Den Weg zu ein wenig mehr Harmonie mit dem eigenen Körper wird aber nur derjenige finden, der lernt, der inneren Stimme seiner Natur zu lauschen, die im übrigen kostenlos ist. Wer sich unter Zwang oder Verführung der Autorität ideologischer Therapiekonzepte unterwerfen will (und viel dafür bezahlen möchte), kann wohl genauso gut gleich zum plastischen Chirurgen oder zu einer beliebigen religiösen Sekte gehen.

Literatur:

Alexander, G.: *Eutonie*. München, 1976
Brooks, Ch.: *Erleben durch die Sinne*. Paderborn, 1979
Carus, C. G.: *Symbolik der menschlichen Gestalt*. Celle, 1925
Heyer-Grote, L.: *Atemschulung als Element der Psychotherapie*. Darmstadt 1970
Jamme, Ch., Schneider, H.: *Mythologie der Vernunft*. Frankfurt/Main 1984
Laqueur, Th.: *Auf den Leib geschrieben*. Frankfurt/Main 1992

(1994)

DEN LEIB ALS LEBENSMITTE UND LEBENSMITTEL WIEDERENTDECKEN

»The human drama is first and foremost a somatic one.«
(Morris Berman: Coming to our senses)

»Wir kommen von zuviel her. Wir bewegen uns auf zu wenig weiter.«
(Elias Canetti: Aufzeichnungen 1942–1972)

»Alles Leibliche dagegen ist als etwas nie Fertiges, ständig neu Entste-
hendes, von der gegebenen Situation und ihrer Bedeutung entscheidend
Bestimmtes, von Gestalt zu Gestalt Wechselndes, Personales und mithin Welthaftes zu begreifen… Alles Leibliche verwirklicht sich.«
(Herbert Plügge: Der Mensch und sein Leib)

»Damit das Mögliche entsteht, muß immer wieder das Unmögliche versucht werden.«
(Hermann Hesse)

Der wissenschaftliche Fortschritt der westlichen Zivilisation hat das Vertrauen der Menschen in ihre Sinne, ihr Gespür und ihr Gefühl vielfach abgewertet und entmutigt. Seit sich die Naturphilosophie zur herrschenden, kanonisierten Wissenschaft entwickelt hat, wird sie gesellschaftlich als alleiniger Repräsentant der Wahrheit anerkannt. Wahr ist nach ihrem Maßstab allein das, was objektiv demonstrierbar, wiederholbar und vorhersagbar ist. Damit etwas wahr ist, muß es von mehr als einer Person öffentlich bezeugt werden. Wissenschaftliche Wahrheit kann nur durch von außen erfolgende Dritte-Person-Beobachtungen oder durch Instrumente gefunden werden. Folglich wird der Wert der eigenen Sinne immer stärker als begrenzt und unzuverlässig eingeschätzt. Neue »äußere Sinne« werden zum Vergrößern und Verkleinern, zum Messen oder Aufzeichnen herangezogen. Graphische Darstellungen, Statistiken und Bildschirme haben sich zu den Gesetzestafeln der Wissenschaft entwickelt.

Selbstbeobachtungen und -wahrnehmungen, wie klar sie auch sein mögen, können aus dem herrschenden wissenschaftlichen Verständnis des 20. Jahrhunderts heraus nicht als wahr anerkannt werden. Sie sind nicht öffentlich. Dem Eigenen, Subjektiven haftet immer der wissenschaftliche Verdacht von Unzuverlässigkeit, Ungenauigkeit oder Verzerrung an. Nach dem herrschenden Wissenschaftsverständnis ist die Wirklichkeit draußen und nicht in der Erfahrung des einzigen Individuums, des subjektiven menschlichen Beobachters, der wahrnehmen kann, was dort draußen ist. Wie der einzelne von der Wissenschaft zugunsten der Öffentlichkeit, das Innere und Verschlossene zugunsten des Äußeren und Öffentlichen abgewertet werden, so werden auch Gespür und Gefühl zugunsten des Denkens abgewertet.

Gespür und Gefühl sollen unterliegen, während Denken und Gedanken obsiegen sollen. Die Begriffe Denken und Gedanke haben sich ursprünglich aus dem Begriff »dünken« im Sinn von »empfinden« entwickelt. Im Wort Gedanken stecken auch Begriffe wie An-

58

dacht, Bedacht oder Dank. Denken steht in Beziehung mit eingedenk sein, nachdenken und sich erinnern. Diese sprachgeschichtlichen Bezüge verweisen darauf, daß Denken und Gedanken nicht *per se* mit losgelösten geistigen Aktivitäten oder Theorien gleichzusetzen sind. Denken ist immer auch ein leiblicher Akt, ist Erinnerung, Gewahrwerdung und Bewußtwerdung innerer Bewegungen.

Wir sagen zwar, »etwas kommt mir in den Sinn«. Aber welchen »Sinn« meinen wir damit? Die Wissenschaft kennt nur fünf Sinne: Sehen, Hören, Schmecken, Riechen und Tasten. Der vielbeschworene »sechste Sinn« jedoch, der subjektive Sinn für Eigenbewegungen, ist nicht objektivierbar, allgemein, äußerlich und wird infolgedessen von der herrschenden Wissenschaft nicht anerkannt.

Da sich die wissenschaftlichen Heilkulturen der modernen Industriegesellschaften ausschließlich in der naturwissenschaftlich-objektiven Tradition ansiedeln, haben auch Medizin und Psychologie dazu beigetragen, die Bedeutung subjektiver menschlicher Erfahrung und des eigenen Gefühls zu entwerten und zu unterdrücken. Folglich richten diese naturwissenschaftlichen Heilkulturen ihre Aufmerksamkeit in Diagnose und Behandlung weniger auf besondere erkrankte Menschen, sondern auf allgemeine kranke Objekte. Die wissenschaftliche Zerlegung und Analyse des Menschen hat uns eine Vielzahl äußerst nützlicher »Landkarten« des biologischen Verstehens und präzise »Instrumente« zum gezielten, reparierenden Eingriff geliefert. Diese sind ein unbestritten wichtiger Teil moderner Heilkunde, aber sie sind in vielen Situationen unzureichend und unvollständig. Sie verleiten dazu zu übersehen, daß jedes körperliche Objekt immer auch Teil eines besonderen Subjekts ist. Erkranken tut immer ein besonderer Mensch. In seinem Leben und Leib verdichten sich Krankheiten als besondere Erfahrungen und rufen besondere Erwartungen hervor. Medizinische Wissenschaft bleibt in dieser Hinsicht Halbwissenschaft, solange sie sich nicht auch darum bemüht, die Wirklichkeit der ersten Person, die Subjektivität, die besonderen leiblichen Wahrnehmungen eines Menschen im Heilungsprozeß anzuerkennen.

Immer wieder haben Ärzte und Forscher die von der wissenschaftlichen Aufklärung vorangetriebene Reduzierung des Menschen zum körperlichen Objekt hinterfragt. Im 18. und 19. Jahr-

59

hundert geschah dies vor allem durch die Repräsentation der »Romantischen Medizin«. Ihre Methodik der Naturbeobachtung gründete sich auf »Sympathie« als Ausdruck bewußt erlebter Wechselwirkungen zwischen Mensch und Umwelt, zwischen den Teilen des menschlichen Körpers und seiner Gestalt als Leib.

Mit der Entdeckung der Zweiteilung des menschlichen Nervensystems durch Xavier Bichat wurden die autonom-vegetativen und die willkürlichen Anteile der menschlichen Existenz deutlicher. Das animalische Leben regele die Beziehung der Umwelt, das organische Leben die Ernährung innerhalb des Organismus. Dem »Zerebralsystem« von Hirn und Rückenmark stellte der Hirnforscher Johann Christan Reich 1807 das »Gangliensystem« gegenüber. Dieses sei die »unbewußte Seele« und »Hauptquelle der Lebenskraft«.

In diesen Konzepten und Formulierungen finden sich Anknüpfungen an die früheren Arbeiten des Arztes Franz Anton Mesmer und dessen Ansicht eines allgegenwärtigen »animalischen Magnetismus«. Mesmer wollte mit seiner Arbeit den erkrankten Organismus durch Zufuhr eines universellen Fluidums wieder kräftigen und in eine neue Balance bringen. Auch wenn Mesmers Arbeit vielfach angegriffen und hinterfragt wurde, wirkt sie heute noch in der Arbeit mit suggestiven Effekten und Hypnosetechniken fort.

Bereits Mitte des 19. Jahrhunderts führte der Arzt Carl Gustav Carus die Begriffe der »Psyche« und des »Unbewußten« in die Medizin ein. Als Sigmund Freud begann, diese Aspekte in seinen Forschungen systematisch zu vertiefen, sprach er davon, daß das Ich in erster Linie und zuerst ein »Körper-Ich« sei. Freuds Werk entstand in der Auseinandersetzung mit der bürgerlichen Leibfeindlichkeit seiner Zeit, die sich besonders in deren Sexualmoral manifestierte. Wesentliche Pioniere einer leiborientierten, ganzheitlichen Medizin waren Freuds frühe Mitstreiter Wilhelm Reich und Georg Groddeck. Reichs Beobachtungen zur »muskulären Panzerung« sind Ausdruck der individuellen körperlichen Abkapselung von Sexualängsten. Ähnlich wie Franz Mesmer ging Reich in seinem späten Werk von einer universellen Lebensenergie aus, die er »Orgon-Energie« nannte. Georg Groddeck, dessen Konzept des »Es« eine allesdurchdringende, unbewußte leibliche Energie postulierte, hat davon gesprochen, daß es für die ärztliche Tätigkeit unabdingbar sei, auch auf der »animalischen« Ebene dem kranken Menschen zu begegnen. Dementsprechend setzte er in seiner ganzheitlich-psychosomatischen Arbeit vielfach auch Massagetechniken bei der Klärung psychischer Krankheitsmanifestationen ein.

In der modernen psychotherapeutischen Arbeit werden die über den Menschen hinausreichenden »animalischen« Aspekte der Sexualität zumeist ignoriert. Sexualität wird dabei auf deren zwischenmenschliche Konfliktpotentiale reduziert. Die Biologin Lynn Margulis hat dies in ihren vergleichenden Verhaltensforschungen zu »Geheimnis und Ritual« der Sexualität materialreich und humorvoll kritisiert. Sie zeichnet eine »Evolution der menschlichen Sexualität« im breiteren animalischen Kontext nach. Dieses Verständnis kann für körperbezogene psychotherapeutische Arbeit sehr hilfreich sein.

Sigmund Freuds epochales Vermächtnis der Psychoanalyse hat sowohl die Bedeutung der Subjektivität wieder in die Medizin eingeführt als auch die von der Aufklärung mechanisch reduzierte Sexualität wieder verleiblicht und enttabuisiert. Seine Analysen zur kulturschaffenden Funktion von sublimierter Sexualität sind jedoch von vielen seiner Erben zu stark einseitig vergeistigt worden. Ihre unbewußten Körperängste und Berührungstabus stellen Freuds Intentionen häufig im wahrsten Sinne »auf den Kopf«. Freuds Enttabuisierung der bürgerlichen Sexualität wird dadurch zur neuen Tabuisierung des Leibes verzerrt.

Dies gilt übrigens auch in ähnlicher Weise für die Interpretation und Integration östlicher Impulse im Bereich zeitgenössischer Körpertherapien. Der asketisch-mönchische Aspekt der Körperschulung wird überbetont, während die sinnenfreudigen Aspekte einer erotischen Sexualität im Erbe der östlichen Kulturen vielfach übersehen oder ausgeklammert werden. Dabei herrscht gerade im Hinblick auf sublime, erotische Sinnlichkeit in den Industriegesellschaften großer Mangel. Angesichts der ubiquitären Vermarktung und Zurschaustellung brutalisierter Sexualität als beliebiger Notdurft könnte die bewußte Einbeziehung von erotischer Sinnlichkeit in körper- und leibbezogene Therapien helfen, neue humane Alternativen zu entwickeln.

Subjektivität, Achtsamkeit, Gewahrsamkeit, Wahrnehmen, Spüren, Erfahrung, Erleben, Gefühl – dies sind Inhalte leibbezogener Lern- und Therapieansätze. Sie wollen Möglichkeiten der Veränderung, des Lernens, des Gesundens und Heilens eröffnen, die der naturwissenschaftlichen Medizin aufgrund ihres bisherigen Weltbildes kaum zugänglich sind. Dies ist der weit unterschätzte Wert körper- und leiborientierter Methoden für eine mögliche neue Heilkultur. Für die Wissenschaft sind die bisweilen überraschenden Auswirkungen leibbezogener Therapien oft wundersam oder unerklärlich, weil sie der besonderen Subjektivität eines jeden Menschen keine angemessene Aufmerksamkeit schenkt, sondern ihr vielmehr mißtraut.

Viele leibbezogene Lern- und Therapiemethoden sind aus Krisen ihrer Begründer entwickelt worden. Ein Beispiel dafür ist Franz Matthias Alexander, der Begründer der Alexander-Technik. In der ersten Hälfte dieses Jahrhunderts entwickelte er seine Methode auf der Basis von Entdeckungen, die er während der subtilen Beobachtung seiner eigenen Haltungsveränderungen gewonnen hatte. Alexander litt als Shakespeare-Schauspieler unter erheblichen Problemen der Sprachartikulation. Diese schien mit bekannten Therapiemethoden kaum beeinflußbar zu sein. Schritt für Schritt entdeckte Alexander die Ursachen seiner Sprachstörung in seinen Körperhaltungen. Eine chronische Lordose im Bereich der Halswirbel, eine Einknickung im Brustbereich sowie ein zu weit vorn gehaltener Kopf veränderten die normale Lage seines Kehlkopfs derart, daß sie die beklagten Sprachstörungen hervorriefen. Zuerst versuchte Alexander seine gewohnten Haltungsmuster direkt, mit gezielter Haltungskorrektur, zu beseitigen. Sobald jedoch seine Aufmerksamkeit nachließ, fiel seine Muskulatur wieder in ihre gewohnte Haltung zurück. Verzweifelt gab er das Ziel, den Hals gerade zu halten, erst einmal auf und begann statt dessen, seine propriozeptive Aufmerksamkeit für Bewegungszusammenhänge zwischen Nacken, Schulter, Brust und Kopf zu verfeinern. Statt sich ausschließlich auf einen aufrechten Nacken zu konzentrieren, widmete Alexander seine Aufmerksamkeit bisher unbewußten Empfindungen von Bewegungsmustern. Sein Interesse galt jetzt dem gespürten Prozeß einzelner Bewegungsabläufe. Erst dann versuchte er diese zu analysieren und zu verstehen. Es gelang ihm behutsam und beharrlich, sich neue Kontrollmöglichkeiten über die Muskeln des Oberkörpers zu verschaffen und sich eine neue, aufrechte Körperhaltung zu erarbeiten.

Mitte dieses Jahrhunderts entwickelte in Berlin Elsa Gindler eine von ihr »Gymnastik am Menschen« genannte Methode. Wesentliche Fundamente für ihre Methode hatte sie in ihrer eigenen Gesundheitskrise gefunden. Durch Tuberkulose von einer halbseitigen Lungenausschaltung bedroht, entwickelte Elsa Gindler eine äußerst subtile Art der Atem- und Bewegungswahrnehmung. Diese erlaubte ihr, die erkrankte Lungenhälfte optimal zu schonen und zu entlasten, während die andere ihr voll zu Diensten stand. In ihrer späteren Arbeit lud Gindler ihre Schüler dazu ein, geduldig und subtil die Beobachtung ihres Erlebens zu schulen, während sie unterschiedliche Bewegungen durchführten. Ihre Aufmerksamkeit gilt dabei sowohl den Bewegungen an sich als auch den inneren Wahrnehmungen und Gefühlen, die diese begleiten. Wie ist die Atmung, oder wie verteilt sich das Körpergewicht auf die verschiedenen Körperregionen, auf Füße, Fersen, Hüften usw.? Während ihrer Experimente machten Gindler und ihre SchülerInnen die Entdeckung, daß sich durch achtsame Aufmerksamkeit für propriozeptive Empfindungen zugleich die Qualität der Bewegungen erheblich veränderte und verbesserte. Sie beförderten größere Eigenkontrolle durch Verfeinerung sinnlicher Bewußtheit.

Der ursprünglich von Elsa Gindler und dem Musikpädagogen Heinrich Jakobi entwickelte Ansatz wurde später durch die Arbeiten anderer, wie zum Beispiel Charlotte Selver oder Ilse Middendorf, erweitert. Charlotte Selver nannte ihre Arbeit »Sensory Awareness«. Sie wurde in ihrem Lernprozeß auch von Suzuki Roshi, Alan Watts oder Erich Fromm inspiriert. Ilse Middendorf ist eine der wichtigsten Pionierinnen moderner Atemschulung und Atemtherapie. Sie bezeichnet ihre Atemlehre als den »erfahrbaren Atem«. Mit dessen Hilfe sollen Körperräume bewußter erlebt und erforscht und damit für bewußte Heilungsprozesse zugänglich und nutzbar werden.

Eine herausragende Persönlichkeit in der Entwicklung leibbezogener Lern- und Therapieverfahren ist auch Gerda Alexander. In Wuppertal geboren, studierte sie in den zwanziger Jahren in Hellerau rhythmische Gymnastik und entwickelte später in Kopenhagen ihre »Eutonie« genannte Methode. Ihr Hauptaugenmerk gilt der subtilen Entwicklung des Spürvermögens. Die Erweiterung und Vertiefung der leiblichen Selbstkenntnis, welche ihre Methode eröffnet, führt nicht nur zur verbesserten körperlichen Koordination und Balance, sondern auch zur Entwicklung eines mehr in sich ruhenden seelischen Erlebens. Wenn durch die lange und geduldige Erforschung der Subtilitäten eigener Sinnesempfindungen mehr innere Gewahrsamkeit entwickelt wird, entwickelt sich gleichzeitig eine erheblich verbesserte Möglichkeit zur Bewegungskontrolle. Auch die Anfänge von Gerda Alexanders Arbeit wurden wesentlich beeinflußt von der Notwendigkeit zur Auseinandersetzung mit neuen, schmerzfreieren Bewegungsmöglichkeiten angesichts ihrer frühen rheumatischen Gelenkerkrankung. Gerda Alexander sieht ihre Arbeit vorwiegend als Möglichkeit des Lernens. Die gezielte Anwendung dieser Lernmöglichkeiten bei spezifischen Krankheitsbildern, sowohl körperlicher wie psychischer Natur, verstehen viele Leibpädagogen nur als besondere Anwendungsform ihrer umfassenderen Arbeit, nicht jedoch als primäres Ziel.

Zur Zeit der Entwicklung ihrer Methoden erhielten die meisten geschilderten Persönlichkeiten nur geringe wissenschaftliche Aufmerksamkeit. Oft wurden ihre Ansätze als ungewöhnliche, wundersame Transformationen abgetan. Man sah in ihnen eher die besondere Fähigkeit einzelner Menschen bei der Beherrschung ihrer körperlichen Materie und nicht Leistungen, die auch für das allgemeine wissenschaftliche Interesse von Bedeutung sind.

In der zweiten Hälfte dieses Jahrhunderts hat sich Moshe Feldenkrais, ein Elektroingenieur und Grundlagenforscher der Physik, um die Weiterentwicklung leibbezogener Therapien verdient gemacht. Tom Hanna schreibt: »Feldenkrais, der bereits in der Technik von Franz Matthias Alexander während seiner Zeit in London ausgebildet worden war, entwickelte seine berühmten ›Bewußtheit durch Bewegung‹-Übungen, indem er Gerda Alexanders Methode der intensiven sensorischen Erforschung folgte, während er ruhig auf dem Boden lag.« Die besondere Aufmerksamkeit von Feldenkrais galt den Zusammenhängen neuromuskulärer Vorgänge im Körper. Ihn interessierte, »was wir tun, während wir etwas tun«, als Weg zur subtilen Schulung der Aufmerksamkeit, zur Förderung sensomotorischer Gewahrsamkeit und den damit verbundenen Kontrollmöglichkeiten. Er erforschte den Wert verbesserter Selbstbewußtheit bei der Überwindung gewohnter, aber unbewußter Einschränkungen durch Gehirn und Nervensystem. Die Erfahrung neuer Bewegungsmuster und Bewegungszusammenhänge in der liegenden Position auf dem Boden führte ihn immer wieder zu überraschenden Entdeckungen, wenn er in die gewohnte aufrechte Körperhaltung zurückkehrte. Feldenkrais verbesserte mit seiner Methode nicht nur Gespür und Körperhaltung, sondern auch Bewegungsabläufe und Bewegungsprozesse im allgemeinen. Sein origineller Beitrag zur Weiterentwicklung leibbezogener Lern- und Therapieverfahren liegt jedoch in seiner Einzelarbeit, die er »Funktionale Integration« nannte. Tom Hanna merkt an, daß Feldenkrais hierbei seine Kenntnisse der Alexander-Technik mit seinen langjährigen Judoerfahrungen verbunden hat. »Die Kunst des Judo war für Feldenkrais fast instinktiv; und zwar insofern, daß er, wenn er einem muskulären Widerstand begegnete, während er seine Gliedmaße in eine bestimmte Richtung zog, sofort zur entgegengesetzten Richtung überwechselte. Statt zu versuchen, den Muskel mit Kraft zu strecken, brachte er Ansatz und Ursprung dieses Muskels näher zueinander. Das Ergebnis war überraschend: Der Muskel begann sich zu entspannen.« Feldenkrais selber merkte dazu an: »Wenn Sie die Arbeit eines Muskels übernehmen, dann hört er auf, seine eigene Arbeit zu tun; das bedeutet, seine Spannung läßt nach.« Nachlassende motorische Aktionen signalisieren dem sensorischen Nervensystem neue, meist verlorengegangene Empfindungen. Durch die bewußte Aufmerksamkeit für diese Empfindungen werden zugleich neue Möglichkeiten bewußten Handelns geweckt. In dieser Hinsicht sprach Feldenkrais deshalb auch von körperlicher »Wiedererziehung« (»re-education«). Mit seiner Technik der »Funktionalen Integration« erzielte er bei manchen schwerwiegenden neuromuskulären Erkrankungen erstaunliche Behandlungsergebnisse.

Tom Hanna war lebenslanger Student und Praktiker verschiedener Körpermethoden. Er war darüber hinaus ein systematischer Theoretiker leibbezogener Lern- und Therapiemethoden. Hanna war auch Schüler von Moshe Feldenkrais. Er bewunderte diesen als einen seiner wichtigen Mentoren, kritisierte ihn aber auch. Zur Person Feldenkrais schreibt Hanna: »Es gelang Moshe Feldenkrais wesentlich besser, seine Funktionale Integration zu praktizieren, als sie zu unterrichten... Es ist schade, daß Feldenkrais eine Tradition des Trainings initiiert hat, die zwar Demonstrationen beeinhaltet, Techniken zeigt und praktische Manipulationen unterrichtet, es aber insgesamt den Schülern überläßt herauszufinden, was eigentlich in dieser Arbeit geschieht. Dies war nicht seine Absicht. Er konnte jedoch einfach nicht in klare Worte fassen, was er intuitiv so gut wußte. Daher war sein Unterricht immer von einer Aura mystischer Konfusion umgeben, als ob er ein Zen-Meister wäre, der darauf wartet, daß seine Studenten die Erleuchtung überkommt.

Diese mystische Konfusion wird von der Feldenkrais-Gilde fortgesetzt, zum erheblichen Nachteil einer Lernmethode, die ursprünglich alle Möglichkeiten in sich barg, eine wirklich klinische Disziplin von enormem Wert zu werden. Konsequenterweise hat die Arbeit seiner Schüler sich eher dem Niveau von Praktiken der Alexander-Technik angenähert; damit will ich sagen, sie helfen Bewegungen zu verbessern, aber nur wenige Praktiker sind wirklich in der Lage, auch schwere neuromuskuläre Pathologien entscheidend zu verändern.«

Für manchen Feldenkrais-Praktiker mag Hannas Kritik harsch klingen. Hinsichtlich des potentiellen Wertes der Feldenkrais-Arbeit für die klinische Therapie gebe ich Tom Hanna jedoch recht, wenn er verlangt, daß diese mehr Sorgfalt auf die Erarbeitung einer grundlegenden diagnostischen Theorie zum Verständnis der Ursachen typischer neuromuskulärer Haltungsveränderungen legen sollte. Dazu gehört nicht nur eine allgemeine Theorie sensomotorischer Prozesse, sondern auch die Entwicklung von Methoden, die Wege zur sinnlichen Schulung und zu bewußten praktischen Handlungsmöglichkeiten eröffnen.

Die theoretische Klärung und Strukturierung leibbezogener Arbeiten läßt noch viele Wünsche offen. Hier sind die langjährigen Systematisierungsversuche Tom Hannas von wesentlicher Bedeutung. Hanna hat dem diagnostischen Verständnis chronischer Schmerzzustände, unter denen die Mehrzahl unserer Bevölkerung leidet, eine neue Kategorie hinzugefügt, die »sensomotorische Amnesie«. Er schreibt dazu: »Dies ist ein Zustand, in dem die sensomotorischen Neuronen des willkürlichen Kortex (Großhirnrinde) einen Teil ihrer Fähigkeit verloren haben, alle oder einzelne, spezifische Muskeln zu kontrollieren. Sensomotorische Amnesie ist weder ein organischer Schaden des Gehirns noch ein Schaden des muskulo-skelettären Systems; sie ist vielmehr ein funktionales Defizit, durch das die Fähigkeit, eine Muskelgruppe willkürlich zu bewegen, an subkortikale Reflexe abgegeben worden ist. Diese Reflexe kontrahieren diese Muskeln ihrerseits in einem Ausmaß, das den willkürlichen Kortex unfähig macht, diese Muskeln über das jetzt reflexartig programmierte Maß hinaus zu entspannen. Der Kortex hat seine vorherige Fähigkeit, dies zu tun, verloren oder vergessen. Muskeln, die chronisch in einem partiellen Spannungszustand gehalten werden, werden (1.) müde und schmerzend und (2.) durch die dauernde Erregung schwach; (3.) befördern sie ungeschickte und unbeholfene Bewegungen, weil sie ihre Fähigkeit zur synergetischen Koordination mit der gesamten Körperbewegung verloren haben; (4.) verursachen sie einen konstanten Energieverlust des Körpers, der in allgemeiner Müdigkeit resultiert, und (5.) schaffen sie Verzerrungen der Haltung und schlechte Gewichtsverteilungen im Körper, die dann von Schmerzen begleitet sind, die wir typischerweise als Arthritis, Bursitis, Bandscheibenschäden usw. mißverstehen.« So würden viele dieser Störungen langsam, aber zwangsläufig zur chronischen Pathologie.

Drei wesentliche Reflexmuster werden von Tom Hanna zugrundegelegt. Zum einen nennt er den »Traumareflex«, der hilft, von außen kommende schmerzhafte Angriffe auf die körperliche Integrität zu vermeiden. Diese Reflexe werden jedoch häufig auch dann noch als Haltungsmuster internalisiert, wenn das äußere Trauma längst abgeheilt scheint. Der »Schreckreflex« ist eine Reaktion auf äußere Bedrohungen oder auf andauernde subjektive Ängste und Sorgen. Dessen Chronifizierung führt zu ähnlichen Bildern wie der von Wilhelm Reich beschriebene »Muskelpanzer«. Der »Landaureflex« ist ein neuromuskuläres Zeichen konstant erhöhter Erregung und ständiger Bereitschaft zu handeln. Die gesamte Aufmerksamkeit eincs Menschen verlagert sich dabei in die obere Hälfte seines Körpers bei gleichzeitiger konstanter Überlastung der unteren Körperregionen, vor allem der Lendenregion, sowie eingeschränkter Atmungsprozesse.

Die Chronifizierung dieser gewohnten Reflexmuster kann zusammen mit der beschriebenen »sensomotorischen Amnesie« zu vorzeitigen Alterungsprozessen führen, die vielfach als normales Altern mißverstanden würden, merkt Hanna an.

Die Arbeit mit und am Leib, mit dem ganzen Menschen als lebendigem Organismus, fußt einerseits auf der Millionen Jahre alten Entwicklung des Menschen als Gattung und seiner ererbten phylogenetischen Ausrüstung. Eine Vielzahl selbstregulierender Prozesse, die zumeist reflexartig, autonom und unwillkürlich ablaufen, ist unser gemeinsames biologisches Erbe, unser »Archesoma« (Tom Hanna). Es garantiert unsere leibliche Existenz. Unsere individuell-besondere, ontogenetische Ausrüstung baut auf der Vielzahl sensomotorischer Erfahrungen auf, die wir seit unserer Geburt gelebt haben. Sie repräsentieren den Teil unseres Leibes, dessen wir uns bewußt sein können, und die Handlungen, die wir willkürlich nennen. Leibbezogenes Arbeiten bemüht sich darum, »sensomotorische Amnesie« durch neu gestaltete Erfahrungsmöglichkeiten zu verändern, um somit den willkürlichen Kortex (Großhirnrinde) wieder an das zu erinnern, was er aufgehört hat, zu spüren und zu tun.

Mit der »pandikularen Antwort« hat Tom Hanna den leibbezogenen Lern- und Therapieformen einen weiteren neuen Begriff hinzugefügt. Er bezieht sich dabei auf die im gesamten Tierreich verbreitete vorbereitende Srreckbewegung zur Reaktivierung des Bewegungssystems nach längeren Ruhepausen. Auch wir praktizieren diese unbewußt beim morgendlichen Strecken nach dem Aufstehen bzw. beim Gähnen und Dehnen. Während seiner Arbeit mit spezifischen Krankheitsfällen verwendet Hanna dieses aktive Strecken gegen fixierten äußeren Widerstand als Vorbereitung für neue Bewegungsmöglichkeiten.

Hier lassen sich Ähnlichkeiten zu der von Edmund Jacobson entwickelten Methode der »Progressiven Muskelentspannung« finden. Bei der »Progressiven Muskelentspannung« werden sukzessiv einzelne Glieder und Körperregionen erst verstärkt angespannt, um dadurch später ein besseres Gespür für Entspannung zu gewinnen.

Bonnie Bainbridge-Cohen und die von ihr entwickelte Methode des »Body-Mind-Centering« stellen eine weitere wichtige Quelle zur Entwicklung leibbezogener Lern- und Therapiemethoden dar. Ihre Arbeit knüpft an differenzierte, subtile Beobachtungen in der Entwicklung kindlicher Bewegungsmuster an. Bonnie Bainbridge-Cohen hat in ihre Arbeit eine Vielzahl unterschiedlicher Erfahrungen integriert. Diese umfassen unter anderem die »Neuro-developmental therapy« von Bobart, die Laban-Bewegungsanalyse, das Kestenberg-Bewegungsprofil, asiatische Einflüsse wie etwa die Arbeit von Haruschika Nogutchi oder Yoga sowie die craniosakrale Therapie von John Upledger und das Zero-Balancing von Fritz Smith. »Body-Mind-Centering« beinhaltet auch sehr originelle Reflexionen über diese auf den ersten Blick eher eklektische Synthese. In ihrem Buch *Sensing, Feeling and Action* hat Bonnie Bainbridge-Cohen ihre Beobachtungen systematisiert dargestellt. Im Hinblick auf sensorische und motorische Feedback-Prozesse verweist sie darauf, daß diese nach ihrer Erfahrung bisher nur verkürzt als reflexartige Muster verstanden worden sind, wohingegen aber sowohl das Spüren motorische Anteile beinhaltet als auch das Bewegen sensorische Impulse umfaßt. Ihr Verständnis der sensomotorischen Schleife von Wahrnehmen und Bewegen ist dementsprechend erweitert: vorausgehende Erwartungen – sensorische Information – wahrgenommene Interpretation – Handlungsplanung – motorisches Handeln – sensorisches Feedback – wahrgenommene Interpretation. Diese Reihenfolge macht deutlich, daß mit der Wahrnehmung von Bewegung auch eine subjektive Bewertung von Bewegung einhergeht und daß die Erforschung neuer Bewegungsmuster von unseren früheren Bewegungserfahrungen beeinflußt ist. Dies trifft auch für jede Sinneswahrnehmung zu. Wir haben aufgrund unserer lebensgeschichtlichen Erfahrungen vorgeformte Erwartungen für Spüren und Bewegung entwickelt. Diese gehen allen neuen Sinneseindrücken voraus.

Ein zweiter wichtiger Aspekt in der Arbeit von Bonnie Bainbridge-Cohen, die eine Erweiterung unserer Wahlmöglichkeiten anstrebt, setzt an unserer Fähigkeit an, Sinnesorgane auszurichten oder zu fokussieren. Dies versteht sie als willkürlichen, motorischen Anteil der Wahrnehmung. Er repräsentiert die motorische Möglichkeit,

Einfluß darauf zu nehmen, welche Aspekte der kontinuierlich auf uns einströmenden Reize wir aufnehmen, indem wir ihnen gezielt unsere Aufmerksamkeit widmen. Bonnie Bainbridge-Cohen schreibt: »Wir erleben diese Konzentration vor der Bewegung als Motivation, Wunsch und Absicht, als Aufmerksamkeit oder unterscheidende Bewußtheit. Deren Abwesenheit oder Unterdrückung können wir daran erkennen, daß wir Langeweile, Widerstand oder Lernschwierigkeiten erfahren... Sie fällt eine aktive Entscheidung darüber, welche Eindrücke wir aufnehmen wollen. Nichtsdestotrotz ist diese ›aktive Entscheidung‹ zumeist unbewußt und beruht auf vorhergehenden Erfahrungen.« In ihrer praktischen Arbeit hat Bonnie Bainbridge-Cohen viele ungewöhnliche neue Experimente entwickelt. So arbeitet sie unter anderem mit der Wahrnehmung der festen und flüssigen Anteile unseres Körpers sowie mit gezielten Wahrnehmungen einzelner Körpersysteme oder Organbereiche unseres Körpers. In ihrer Arbeit bringt sie strukturell-westlich-anatomisches Körperverständnis mit funktionell-östlich-energetischen Wahrnehmungsmustern zusammen.

Die leiborientierte Arbeit der Philosophin, Tanz- und Trancetherapeutin Kaye Hoffman macht vertraute Wahrnehmungen auf ungewohnte Art mit bewegungsinduzierten, veränderten Bewußtseinszuständen neu zugänglich. Kaye Hoffman hat in unterschiedlichen Kulturen Trancephänomene studiert. Sie setzt diese mit energetischen Erfahrungsmustern in Beziehung und reflektiert deren unterschiedliche soziokulturellen Kommunikationswerte.

Die Notwendigkeit von Geduld und Stille bei der Entwicklung leibbezogener Arbeit sowie ihre konkrete Gegenwartsbezogenheit verleihen diesen oft einen zurückgezogenen oder gar klösterlichen Charakter. Dies hat ihnen oft die Ablehnung der öffentlich orientierten Wissenschaft eingebracht sowie den Schatten rein esoterischer Methoden.

Tom Hanna hat als Philosophie-Professor eine von ihm als »Somatologie« bezeichnete Leibphilosophie begründet. Er war Herausgeber des in seiner Art einzigartigen Journals *Somatics – The bodily arts and sciences*, das eine ungewöhnlich breite Plattform für den interdisziplinären Dialog zwischen verschiedenen körperbezogenen Lern-, Therapie- und Kunstformen bietet. Die Beiträge dieser Zeitschrift umfassen ebenso Auseinandersetzungen mit traditionellen östlichen Kampfsportarten und Heiltraditionen wie Judo, Jiu-Jitsu, T'ai-chi ch'üan oder Qigong als auch verschiedene westliche körperorientierte Psychotherapieformen in der Tradition von Wilhelm Reich, Alexander Lowen, John Pierracos, Gerda Alexander, Franz Matthias Alexander, Charlotte Selver, Ida Rolf, Ilse Middendorf und vielen anderen. Praktisch arbeitete Tom Hanna, zusammen mit Don Johnson, u. a. in der vom Esalen-Institut ins Leben gerufenen »Somatic study group«, die Pioniere verschiedener Schulen zum Erfahrungsaustausch zusammenbrachte. Tom Hanna hat in seinem *Somatics*-Journal auf so unterschiedliche Forscher wie Paul Ekman, der die mimischen Ausdrücke von Emotionen erforschte, oder Manfred Clynes, der über die muskulären Grundmuster emotionaler Kommunikation in der Musik forschte, aufmerksam gemacht. Als Tom Hanna 1990 bei einem Verkehrsunfall ums Leben kam, hinterließ er ein enormes Werk an praktischen Erfahrungen, Theorien und Konzepten.

Volker Rittner ist einer derjenigen, die sich seit vielen Jahren im deutschsprachigen Raum darum bemühen, eine zeitgenössische Theorie von Körper und Körpererfahrung zu entwickeln. Aus sozialwissenschaftlicher, kulturhistorischer und anthropologischer Sicht hat er vielfach Aspekte der augenblicklichen Einstellung zum Körper, zu Krankheit und Gesundheit analysiert und kritisiert. Seine Ermutigung zur bewußten Rückbesinnung auf die Bedeutung des Leibes war stets auch mit dem Verweis auf problematische Dimensionen dieses Geschehens verbunden. Seine kritischen Auseinandersetzungen mit der oft verkürzten Begeisterung unserer Körperkultur erscheinen mir als ein wichtiger Beitrag zur humanen und emanzipatorischen Entwicklung des Leibes. Er arbeitet als Professor für Sportsoziologie an der Deutschen Sporthochschule in Köln.

David Bersin gehörte wie Tom Hanna zur ersten Gruppe von Feldenkrais-Lehrern, die von Moshe Feldenkrais selbst ausgebildet wurden. Seine Ausbildung als klinischer Psychologe ließ ihn einen anderen Zugang zu dieser Arbeit gewinnen. Er hat sich zusammen mit seiner Ehefrau Käthe Zemach-Bersin und Mark Reese verstärkt um die Popularisierung von Feldenkrais-Übungen verdient gemacht. Sie entwickelten gemeinsam ein kurzes Lernprogramm, dem sie den Namen »Relaxercise« gaben, und unterrichten seit Jahren auf verschiedenen Kontinenten.

Anna Triebel-Thomé brachte langjährige Erfahrungen aus Pädagogik sowie verschiedenen asiatischen Kampf- und Meditationsformen mit, als sie in den siebziger Jahren von Moshe Feldenkrais in dessen Methode unterrichtet wurde. Heute vermittelt sie ihre unterschiedlichen Erfahrungen als Dozentin für Körper- und Bewegungsbildung an der Hochschule der Künste in Berlin in der Ausbildung von Schauspielern.

Empfohlene Literatur:

Alexander, Gerda: *Eutonie. Ein Weg der körperlichen Selbsterfahrung.* Kösel, München, 1984.
Allon, Ruthy: *Mindful spontaneity. Moving in tune with nature.* Prism-Press, Bridgeport, 1990.
Anzieu, Didier: *Das Haut-Ich.* Suhrkamp, Frankfurt/Main, 1991.
Bainbridge-Cohen, Bonnie: *Sensing, Feeling and Action. The experiencal anatomy of Body-Mind-Centering.* Contact Editions, Northhampton, 1993.
Barlow, Wilfried: *Die Alexander-Technik. Gesundheit und Lebensqualität durch den richtigen Gebrauch des Körpers.* Kösel, München, 1983.
Brooks, Charles: *Erleben durch die Sinne (Sensory Awareness).* Junfermann, Paderborn, 1985.
Chungliang Al Huang: *Embrace the tiger, return to mountain – the essence of T'ai Chi.* Real People Press, Moab, Utah 84532, 1973.
Clynes, Manfred: »Mind-Body Windows and Music«. In: *Somatics*, Volume IX, Nr. 3 + 4, 1994.
Clynes, Manfred: *Sentics. The touch of emotion.* Prim Press, London, 1989.
Ekman, Paul: *Gesichtsausdruck und Gefühl.* Junfermann, Paderborn, 1988.
Feldenkrais, Moshe: *Body and mature behaviour – a study of anxiety, sex, gravitation and learning.* International University Press, New York, 1949.
Feldenkrais, Moshe: *Bewußtheit durch Bewegung – Der aufrechte Gang.* Suhrkamp, Frankfurt/Main, 1982.
Feldenkrais, Moshe: *Abenteuer im Dschungel des Gehirns. Der Fall Doris.* Suhrkamp, Frankfurt/Main, 1981.

Freud, Sigmund: *Drei Abhandlungen zur Sexualtheorie.* Fischer, Frankfurt/Main, 1961.

Groddeck, Georg: »Massage«. In: *Krankheit als Symbol.* Fischer, Frankfurt/Main, 1983.

Groddeck, Georg: *Die Natur heilt.* Fischer, Frankfurt/Main, 1984.

Hanna, Tom: *Beweglich sein – Ein Leben lang.* Kösel, München, 1990.

Hanna, Tom: »Der befreite Körper. Bewegung ist Leben«. In: *Psychologie heute,* 17. Jahrgang, Heft 11, 1990.

Hanna, Tom: *Bodies in revolt. The Evolution-Revolution of the 20th Century Man towards the Somatic Culture of the 21th Century.* Holt/Reinhart/Winston, New York, 1970.

Hanna, Tom: »Clinical somatic education. A new discipline in the field of healthcare«. In: *Somatics,* Volume 8, Nr. 1, 1990/91.

Hanna, Tom: »Somatology. Somatic philosophy and psychology«. In: *Somatics,* Volume 8, Nr. 2, 1991.

Hoffman, Kaye: *Tanz, Trance, Transformation.* Knaur, München, 1987.

Hoffman, Kaye: »Heilsame Erschütterungen – Tanz, Trance, Therapie und Praxis«. W. *Pipers Medienexperimente, Der Grüne Zweig* 129, Lörbach, 1987.

Hoffman, Kaye: *Trance und Tanz. Neue Wege in der Selbsterfahrung und Therapie.* Kösel, 1993.

Hoffman, Kaye/Redl, Franz: *Tao des Feierns. Ton, Tanz und Trance.* Kolibri, Norderstedt 1993.

Houston, Jean: *Der mögliche Mensch.* Sphinx, Basel, 1984.

Jakobs, Dore: *Die menschliche Bewegung.* Kallmaier, Seelze-Velber 1990.

Johnson, Don: »Verticality and Enlightment«. In: *Somatics,* Volume IX, Nr. 3, 1994.

Kamper, Dietmar/Rittner, Volker: *Zur Geschichte des Körpers.* München, 1976.

Keleman, Stanley: *Körperlicher Dialog in der therapeutischen Beziehung.* Kösel, München, 1990.

Lippe, Rudolf zur: *Sinnenbewußtsein – Grundlegung einer anthropologischen Ästhetik.* Rowohlt, Reinbek, 1987.

Lowen, Alexander: *Bioenergetik. Therapie der Seele durch Arbeit mit dem Körper.* Rowohlt, Reinbek, 1979.

Margulis, Lynn/Sagan, Doris: *Geheimnis und Ritual. Die Evolution der menschlichen Sexualität.* Byblos, Berlin, 1991.

Middendorf, Ilse: *Der erfahrbare Atem. Eine Atemlehre.* Junfermann, Paderborn, 1987.

Milz, Helmut: *Leibliche Ermutigungen. Zur aktuellen Bedeutung des psychosomatischen Körperkonzepts von Georg Groddeck.* – Vortrag Georg-Groddeck-Gesellschaft, Bad Nauheim, 1993.

Milz, Helmut: »Seelen-Massage. Die heilende Wirkung von Berührung«. in: *Psychologie heute,* Heft 8/1994.

Petzold, Hilarion: *Die neuen Körpertherapien.* Junfermann, Paderborn, 1977.

Reese, Mark: »Moshe Feldenkrais – Verbal approach to somatic education:

Parallels to Milton Erikson's use of language«. In: *Somatics*. Autumn/Winter 1985/86.

Reich, Wilhelm: *Die Funktion des Orgasmus*. Fischer, Frankfurt/Main, 1975.

Reich, Wilhelm: *Die sexuelle Revolution*. Fischer, Frankfurt/Main, 1973.

Rittner, Volker: »Körper und Körpererfahrung in kulturhistorisch-gesellschaftlicher Sicht«. In: **Bielefeld, Jürgen:** *Körpererfahrung. Grundlage menschlichen Bewegungsverhaltens*. Hogrefe, Göttingen, 1986.

Rittner, Volker: »Krankheit und Gesundheit. Veränderungen in der sozialen Wahrnehmung des Körpers«. In: **Kamper, Dietmar/Wulf, Christoph:** *Die Wiederkehr des Körpers*. Suhrkamp, Frankfurt/Main, 1982.

Schmitz, Hermann: *Leib und Gefühl. Material zu einer philosophischen Therapeutik*. Junfermann, Paderborn, 1989.

Schott, Heinz: »Das Wunder der verborgenen Natur. Heilkunde in der Romantik«. In: **Kemper, Peter:** *Das Geheimnis der Gesundheit*. Insel, Frankfurt/Main, 1994.

Selver, Charlotte: »Über das Atmen«. In: *Gesammelte Schriften über Sensory Awareness*. Dt. von P. Zeitler, München, 1988.

Starobinski, Jean: *Kleine Geschichte des Körpergefühls*. Fischer, Frankfurt/Main, 1991.

Stolze, Helmut: *Die konzentrative Bewegungstherapie. Grundlagen und Erfahrungen*. Springer, Berlin, 1989.

Triebel-Thomé, Anna: *Feldenkrais. Bewegung – Ein Weg zum Selbst*. Graefe & Unzer, München, 1989.

Zeitler, Peggy: *Erinnerungen an Elsa Gindler*. P. Zeitler, Mauerkircherstraße 11, 81679 München.

Zemach-Bersin, David und Käthe/Reese, Mark: *Gesundheit und Beweglichkeit. Zehn Feldenkrais-Lektionen*. Kösel, München, 1992.

TOM HANNA
Somatics: »Solange wir nicht spüren, daß alles möglich ist, ahnen wir auch nicht wirklich die schöpferische Kraft des menschlichen Lebens.«

H. M.: »Intellektuelles Wissen ist Wissen zum Selbstzweck, somatisches Wissen aber ermöglicht uns, Kontrolle und Selbstverantwortung zu erlangen.« Ihre persönliche Entwicklung und Ihr Lernprozeß drücken die Suche nach der Überwindung der traditionellen abendländischen Trennung von Körper und Geist aus. Können Sie uns etwas von Ihrer Suche erzählen?

T. H.: Mein ganzes Leben versuchte ich herauszufinden, was Freiheit bedeutet. Freiheit ist für mich mehr als die Nicht-Existenz von Mangel und äußerer Behinderung. Mein Begriff von Freiheit setzt innere Kraft und bestimmte Fähigkeiten wie Urteilsvermögen, Wahrnehmung und Intelligenz unabdingbar voraus, da durch sie Autonomie erst möglich wird. Denn Freiheit ist in erster Linie Selbstverantwortung und Unabhängigkeit. Schon immer habe ich eine tiefe Abneigung dagegen gehabt, mich einer Institution unterzuordnen. Unabhängigkeit ist nur dann möglich, wenn man auf eigenen Füßen steht. Auf den eigenen Füßen stehen heißt aber nicht nur Rebellion, sondern beinhaltet das Wissen um die eigene Person, die eigenen Kräfte und Fähigkeiten zum selbständigen Handeln.

Ich sehe meine Aufgabe darin, die Menschen zur Selbstverantwortung zu ermutigen, damit sie größere Freiheit erlangen. Das ist der leitende Gedanke meiner gesamten Arbeit, ob es sich nun um die Herausgabe der Zeitschrift *Somatics*, um meine eigenen Artikel, um meine philosophischen Überzeugungen oder um meine praktische Arbeit am Novato-Institut handelt.

Ursprünglich interessierte ich mich vor allem für Religion,

deswegen studierte ich drei Jahre Theologie und Religionswissenschaften an der Universität von Chicago. Obwohl ich damals als Atheist bekannt war, bekam ich die Erlaubnis, als freier Religionsphilosoph zu studieren (Paul Tillich und Mircea Eliade, berühmte Religionshistoriker, lehrten an dieser Universität). Es war das Thema der Unabhängigkeit und Freiheit, das mich anfangs zur Religion führte; später interessierte ich mich immer mehr für die Existenzphilosophie und Phänomenologie. Der Existentialismus, wie ihn z. B. Marcel, Cheston, Tillich, Bultmann und andere verstanden, greift auf religiöse, moralische und philosophische Gebiete über und ist unlösbar mit ihnen verknüpft. Ich stellte fest, daß Existenzphilosophie und Phänomenologie zur Psychotherapie und Psychologie führten. Je mehr ich mich der Psychotherapie und Psychologie zuwandte, desto mehr wurde mir bewußt, daß sie ohne Bezugnahme auf den menschlichen Körper keinen Sinn ergaben.

Als ich noch Dekan der Philosophischen Fakultät der Universität von Florida war, ließ ich mich für ein Jahr beurlauben, um an der Medizinischen Fakultät zu studieren. Ich wurde zum Studium der Neurologie zugelassen. In diesem Jahr schrieb ich das Buch *Bodies in Revolt*. Damals begann ich zu begreifen, daß psychologische Verhaltensmuster in körperlichen Strukturen verwurzelt sind. Die heutige Vererbungs- und Verhaltensforschung und der Begriff des genetisch fixierten motorischen Musters nach Konrad Lorenz weisen diesen Zusammenhang nach. Diese Überlegungen führten mich schließlich zu einer unmittelbar praktischen Konsequenz – zur Körpertherapie. Durch die Beschäftigung mit der Arbeit von Moshe Feldenkrais, dessen Methode ich für die wirkungsvollste und konsequenteste auf diesem Gebiet halte, da ihr Ansatz weder ausschließlich psychologisch noch ausschließlich körperorientiert ist, sondern den gesamten menschlichen Lebensprozeß umfaßt, gelangte ich zur Somatologie. Das Soma, wie ich diesen Prozeß nenne, versteht die mentalen und psychologischen Ereignisse, d. h. alle Körperfunktionen, als einen einzigen Vorgang. Soma ist nicht

Körper und ist nicht Geist, es ist der Lebensprozeß, das Leben selbst.

H. M.: Anfang der siebziger Jahre haben Sie Ihr Buch Bodies in Revolt geschrieben. Darin analysieren Sie Beiträge westlicher Forscher und Denker zum Verständnis der menschlichen Existenz, ihres Individuationsprozesses und ihrer Eingebundenheit in ihre Umwelt. Sie prägten damals den Begriff einer sich entwickelnden ›somatischen Kultur‹. Was verstehen Sie darunter?

T. H.: Unter einer somatischen Kultur verstehe ich eine Kultur, die Achtung vor den gegebenen genetischen Möglichkeiten der Menschheit im allgemeinen und denen des Individuums im besonderen hat. Sie ist eine Kultur, die die freie Entwicklung, Erforschung und Entdeckung des menschlichen Potentials ermöglicht, deutlicher ausgedrückt: eine Kultur, die das Spüren und Fühlen fördert, jene Art der Wahrnehmung also, die sich nicht in erster Linie auf die äußere Umwelt richtet, sondern »propriozeptiv« ist, also die Selbstwahrnehmung des »Körpers« durch den »Geist«. Gerade diese Art der Wahrnehmung wurde bisher in unserem westlichen Erziehungssystem völlig vernachlässigt. Dieses hat hauptsächlich unsere äußere sinnliche Wahrnehmung, die durch Sehen und Sprechen vermittelt wird, geschult. Wenn man aber die Wahrnehmung nur auf diese sensorische Information reduziert, schränkt man zwangsläufig die individuellen motorischen Möglichkeiten ein, denn alle lebendigen Prozesse sind letztlich sensomotorische Prozesse. Eine Kultur, die nur eine bestimmte Art von überlebensorientierter, praktischer und technischer sensorischer Wahrnehmung fördert, die sich nur nach außen orientiert, macht dadurch die Individuen für einen Teil ihres genetischen Potentials blind. Die traditionelle westliche Erziehung stellt ausschließlich die äußere Wahrnehmung in den Vordergrund. Wird die menschliche Entwicklung auf diese motorischen Muster beschränkt, die meiner Ansicht nach nur einen kleinen Anteil des Möglichen darstellen, dann werden zwangsläufig diese Menschen in eine Abhängigkeit geführt. Subjektivität, ein Begriff von zentraler Bedeutung im 19. Jahrhundert, ist meines Erachtens das, was unserer Kultur fehlt. Wir haben es versäumt, die Eigenwahrnehmung zu fördern. Selbstbewußtheit ist der zentrale Punkt, um den sich die somatische Kultur entwickelt.

H. M.: *Wachsen und Erwachsenwerden bedeuten im traditionellen Sinn unserer Kultur die Veränderung und das Vergessen der eigenen primären Bedürfnisse. Die eigene somatische Existenz wird vernachlässigt, um ökonomisch und gesellschaftlich bestehen zu können. Sie nennen dies die »Verkümmerung unserer propriozeptiven Sinne« und »neurale Ignoranz«.*

T. H.: Im Mittelpunkt unseres Erziehungssystems steht die Problematik der Jugend. Erziehung ist die Vorbereitung der Jugend auf das »Erwachsensein«, was bedeutet, ein nützliches, überlebensfähiges Mitglied der Gesellschaft zu sein. Aber warum soll Wachstum mit diesem Zeitpunkt aufhören? Es sieht so aus, als hätten die meisten Menschen keine Vorstellung von ihrem Wachstum über ihre Teenagerzeit hinaus. Sie können sich nicht vorstellen, daß ihre Fähigkeiten weiter verbessert werden können und daß sie gerade erst begonnen haben, sich zu entwickeln. Deshalb haben sie auch kaum positive Erwartungen bezüglich ihrer genetischen Möglichkeiten. Die Vorstellung von Wachstum ist in unserer Kultur auf die ersten fünfundzwanzig bis dreißig Jahre beschränkt, und unsere Kultur läßt die Dinge dabei bewenden, denn sie ist im wesentlichen überlebensorientiert. Am Beispiel unserer zunehmend älter werdenden Bevölkerung erkennen wir, daß wir in der Jugend anfangen müssen, uns auf einen lebenslangen Prozeß des Erwachsenwerdens vorzubereiten. Bisher wurden die Menschen nicht in der Erwartung erzogen, daß sie ihr Leben lang wachsen, lernen und sich verbessern können. Alles, was wir heute über Selbstbewußtheit und Möglichkeiten der autonomen Kontrolle unseres Körpers wissen und ständig neu entdecken, deutet darauf hin, daß wir sehr wohl in der Lage sein könnten, den Alterungsprozeß zu beeinflussen bzw. ihn sogar bisweilen umzukehren. Was wir bisher als »Alterskrankheit« bezeichneten, hat nichts mit dem Alter an sich zu tun. Der Begriff des Alters kann in der bisherigen Form nicht mehr aufrechterhalten werden.

H. M.: *Sie haben geschrieben: »Wir müssen den Mythos des Alters durch den Mythos des Wachstums ersetzen.« Wie stellen Sie sich diesen Wandel vor?*

T. H.: Die neueren gerontologischen Forschungen, also die Untersuchungen der sogenannten Alterskrankheiten, zeigen uns, daß es genetisch für das Alter programmierte Defizite des Zentralnervensystems und den zwangsläufig stattfindenden Verlust von Hirngewebe nicht gibt. Diese Defizite des Zentralnervensystems und des Bewegungsapparats treten im Alter nicht zwangsläufig ein, sondern nur bei Verletzungen, Schockzuständen, durch Mängel in der Ernährung oder verschiedene streßbedingte Ereignisse. Aber keine dieser Störungen ist genetisch vorprogrammiert.

H. M.: *Sind also die »altersbedingten« Schäden das Ergebnis der anhaltenden Vernachlässigung und Schädigung unserer körperlichen Funktionen?*

T. H.: Diese Auswirkungen des Alters sind durch unsere Umwelt und durch unsere Kultur programmiert. Die traditionelle Ansicht über altersbedingte Krankheiten und Defizite ist falsch, sie ist ein Mythos. Der nächste Schritt zur Veränderung dieser Situation muß meiner Meinung nach darin bestehen, den Menschen alle Informationen und Möglichkeiten zur Schulung ihrer Selbstwahrnehmung zugänglich zu machen. Diese sollten zum festen Bestandteil unseres Erziehungssystems werden. Wir dürfen sie nicht »professionalisieren« und einfach Psychotherapeuten, Ärzten oder anderen Experten überantworten und sie damit wieder nur auf wenige beschränken. Alle Informationen der somatischen Selbstwahrnehmung bzw. Selbstbestimmung sollten durch Kassetten, Radio- oder Videoprogramme öffentlich zugänglich sein und damit die Bevölkerung in den Besitz von Wissen bringen, das ihr ermöglicht, den Mythos des Wachstums zu fördern. Aber zunächst gilt es, den Mythos des Alters zu zerstören, zu zeigen, daß wir nicht dazu vorbestimmt sind zu verfallen. Wir müssen zwar sterben, aber nicht degenerieren. Es ist unsere Aufgabe zu zeigen, daß wir Möglichkeiten der Korrektur der weitverbreiteten traumatischen und streßbedingten Erkrankungen haben.

H. M.: Verändertes Bewußtsein und Selbstwahrnehmung bedeuten, daß wir als erstes lernen müssen, sowohl die von außen als auch von unserem Innern auf uns wirkenden Muster der sensorischen Informationen zu erkennen und zu unterscheiden, bevor wir bewußt auf bislang als autonom begriffene körperliche Prozesse selbst Einfluß zu nehmen imstande sind. Wie definieren Sie somatische Erziehung? Wer lehrt und wer wird belehrt?

T. H.: Somatische Erziehung ist eigentlich ein relativ kurzer Prozeß, bei dem der Therapeut dem Patienten oder Schüler beibringt, wie er sich selbst schulen kann. Das ist der einzig mögliche Weg, denn somatische Erziehung ist Erziehung zur Unabhängigkeit. Bei den Patienten, die ich durch sensomotorisches Training schule – denn dies ist im wesentlichen die »funktionale Integration« (Feldenkrais-Arbeit) –, handelt es sich meistens um Menschen, deren Krankheiten als »unheilbar« gelten, die es aber offensichtlich nicht sind. Die Ärzte haben diesen Patienten gesagt, daß sie nichts dagegen unternehmen können, unabhängig davon, ob es sich um verschiedene Formen von Lähmung, um Folgen eines Hirnschlags oder von Hirnverletzungen, Kinderlähmung, Multipler Sklerose usw. handelt. Zu diesen Erkrankungen zählen darüber hinaus auch die traumatischen und streßbedingten, in Industriegesellschaften weitverbreiteten Leiden, die chronische Schmerzen im Bereich der Hals- und Lendenwirbelsäule verursachen.

Ich versuche, die Patienten zu lehren, wie sie ihren Zustand besser kontrollieren können, verhelfe ihnen zunächst zur Besserung ihrer Beschwerden und leite sie dann allmählich dazu an, wie sie auf ihr eigenes Befinden selbst Einfluß nehmen können. Ich behandle sie so lange, bis sie in der Lage sind, durch Selbstwahrnehmung die verschiedenen Prozesse in ihrem Körper bewußt zu spüren. So werden zum Beispiel Patienten, die unter jahrelangen Rückenschmerzen leiden, dessen gewahr, welchen Schaden sie sich durch angewöhnte schlechte Körperhaltung selbst zufügen. Ziel der somatischen Erziehung ist es, unbewußte und schädliche Gewohnheiten der bewußten Wahrnehmung zugänglich zu machen. Wenn es gelingt, eine sensorische Bewußtheit, die propriozeptive Wahrnehmung einschließt, zu erreichen, dann ist auch eine Veränderung der motorischen Kontrolle möglich.

Unter somatischer Erziehung verstehe ich also eine Anleitung zum Selbsterleben und Erlernen von Selbstkontrolle, was in diesem Fall eine Selbstbewußtheit bedeutet, die kein abstrakter Begriff ist, sondern die momentane sensorische Selbstwahrnehmung. Ich gehe davon aus, daß jeder Mensch gesund, produktiv und kreativ bleiben kann, wenn er bereit ist, in regelmäßigen Abständen eine Art von sensorischer, propriozeptiver Inventur zu machen – also eine körperliche Bestandsaufnahme der Funktionen seiner Füße, Zehen, Knöchel, Unterschenkel, Kniegelenke usw. –, bildlich gesprochen, seinen ganzen Körper einer sensorischen Überprüfung zu unterziehen. Diesem Prinzip folgen die von M. Feldenkrais entwickelte Technik und seine Methode »Bewußtheit durch Bewegung«. Aber auch Gerda Alexander, Charlotte Bühler, Charlotte Selver und Carola Speads verfolgen diese Richtung bei ihrer Arbeit. Sie alle stammen aus Deutschland und wurden in den zwanziger Jahren in Berlin von Elsa Gindler geprägt oder ausgebildet. Kinder können diese Übungen leicht erlernen. Sportlehrer sollten größeren

Wert auf die Schulung der sensorischen Wahrnehmung legen, wozu sie eine Vielzahl von Übungen benutzen könnten. Schon in frühem Schulalter sollten sich die Kinder ihres Somas bewußt werden. Eine solche »propriozeptive Inventur« könnte einer der grundlegenden Wege zur Erhaltung der öffentlichen Gesundheit sowohl in körperlicher als auch mentaler und emotionaler Hinsicht sein. Bis dahin ist es sicher noch ein weiter Weg.

H. M.: *Sie haben darauf verwiesen, daß Funktionen und Struktur des menschlichen Körpers miteinander gekoppelte Phänomene sind. In Ihrer Arbeitshypothese zu einer somatischen Wissenschaft haben Sie sechs vorrangige somatische Funktionen herausgestellt. Können Sie Ihre Hypothese kurz zusammenfassen?*

T. H.: Damit es überhaupt ein Soma geben kann, wobei ich Soma als einen lebendigen Prozeß im Universum verstehe, das mit einer eigenen molekularen Struktur und Schwerkraft ausgestattet ist, muß dieses Soma in Übereinstimmung mit den allgemeinen Naturgesetzen des Universums stehen. Es kann nicht gegen diese Gesetze arbeiten, wie Bergson ursprünglich dachte, der Leben als Widerspruch zur Materie und als Ausnahme im Kosmos begriff. Dieser Standpunkt geht von einer radikalen Trennung von Körper und Geist aus. Ich nehme dagegen an, daß alles Leben schon zu Anfang des Universums vorgeformt war, denn sonst würde das Leben nicht in diese Struktur hineinpassen und nicht existieren. Kohlenstoffatome haben eine begrenzte Anzahl von Valenzen, die nur auf eine bestimmte Art Verbindungen eingehen können, weil die Form der materiellen Möglichkeiten vorgegeben ist.

Betrachten wir die tierischen oder menschlichen Organismen, dann stellen wir als erstes fest, daß alle lebenden Organismen sich gegen die Schwerkraft behaupten, der das gesamte Universum unterworfen ist. Diese Schwerkraft wird von ihnen genutzt. Die Vertikalität des Lebens ist vorrangig. Wir nehmen an, daß die ersten Lebewesen sich schwimmend fortbewegten, bevor sie eine Entwicklung durchmachten, die ihnen später auf der Erde den aufrechten Gang ermöglichte, nachdem sich zunächst ein äußeres, später das innere Skelett gebildet hatte. Dies diente dazu, die Schwerkraft zu neutralisieren. So wurde es diesen Lebewesen möglich, sich aufrecht zu bewegen. Das Leben ist eine Bewegung und das Soma ein Prozeß von vereinigter, zusammenhängender Bewegung. Es steht aufrecht und bewegt sich vorwärts. Wenn es sich also vorwärts bewegt, hat es eine Vorder- und Rückseite. Schrittweise haben die lebenden Organismen eine solche Struktur entwickelt. Die Funktion des Stehens hat also in diesem Fall die Strukturdifferenzierung gefördert. Bei allen genetischen Prozessen geht die Funktion der Struktur voraus. Als Wissenschaftler untersuchen wir die Strukturen, aber Strukturen haben eine Entwicklungsgeschichte, und dies ist der eigentliche Inhalt der Embryologie: Genetisch kann man zu Beginn keine Struktur voraussehen, dann beginnt plötzlich die Herausbildung einer Form, das Ei teilt sich unaufhörlich und entwickelt im Prozeß der Zellteilungen nach einigen Wochen eine Form, schafft eine Struktur. Was macht also die somatische Form aus? In ihr ist die aufrechte Haltung bereits angelegt, sie hat eine Funktion der Bewegung. Um sich zu bewegen, benötigt das Soma immer eine Richtung, es ist vorwärtsorientiert. Deshalb hat diese somatische Form einen Kopf, ein Gesicht. Dies ist allen lebenden Strukturen, Somata, gemeinsam. Es ist eine Projektion des Prinzips des Universums, das die Bewegung ist. Das Leben bringt also die universelle Bewegung in eine konkrete Form, die der Schwerkraft entgegensteht und die Möglichkeit hat, sich zu bewegen.

Alle Somata besitzen außer der Fähigkeit zur Vorwärtsbewegung eine Lateralität (Seitlichkeit) und damit die Möglichkeit zur Drehung nach links und rechts, was einen weiteren Schritt der Differenziertheit des Lebensprozesses darstellt. All diese Bewegungen haben eine Beziehung zu der Dreidimensionalität des Raums. Diese drei geometrischen Dimensionen, die sich zur Kugelform des Raums vereinigen, sind im wesentlichen eine Projektion unserer somatischen Bewußtheit.

Zu der Dreidimensionalität tritt noch die Dimension der Zeit hinzu, innerhalb derer der Lebensprozeß erst möglich wird. Folglich sind alle Somata, das menschliche eingeschlossen, lebendige Prozesse mit vier Dimensionen. Ihre Struktur spiegelt ihre Funktion wider. Deshalb sollte sich unsere Betrachtung des Lebens immer – nicht nur in der Medizin und Physiologie – auf die Funktionen selbst richten, weil diese fortwährend das schaffen und erhalten, was sich uns als Struktur darbietet. Er ist irrig anzunehmen, daß in den ersten Lebensjahren oder in unserer Jugend unsere Strukturen endgültig festgelegt werden. Nicht nur der Freudsche Begriff der Prägungsdominanz, auch die allgemeinen Vorstellungen von Kindheit und Jugend gehen davon aus, daß unsere Struktur sich bis zum 18. oder 20. Lebensjahr endgültig ausgeprägt hat. Aus somatischer Sicht gibt es aber keine dauernde Struktur des Menschen, denn seine Funktionen schaffen fortwährend Struktur und können diese immer wieder verändern.

H. M.: *Diese Sicht würde unser traditionelles Verständnis der Anatomie verändern.*

T. H.: Ja, wir sprechen wirklich über revolutionäre Prozesse. Unter Soma verstehe ich die vierdimensionale Verkörperung von Funktionen. Alle Somata werden von bestimmten Absichten geleitet, die genetischer Prägung sein können und folglich vorgeprägte sensomotorische Muster bedingen. Diese genetische Prägung verringert sich aber mit dem zunehmenden Grad der Entwicklung der Wirbeltiere. Beim Menschen treten Lernen und Kultur an die Stelle der genetisch fixierten Absichten. Menschliche Somata operieren als Wesen mit einer freien Absicht, die ihre Funktionen mobilisiert. Ich möchte kurz noch einmal darauf zurückkommen, was ich vorhin über den Mythos des Alters gesagt habe: Wenn man Funktionsverlust und Verschlechterung erwartet – und dies ist die Erwartung unserer Kultur –, dann erfüllt sich diese Voraussage von selbst. Erwartung ist die grundlegendste Kraft, die Psyche und Physis mobilisiert. Dies ist es, was wir in der Medizin als Placebo bezeichnen. Sobald wir eine bestimmte Erwartung haben, mobilisieren wir unsere Funktionen.

Ich bin der Meinung, daß die somatische Kultur äußerst ungewöhnliche experimentelle und abenteuerliche Absichten des Individuums toleriert und unterstützt. Es ist nicht abzusehen, wozu der Mensch fähig wäre, wenn eine solche kulturelle Ermutigung und Unterstützung bestehen würde. Vielleicht erinnern Sie sich daran, daß es in meinem Buch *Bodies in Revolt* ein Motto gibt, das alle diese Gedanken unterstreicht: »Alles ist möglich«. Solange wir nicht spüren, daß alles möglich ist, ahnen wir auch nicht wirklich die schöpferische Kraft des menschlichen Lebens.

H. M.:Das Interesse an der Erforschung und am Verständnis der Neurophysiologie der Gefühle ist zur Zeit groß. Wo liegt für Sie die Trennlinie zwischen den humanistischen Wissenschaften, die persönliches Wachstum und Unabhängigkeit fördern wollen, und den Verhaltenswissenschaften, die eine Steuerung des menschlichen Verhaltens mit Hilfe von Kontrolle und Manipulation zum Ziel haben und daran interessiert sind, noch unerforschte Gebiete des Menschen für ihre Zwecke auszunutzen? All diese neuen Gedanken, über die wir gerade sprechen, können meines Erachtens dem Menschen zu mehr Autonomie verhelfen, aber auch von den herrschenden Kräften als soziale Steuerungstechniken benutzt werden, um alte, unbrauchbar gewordene Mittel zu ersetzen.

T. H.: Diese Fragen beschäftigen mich sehr. Wir sind in der Technologie, insbesondere in der Kommunikationstechnologie, an einem Punkt angelangt, an dem es zusehends einfacher wird, die manipulativen Techniken, die die Verhaltenswissenschaften hervorgebracht haben, anzuwenden – vorausgesetzt, man betrachtet die menschliche Gesellschaft nach dem

Modell eines Bienenstocks oder eines Ameisenhaufens. Diese Betrachtung basiert auf der sehr begrenzten Vorstellung – die wir übrigens, mit Ausnahme von gewissen kleinen Gesellschaftsformen, in der Geschichte immer wieder erlebt haben –, daß es für jeden Menschen das beste sei, den Großteil seiner Aktivitäten zu unterdrücken und sein individuelles Verhalten so anzupassen, daß er sich wie ein Rädchen in das soziale Getriebe einfügen könne. Dieser Standpunkt wird in totalitäten Staaten marxistischer Prägung besonders betont, auch wenn diese Auffassung eine Vergewaltigung des Marxismus darstellt. Es dürfte allgemein bekannt sein, daß in der Sowjetunion ein totalitäres Regime herrscht, das sicherlich den Intentionen des frühen Marx nicht entspricht. Meiner Meinung nach fördert aber auch die von B. F. Skinner repräsentierte Richtung der Verhaltensforschung in den USA eine Psychologie, die den Menschen in seinen Fähigkeiten einschränkt und darauf abzielt, ihn anzupassen. Die sozialen Funktionen werden folglich so strukturiert, daß die größtmögliche Effizienz für die industrielle Produktion oder die Führung eines Krieges gewährleistet ist. Wenn also die dominierende Sicht des Menschen eine soziale ist, dann können auch diese Verhaltenstechniken und die manipulativen Techniken ihre beste Anwendung finden. Das ist eine große Versuchung. In gewisser Hinsicht können wir eine solche dem Bienenstock ähnliche Gesellschaftsstruktur jetzt schon in einigen Ländern der Dritten Welt beobachten, zum Beispiel in Singapur. Dieses Land ist – auf menschliche Verhältnisse übertragen – einem künstlich geschaffenen Bienenkorb vergleichbar: Es ist eine sehr produktive Gesellschaft, in der jeder ausreichend zu essen hat und für das leibliche Wohl gesorgt ist; ihr System funktioniert gut. Das zeigt uns, daß diese Art von Gesellschaft möglich ist, wenn wir die Vorstellung von Individualität, Freiheit und Unabhängigkeit aufgeben. Aber sie ist äußerst destruktiv für das Individuum, für die menschlichen psycho-physischen Funktionen und für die somatische Einheit.

Man kann aber auch die schon von Thomas Hobbes vertretene Auffassung zur Geltung bringen: Jeder Mensch stellt in einer Gesellschaft den Staat dar, ist ein »Mitglied des Staatskörpers«. In gewisser Hinsicht fußt diese Vorstellung auf der Aussage des Heiligen Paulus, nach der jeder Mensch Teil des Körpers Christi ist. Diese der christlichen Tradition entlehnte Vorstellung der Individuen als Teil eines großen Körpers hat meiner Meinung nach äußerst schädliche Folgen für den Menschen, insbesondere jetzt, da wir über die Technologie zur Manipulation und Kontrolle von Information verfügen, die es uns erlauben, menschliche Ameisen zu schaffen. Die Konzeption des totalitären Staats, des verkörperten Staats, erregt mein besonderes Interesse insofern, als sie in Wirklichkeit auf einer weitreichenden individuellen Verfügungsgewalt beruht, bei der wir unsere Vorstellung von freien Individuen aufgeben und auf die Staatsebene projizieren.

Die Somatologie weist darauf hin, daß unsere Gesellschaft jetzt in der Lage ist, die Menschen zu möglichst weitgehender Individualität, Selbsthilfe und Selbstregulierung zu erziehen, so daß sie sich in einer solchen Weise anpassen können, die es ihnen erlaubt, sie selbst zu bleiben. In einer solchen Gesellschaft von freien, anpassungsfähigen Individuen besteht die Möglichkeit einer Verknüpfung von Interessen und Intentionalität, die fast wie die Einsteinsche Formel ($E = mc^2$) auf sozialer Ebene ist. Meiner Meinung nach wirken Individualität und somatische Erziehung nicht staatszerstörend. Im Gegenteil, in dem Zusammenwirken von Individualität und somatischer Erziehung sehe ich die einzige Hoffnung für die Zukunft, denn wir können nicht fortfahren, so weiterzuleben wie bisher, wenn wir überleben wollen.

H. M.: Ihr somatischer Ansatz ist eine optimistische Vision der menschlichen Entwicklung. Der Verwirklichung Ihrer Vision stehen aber die ökonomischen Bedingungen unserer jetzigen Gesellschaft gegenüber mit ihrer teilweise destruktiven Kraft und der ihr innewohnenden Tendenz zu einem verheerenden Atomkrieg. Ist die somatische Kultur ein Reflex der

»großen Verweigerung«, wie Marcuse sagte? Könnte man einen friedlichen ökologischen Wandel und eine neue Zusammenarbeit der Menschen nicht eher durch das gemeinsame Handeln der Individuen erreichen?

T. H.: Das ist sowohl bei uns in den USA als auch in Europa im Gang. Jede Veränderung wird von Individuen bewirkt. Sie und ich repräsentieren diese somatische Kultur in diesem Augenblick und an diesem Ort. Allein die Tatsache, daß wir beide daran interessiert sind, diese Gedanken zu verbreiten, zeigt, daß dieser Prozeß bereits stattfindet, der im guten Sinn dem Staat gegenüber subversiv ist. Ein Staat ist nur eine Ansammlung von Individuen, und gewöhnlich sind die Menschen, die den Staat führen, verworrene Individuen, die illusionäre Vorstellungen haben. Sie erfüllen diese Aufgabe, so gut sie es können. Meistens muß man damit rechnen, daß die inkompetentesten Leute die Führungsrolle übernommen haben.

Sie fragen, wie angesichts des bestehenden wirtschaftlichen Drucks eine somatische Gesellschaft entstehen kann? In den USA ist beispielsweise die »American Medical Association« sehr daran interessiert, die traditionelle Medizin als Gegensatz zu den neuen Wegen der ganzheitlichen Medizin und Gesundheitsprävention zu verteidigen. Die traditionellen medizinischen Institutionen stellen aber einen ökonomischen Mißerfolg dar, der am Zusammenbrechen ist: Niemand kann sie sich in den USA mehr leisten. Ich glaube, daß die einzelnen Ansätze zur Selbsterhaltung der Gesundheit ihre Funktion übernehmen werden, weil sie billiger und erfolgreich sind.

Wir leben in einer technologisierten Kommunikationsgesellschaft, in der Informationen von einem zum anderen Individuum weitergegeben werden. Meines Erachtens ist die traditionelle Meinung, nach der die sozioökonomischen Kräfte so stark sind, daß Individuen dagegen keine Macht haben, nicht mehr zu halten.

(1984)

VOLKER RITTNER
Das Konzept einer somatischen Kultur: Ein Kommentar zum Gespräch mit Tom Hanna.

Immer mehr Menschen leiden und sterben an lebensstil-bedingten Krankheiten. Die soziogenetischen Krankheiten, die zunehmend das Krankheitspanorama in den fortgeschrittenen Industriegesellschaften bestimmen – die sogenannten Zivilisationskrankheiten –, sind ein Beleg für die von Hanna immer wieder vorgetragene Einsicht, daß die Menschen zunehmend an der Beziehung zu ihrem Körper scheitern. Damit kommen die Körpereinstellungen bzw. Körper- und Selbstkonzepte sowie Ideale der Industriegesellschaft in den Blick. Die Fähigkeit bzw. Unfähigkeit, mit dem eigenen Körper adäquat umzugehen und einen sinnhaften Dialog mit ihm zu führen, entscheidet dabei nicht nur über das bio-physische Schicksal des Individuums, so wie es in Krankheitskategorien ausgedrückt werden kann; entsprechende Kompetenzen bestimmen auch – von Hanna zu Recht pathetisch formuliert – das Lebensglück der Menschen. Sie sind Determinanten von Freiheit und individueller Würde.

Weil die Ideen von Tom Hanna zur Notwendigkeit eines Denkens in Kategorien einer »somatischen Kultur« und seine Anregungen zur Durchsetzung einer »somatischen Erziehung« sowie sein Konzept der »sensorischen Bewußtheit« mit den leiblich-existentiellen Problemen der Menschen in den fortgeschrittenen Industriegesellschaften unmittelbar korrespondieren, sind sie höchst aktuell geblieben. Gleiches gilt auch für Hannas theoretische Prämissen einer humanwissenschaftlich orientierten Gesellschaftskritik, die die Folgen des Fortschritts, der Arbeitsteilung sowie der Traditionen der Körperdistanzierung an den körperlichen Schäden der Menschen abliest und aus dieser Perspektive ihren aufklärerischen Impetus und Elan erhält.

In Hannas Schriften wird ein grundlegendes Paradox der abendländischen Entwicklung zum Ausdruck gebracht. Eine lang zurückreichende Tradition der Körperzensur, Körperbeherrschung und

Körperunterdrückung – Leistungen, die in den Schüben der Rationalisierungsprozesse immer weiter vorangetrieben wurden – endet mit Phänomenen des kollektiven Körperelends. Der gefährdete bzw. kranke Körper und die beschädigte Natur schieben sich immer aufdringlicher und unmißverständlicher in den Vordergrund. Daraus resultiert, daß Sorgen um die individuelle Gesundheit, um die Integrität des Körpers und Umweltängste zu beherrschenden kollektiven Problemgefühlen geworden sind. Es ist demnach kein Zufall, daß sich in der populären Wahrnehmung der Streßbegriff als ein Maß für die alltäglich auszuhaltenden Spannungen durchgesetzt hat. Entsprechend komplex ist die Ätiologie der chronisch-degenerativen Krankheiten, die nicht mehr den Erkenntnismodellen der klassischen somatischen Medizin gehorchen.

Hanna ist also zuzustimmen, wenn er davon spricht, daß die Leiden der Menschen selbstverschuldet sind und als Ergebnis somatischer Unmündigkeit erscheinen, und wenn er zugleich die Zivilisationskrankheiten als fatales Ergebnis der Inkongruenzen zwischen Körper, Selbst und Umwelt (Uexküll) in der modernen Industriegesellschaft beschreibt. Einer Kantschen Gedanken-Aufklärung wäre demnach eine Körper-Aufklärung beizugesellen, eine »somatische Erziehung«, dem kritischen Selbstbewußtsein und Erkenntnisvermögen ein kritisches Körperbewußtsein.

Andere Ausführungen Hannas sind allerdings revisionsbedürftig. In einer Zeit der fortgeschrittenen Individualisierungs- und Subjektivierungsprozesse, in der Kategorien der Selbstverwirklichung zur Alltagskonvention geworden sind, wirken seine Notate zur Notwendigkeit der Ausbildung von mehr Subjektivität bei den Individuen zumindest mißverständlich. Zwar ist Subjektivität bei Hanna zweifellos als selbstbewußte und kritische Subjektivität gemeint, dennoch sind die Ausführungen allzu verkürzt und höchst problematisch. Formulierungen, in denen eine »somatische Inventur« eingeklagt wird, verraten die Unzulänglichkeiten eines »pragmatischen Idealismus«, der zu sehr auf die Fähigkeiten eines autonomen Individuums und eines *apriori* vernünftig eingerichteten Kosmos setzt.

Ein anderer Einwand betrifft Hannas Körperkonzept. Fast alles, was Hanna formuliert, existiert bereits – gewiß anders als von ihm gewollt. Es gibt Phänomene eines grassierenden Körperbooms. Die Wiederentdeckung des Körpers wird gefeiert. Momente eines allgemeinen Sportbooms zeigen sich allerorten. Zu beobachten sind der Aufstieg von Fitness-Idealen und die Entstehung mobiler Körper-Ideale. Die angestrengte narzistische Suche nach dem »besten Körper«, wonach Aussehen zunehmend geleistet werden muß, wonach auch die Funktionen des Körpers instrumentalisiert werden, spottet allen humanistischen Ideen und Konzepten Hohn. Wollte man böswillig urteilen, so könnte man die problematischen Formen eines zeitgenössischen Körperkults als reale Ausführung der Visionen Hannas ansehen. Die narzistische Arbeit am eigenen Körper wird zum Streß.

Zwar wird man der Evolution neuer körperbezogener Selbstbeschreibungs-Vokabulare – so z. B. den Entspannungskategorien, den Streßkonzepten, den Wohlbefindensvokabularien, auch den Spaß-Ansprüchen – gewisse emanzipatorische Potentiale nicht absprechen können. Gleichwohl ist der Zwangs- und Anpassungscharakter einer Modellierung des Körpers im Sinne gesellschaftlicher Funktionalität unverkennbar. Die von Hanna zugrunde gelegten Prämissen eines biologisch grundierten humanistischen Pragmatismus sind problematisch, weil sie der Natur (teilweise dem Kosmos) zuviel Kraft zur Selbstregulierung zuweisen. Demgegenüber wird die Bedeutung sozialstruktureller Verhältnisse vernachlässigt. Zu den Ausführungen Hannas sollte man die Ausführungen Michel Foucaults zur Mikrophysik der Macht gegenlesen, auch Luhmanns Deutungen von Subjektivität und Individualität.

Wie unhistorisch der Optimismus Hannas ist, zeigt sich bei den Ausführungen zu den unausgeschöpften genetischen Potentialen der Individuen, was von ihm mit Unfreiheit und Unterdrückung gleichgesetzt wird. Aber, so ist einzuwenden, in keiner bekannten Gesellschaft konnten je alle biologischen Möglichkeiten realisiert werden. Dies ist auch ein eher schreckenerregender Gedanke. Es ist ja nachgerade ein humanes Prinzip, daß in den Gesellschaften die biologischen Potentiale jeweils kulturspezifisch geformt, gerichtet, strukturiert und begrenzt werden.

Ähnlich problematisch sind Hannas Aussagen zum Zusammenhang von Alter und Kreativität. Das Plädoyer, den »Mythos des

Alters« zu zerstören und statt dessen einen »Mythos des Wachstums« zu kultivieren, ist zwar geeignet, Korrekturen an den Defizit-Theoremen traditioneller Alterstheorien anzubringen. Aber die von Hanna vertretenen Theoreme der unbegrenzten Gestaltbarkeit des Alters bzw. die Vorstellungen des nicht endenden Wachstums schießen in dieser Korrektur weit über das Ziel hinaus und rücken das pauschale Konzept des »Wachstums« in die Nähe eines Machbarkeits- und Jugendkults, der gerade keine Versöhnung von Psyche, Physis und Umwelt in den Prozessen des Älterwerdens ermöglicht. Statt dessen bleibt das Subjekt angespannt, sein Wachstum ständig zu leisten und dafür fit zu sein. Genau dem entsprechen auch die veränderten gerontologischen Ideale. Niemand will mehr alt sein, schon gar nicht die Alten. Und wer sich doch alt fühlt, hat zusätzlich die Last der individuellen Unzulänglichkeit zu ertragen, nicht genug für den Erhalt der Jugend zu unternehmen.

Was bleibt von Hannas Bestimmungen? Gewiß die mit Nachdruck immer wieder vorgetragenen Ideen einer ernstzunehmenden »somatischen Kultur«, das Plädoyer, menschliche Freiheit und Würde auch in somatischen Kategorien zu fassen, sowie ein humanistisches Denken, das sich je gegebenen gesellschaftlichen Strukturen nicht vorschnell unterwirft. Die realen Probleme – seien es die Gesundheitssysteme in allen entwickelten Gesellschaften oder auch die Umweltprobleme – dokumentieren die Triftigkeit derartiger Analysen. Die Rettung kommt allerdings nicht aus Beschwörungen der Natur. Rousseausche Visionen sind im 20. Jahrhundert noch weniger haltbar als je zuvor. Immer wenn Hannas Bestimmungen ein »Zurück-zur-Natur« predigen, verlieren sie an Prägnanz und Überzeugungskraft.

(1994)

DAVID BERSIN
Bewußte Bewegungen als wirksame Einheit: »Um zu tun, was man will, muß man fühlen und wissen, was man tut.«

H. M.: Sie bemühen sich, Ihren Schülern und Patienten ein verändertes Verständnis des Lernens nahezubringen, damit diese neue, oft unerwartete Bewegungs- und Handlungsweisen für sich selbst entdecken können. Sie waren aber nicht von vornherein als Feldenkrais-Lehrer tätig. Würden Sie kurz schildern, wie Sie zu Ihrer Arbeit gekommen sind?

D. B.: 1972 war ich in einer psychotherapeutischen Gruppe mit einer Schülerin von Fred Pearls. Sie war gerade von der Tagung der Amerikanischen Psychologischen Gesellschaft zurückgekehrt und erzählte mir von einem Mann, der dort einen Vortrag mit einer praktischen Demonstration seiner Arbeit gehalten hatte. Dann entnahm sie dem Bücherregal ein Buch dieses Mannes und las einige Sätze des Umschlagtextes vor: »Dr. Feldenkrais' Arbeit zeigt, daß das einzig Dauerhafte an unseren Verhaltensmustern unser Glaube ist, daß diese dauerhaft sind.« Dieser Satz ließ mich aufhorchen. Einige Zeit später besorgte ich mir dieses Buch mit dem Titel *Bewußtheit durch Bewegung*, und ich muß gestehen, daß ich große Schwierigkeiten hatte, es richtig einzuschätzen. Also gab ich die Idee, mit diesem Buch zu arbeiten, erst einmal auf. Einige Zeit später begegnete mir der Name Feldenkrais erneut auf der Ankündigung eines Workshops. Ich entschloß mich, an dem Kurs teilzunehmen, obwohl ich damals eine für meine Verhältnisse sehr hohe Teilnahmegebühr zahlen mußte. Der Kurs dauerte einen Monat mit jeweils zwei abendlichen Treffen in der Woche. Ich war von seiner Arbeit sehr beeindruckt, aber auch von seiner kritischen Intelligenz, seinem breiten Wissen und seinem Humor. Er war klug und schöpferisch, zurückhaltend und außerordentlich sensibel für die Probleme anderer Menschen. Für mich bestand also kein Anlaß, ihn als einen Guru zu betrachten, und dies sagte mir sehr zu. In erster Linie war er ein Wissenschaftler, der die wissenschaftliche Denkweise zur Förderung des somatischen Wandels benutzte.

In den nächsten acht oder neun Monaten begann ich, die Lektionen zur »Bewußtheit durch Bewegung« für mich zu Hause zu praktizieren. Es gab damals nur ein Buch von Feldenkrais mit Übungsanleitungen, und deshalb benutzte ich auch meine Aufzeichnungen, die ich während des Kurses gemacht hatte. Außerdem versuchte ich, eigene Übungen zu entwickeln. Ich übte oft einige Stunden täglich und war zusehends von den Veränderungen beeindruckt, die ich an mir feststellen konnte. Meiner Ansicht nach entwickelte sich meine Bewußtheit spürbar durch die Aufmerksamkeit, die die Übungen beanspruchten, und wurde durch die tägliche Praxis entscheidend gefördert. Manchmal hatte ich geradezu den Eindruck, von einem Tag auf den anderen einen Fortschritt beobachten zu können. Als ich das erstemal in Berkeley mit Feldenkrais' Arbeit in Berührung kam, hatte mich vor allem die Tatsache beeindruckt, daß ein etwa vierzigjähriger, an den Folgen einer schweren Kinderlähmung leidender Mann extra nach Berkeley gekommen war, um sich von Moshe Feldenkrais behandeln zu lassen. Damals wußte ich noch nichts über seine Arbeit der »Funktionalen Integration«. Im Verlauf des von Feldenkrais abgehaltenen Kurses stellte ich eine derart bemerkenswerte Besserung des Gesundheitszustandes dieses Mannes fest, daß mir der Ausdruck »Wunder« beinahe noch wie eine Untertreibung vorkam. Zu Beginn sprach er undeutlich und unverständlich; am Schluß war er in der Lage, sich für jeden verständlich zu artikulieren. Seine Spastik war zwar nicht völlig verschwunden, aber offensichtlich hatte er nach der Arbeit mit Feldenkrais einige Fertigkeiten entwickelt, die ihm nach diesen vier Wochen erlaubten, sich wesentlich besser zu bewegen.

Ende Dezember 1973 machte ich mein Abschlußexamen an der Universität. Da Moshe Feldenkrais und seine Arbeit das interessanteste waren, was mir bisher begegnet war, beschloß ich, ihn zu besuchen und mit ihm über meine persönlichen Erfahrungen mit seiner Methode zu sprechen. Ich fuhr nach Israel und sah einige Monate lang Feldenkrais jeden Tag bei der Arbeit zu.

H. M.: Haben Sie eine klare Vorstellung über die Gründe der Effektivität von Feldenkrais' Arbeit bekommen können, als Sie ihn bei seiner Arbeit mit Patienten auf der Behandlungsliege beobachtet haben?

D. B.: Ansatzweise. Feldenkrais' Arbeit ist nicht einfach zu verstehen, weil sie ein fast genauso hohes Maß an Können und Kreativität wie Kunst oder Musik erfordert. Als Moshe Feldenkrais zu einem vierwöchigen Workshop von Tel Aviv aus nach London fuhr, lieh ich mir von ihm das Geld, um ihn begleiten zu können. Schon damals nahm ich mir vor, seine Vorstellungen in meine zukünftige therapeutische Arbeit zu integrieren.

H. M.: Einige Jahre später sind Sie selbst Feldenkrais-Lehrer geworden.

D. B.: Während ich mich auf Psychophysiologie spezialisierte, organisierte das Institut für Humanistische Psychologie 1975 in San Francisco die erste amerikanische dreijährige Ausbildung mit Moshe Feldenkrais, an der ich teilnahm.

H. M.: Mit Leichtigkeit und Freude lernen; die Aufmerksamkeit auf den Weg anstatt auf das Ziel selbst richten; die Bestandteile einer Bewegung sinnlich erfahren und den persönlichen Rhythmus entdecken: Dies sind einige Momente des Lernprozesses, den Feldenkrais »Bewußtheit durch Bewegung« genannt hat. Würden Sie uns diesen Lernprozeß etwas näher erlautern?

D. B.: Sie haben schon einige Informationen vorweggenommen. Es gibt hundert verschiedene Wege, um »Bewußtheit durch Bewegung« zu beschreiben, denn es ist eher ein ständig wachsendes Wissen als ein festes System. Seitdem ich eine kleine Tochter habe – sie ist gerade vier Monate alt –, bin ich immer mehr bemüht, eine Verbindung zu finden zwischen der kindlichen Art des Lernens, ein soziales Wesen, ein Homo sapiens, zu werden und meiner Methode, die Menschen zu lehren, in neuen Bahnen zu denken. Für Moshe Feldenkrais ist diese Art zu lernen entscheidend. Das Kind versucht nicht, etwas zu erreichen, es ist erst einmal nicht daran interessiert, Erfolg zu haben. In erster Linie richtet es seine Aufmerksamkeit auf die eigene sinnliche Erfahrung und die Entdeckung von Unterschieden. Die Bewegungen und Funktionen, die wir in unserer Arbeit benutzen, die auf »Bewußtheit durch Bewegung« abzielt, sind zu einem großen Teil Bewegungen, die auch in die Kindheit eingebettet sind, und gehören somit zu den kindlichen Erfahrungen. Ein wesentlicher Teil unserer Arbeit besteht darin, wieder einen Zugang zu den Teilen des Gehirns zu finden, die während des Lernprozesses in der Kindheit aktiviert wurden. Diese dendritischen Prozesse sind auch im Erwachsenenalter weiter vorhanden, und wir können einen neuen Zugang zu ihnen finden.

H. M.: *Aber wir vernachlässigen sie im Erwachsenenalter, da sie in einem meistens zielorientierten Lebenszusammenhang wenig nützlich erscheinen.*

D. B.: Ich teile Ihre Ansicht. Laut Feldenkrais hört etwa in der Pubertät – möglicherweise viel zu früh – das sinnliche Lernen auf, etwas zu sein, dem wir Aufmerksamkeit widmen. Von diesem Zeitpunkt an sind wir meist nur noch bestrebt zu lernen, wie wir uns anpassen und in das soziale System einordnen können. Wir lernen dann in gewisser Weise, unsere Individualität zu verlieren. Es ist jedoch von großem Nutzen, wenn wir uns wieder um einen Zugang zu der ursprünglichen Art des Lernens bemühen, weil dieser nicht nur eine andere Haltung als die der Erwachsenen zugrunde liegt, sondern weil die kindlichen Bewegungen auch bis zu einem Grad entwickelt waren, der einem Ideal von Bewegung wesentlich näher kommt als die Bewegungen von Erwachsenen. Diese erfordern generell mehr Anstrengung, mehr Muskelarbeit für eine Handlung, während die kindlichen Bewegungen mit größerer Leichtigkeit und Anmut ablaufen.

H. M.: Vielleicht liegt es auch daran, daß wir uns nur eines beschränkten Bewegungsspektrums bedienen und wir nicht einmal mehr versuchen, unsere gewohnten Verhaltens- und Bewegungsmuster abzustreifen und neue zu erlernen.

D. B.: Wir haben zumeist aufgehört, neugierig zu sein und unseren Körper zu erforschen. Statt dessen wandeln wir immer wieder auf den alten, ausgetretenen Pfaden.

H. M.: Als Sie »Bewußtheit durch Bewegung« unterrichteten, wiesen Sie Ihre Schüler immer wieder darauf hin, auch auf ihre gewohnten Verhaltensmuster zu achten. Moshe Feldenkrais nannte dies, sich der »parasitären, überflüssigen Mühen« und der nutzlosen Anstrengungen bewußt zu werden, die wir während einer bestimmten Bewegung machen. Ihre Ausbildungsarbeit besteht vor allem darin, bewußt zu machen, daß es nicht genügt, die Fehler vermeiden zu wollen. Wichtiger ist es, sie zu spüren und zu erfahren und den möglichen Unterschied zu neuer Bewegung und anderem Verhalten zu begreifen.

D. B.: Fehler sind meines Erachtens mit Lernen gleichzusetzen und unbedingt notwendig. Sie sind für das Lernen wichtiger, als »das Richtige« zu tun. Wenn Sie das Lernen allerdings nur unter dem Gesichtspunkt des möglichst umgehenden Erreichens eines Zieles und des Erfolgs betrachten, dann trifft meine Behauptung nicht zu. Aber wenn Sie Ihr Interesse und Ihre Aufmerksamkeit auf den Prozeß und die Art und Weise des Lernens richten, dann sind Fehler, die einem wirklich bewußt werden, entscheidend: Sie stellen das Lernen selbst dar. Feldenkrais hat einmal sinngemäß gesagt, daß man erst dann weiß, was »das Richtige« ist, wenn man alle möglichen Fehler gemacht hat.

Worin besteht der Unterschied zwischen dem Menschsein, der Tatsache, ein menschliches Gehirn zu haben, und einem Tier? Wir haben Neuronen, deren Aufgaben nicht schon vor der Geburt festgelegt wurden. Was bedeutet dies? Es zeigt die Unbegrenztheit unserer Wahlmöglichkeiten. Aber die meisten Menschen nutzen nur wenige davon; sie geben sich mit einer bestimmten Art des Handelns, über eine Sache zu denken, zu schreiben oder zu empfinden, zufrieden. Deshalb gehen manche Menschen zum Psychiater und sagen: »Ich habe das Gefühl, mich in einer Situation zu befinden, in der ich keine Wahlmöglichkeit habe und mein Verhalten und meine Empfindungen nicht meinen Vorstellungen entsprechen.«

Aber wir müssen uns ständig fragen, wie treffe ich eine Wahl? Ich stelle diese Frage auf einer sehr spezifischen, grundlegenden Ebene. Wie treffe ich zum Beispiel eine Entscheidung zwischen verschiedenen Möglichkeiten, einen Ton auf dem Klavier anzuschlagen? Wähle ich meine Sprechweise in einer bestimmten Situation, wenn mir bewußt ist, daß ich spreche? Was bedeutet eigentlich Bewußtheit? Offensichtlich muß man erst Bewußtheit entwickeln, um zu wissen, daß und wie man eine Wahl trifft. Das Treffen einer Wahl setzt meiner Meinung nach immer sinnliches Unterscheidungsvermögen voraus. Unter diesem Gesichtspunkt bedeutet Bewußtheit die Fähigkeit zu fühlen. Moshe Feldenkrais würde vielleicht sagen: Um zu tun, was man tun will, muß man wissen, was man tut. Aber um zu wissen, was man tut, muß man in der Lage sein zu fühlen, was man gerade tut. Wenn Sie also keine Unterschiede wahrnehmen können, dann ist es auch nicht möglich, eine Wahl zu treffen.

H. M.: Sie arbeiten mit der subtilen Erfahrung einer bestimmten Bewegung und später mit der Vorstellung dieser Bewegung,

*d. h. mit der Idee, daß allein die vorgestellte und gefühlte, aber
nicht tatsächlich ausgeführte Bewegung ebenfalls motorische
Einheiten des Gehirns reizt und aktiviert. Es war für mich
faszinierend zu erleben, wie allein die vorgestellte Durchführung einer bestimmten Bewegung zu spürbaren physischen
Veränderungen in der entsprechenden Körperregion führte.*

D. B.: Es gibt viele wissenschaftliche Beweise dafür, daß die Vorstellung einer Bewegung oft eine erfolgreichere Lernstrategie
ist als die tatsächlich ausgeführten Bewegungen. An diesem
Punkt überschreite ich sicherlich meine Grenzen, aber man
kann vielleicht davon ausgehen, daß sich die neurale Aktivität der Vorstellung einer Handlung nicht wesentlich von der
neuralen Aktivität bei der Durchführung einer Handlung
unterscheidet. Hierbei spreche ich erst einmal nicht von der
Qualität der Handlung, aber in gewisser Weise müssen die
gleichen neuralen Muster und Wege im Gehirn benutzt werden. Häufig zeigt die Erfahrung, daß wir in der Vorstellung
eine Bewegung vollkommener ausführen als in der Wirklichkeit. Die Erklärung hierfür ist die, daß wir uns oft die damit
verbundenen überflüssigen Anstrengungen nicht vorstellen.
Bei der reinen bildhaften Vorstellung einer Bewegung ist deren Ergebnis häufig von grundlegender Bedeutung für ihre
spätere Durchführung, z. B. für Menschen, die entweder ge-
lähmt sind oder ein gestörtes Körperbild haben.

Vor kurzem suchte mich beispielsweise eine Frau auf, die
an Atmungsstörungen litt. Ich fragte sie nach dem Bild, das
sie von ihrem Brustkorb hatte. Sie stellte sich ihn wie einen
kleinen flachen Käfig vor. Es war also meine Aufgabe, sie
dahin zu führen, ihre Vorstellung zu revidieren und sie den
wirklichen Gegebenheiten anzugleichen. Erst die richtige
Vorstellung ermöglichte ihr, die Kapazität ihres Brustkorbes
besser zu nutzen. Wenn Sie beispielsweise nicht wissen, daß
Sie einen Fuß haben, dann gehen Sie so, als hätten Sie keinen
Fuß. Wenn Sie glauben, daß Ihr Brustkorb ein flacher und
enger Käfig ist, dann werden Sie auch dementsprechend atmen.

H. M.: *Der länger anhaltende ungenügende oder Nicht-Gebrauch von körperlichen Strukturen kann zu chronischen Beschwerden und Schmerzen führen. Sie haben sich außerdem darauf spezialisiert, mit Ihren Händen durch gezielte körperliche Manipulation Ihren Patienten neue Bewegungen zu ermöglichen. Feldenkrais hat diesen Teil der Arbeit »Funktionale Integration« genannt. Welche Besonderheiten hat diese Technik, welches Ziel verfolgt sie?*

D. B.: »Funktionale Integration« ist mehr eine Arbeitsweise als ein abgeschlossenes System oder eine Technik. Ich wiederhole dies, weil wir auch in der »Bewußtheit durch Bewegung«-Schulung von Lektionen (»lessons«) und nicht von einer Übung (»exercise«) sprechen. Feldenkrais hat viele verschiedene Lektionen zusammengestellt, und wir entwickeln dauernd neue Varianten. Das gleiche gilt für die »Funktionale Integration« deren Prinzipien und Beobachtungen Ähnlichkeit mit denen der Gruppenlektionen haben. Sie basiert auf spezifischen körperlichen Berührungen zwischen dem Lehrer und dem jeweiligen Patienten oder Schüler. Nach der Beobachtung von Elmer Green schafft die »Funktionale Integration« die Situation eines Feedback-Systems zwischen dem Therapeuten/Lehrer und dem Patienten/Schüler. Die Berührung des einen Körpers durch den anderen schafft Wege der Informationsübertragung in beide Richtungen. Der Lehrer erforscht mit seiner Sinneswahrnehmung die Bewegungsmuster und Anspannungen des Schülers. Aber während er diese Erforschungen durchführt, wird der Schüler, der ja mit dem Lehrer verbunden ist, eigene Entdeckungen machen. Die Arbeit des Feldenkrais-Lehrers und seine Interaktionen und Behandlungen dienen erst einmal nicht dazu, Bewegungsmuster des Schülers zu verändern, sondern zu Beginn bemüht er sich, ihm funktionale Informationen und alternative Bewegungsmöglichkeiten zu vermitteln.

H. M.: *Die non-verbale Berührung und der Austausch fördern also die Fähigkeit des Schülers, diesen Wahrnehmungen für sich selbst und für seine Bewegungen eine neue Bedeutung zu geben.*

D.B.: Ja, das ist der Sinn des Feedback-Systems. Man kann natürlich jetzt fragen: »Was macht denn der Lehrer eigentlich? Bewegt und berührt er seinen Schüler planlos?« Der Feldenkrais-Lehrer orientiert sich an der Funktion der Bewegungen des Patienten. Es handelt sich nicht um die Massage von bestimmten Muskeln oder Muskelgruppen, ebensowenig gilt sein spezifisches Interesse den Knochenstrukturen oder den Gelenken. Unsere Berührung ist auf den gesamten Menschen bezogen sowie auf die Information seines Nervensystems und dessen Austausch mit der Umwelt.

H.M.:*Basiert Ihre Arbeit zugleich auf einer genauen Kenntnis der anatomischen und neurologischen Strukturen?*

D.B.: Es wäre schön, wenn ich Ihre Frage bejahen könnte; ich kenne einige Lehrer der Feldenkrais-Methode, die leider nur wenige Kenntnisse dieser Art besitzen, die aber außerordentlich gute Lehrer sind, weil sie ihrer sinnlichen Wahrnehmung zu folgen vermögen. Es gibt aber auch Lehrer, die fundierte wissenschaftliche Kenntnisse haben, aber nicht in der Lage sind zu fühlen. Wenn dies so ist, dann lohnt es sich kaum, diese Lehrer aufzusuchen.

H.M.:*Laut Feldenkrais ist es für die Arbeit mit dem Patienten manchmal wichtig, nicht von vornherein die genaue Diagnose eines bestimmten Leidens zu kennen, da diese bisweilen die Wahrnehmung in einer Weise blockiert, die der therapeutischen Kreativität hinderlich sein könnte.*

D.B.: Jetzt sprechen Sie von einem Aspekt der Feldenkrais-Methode, der sich von der Sichtweise der traditionellen Medizin wesentlich unterscheidet, und dieser ist sehr wichtig. Feldenkrais greift auf sein großes Wissen im Bereich der Physik zurück, die meines Erachtens der heutigen Medizinforschung voraus ist. Für mich ist aber medizinische Information wichtig, und ich lese die Krankenberichte der Ärzte. Aber ein Symptom kann verschiedene Ursachen haben. Je mehr der Patient eine vorgefaßte Meinung davon hat, was nicht in Ordnung ist, um so schwieriger ist es, andere Wege der Therapie und des Lernens für ihn zu finden. Jedes Problem hat eine Vielzahl von Lösungsmöglichkeiten, jede Konstellation von Symptomen ist individuell, dementsprechend muß die Lösung individuell sein.

H. M.: Wir sind im Begriff, viel Neues über die Fähigkeiten und Strukturen des Gehirns und dessen Plastizität zu lernen. Karl Pribam hat darauf verwiesen, daß das Gedächtnis nicht an einer spezifischen Stelle des Gehirns lokalisiert ist. Die Arbeit mit Hirnverletzten und Hirnschlagpatienten ist ein besonders wichtiger Bereich der Feldenkrais-Methode. Welche Entwicklung prognostizieren Sie für die therapeutische Arbeit in diesem Bereich?

D. B.: Wir befassen uns häufig und eingehend mit Menschen, die einen Schlaganfall erlitten haben, oder Kindern mit Kinderlähmung. Ich glaube, daß der entscheidende Begriff der der »Plastizität« ist. Wir lernen immer mehr über die Fähigkeiten des Nervensystems und finden damit neue therapeutische Wege, die über die bisherigen Möglichkeiten der physikalischen Therapie hinausgehen. 1975 führte Karl Pribam mehrere Gespräche mit Moshe Feldenkrais. Er hatte damals die Idee der sogenannten Zielvorstellung, die er in seine holographische Betrachtung des Gehirns einordnete. Er verwendete dafür folgendes Beispiel: Wenn wir gewöhnlich mit der rechten Hand schreiben und dann den Stift in unsere linke Hand nehmen, um damit zu schreiben, besitzen wir schon eine Menge von Informationen, die in gewisser Weise automatisch auf die linke Hand überwechseln. Selbst wenn die linke Hand nie zuvor geschrieben hat, gibt es doch schon eine gewisse Zielvorstellung, ein inneres Bild der bevorstehenden Aufgabe, das vorhanden ist und somit auch genutzt werden kann. Dies geht soweit, daß manche in der Lage sind, einen Stift zwischen die Zehen zu stecken und zu schreiben.

(1984)

ANNA TRIEBEL-THOMÉ
Der ständige Versuch, die Trägheit zu überwinden – Gedanken zur Feldenkraisarbeit:

Ich kann mich noch ganz genau erinnern... als wäre es gestern gewesen und nicht vor zwanzig Jahren, 1975 in Rotterdam.

Mein erster Kurs mit Moshe Feldenkrais persönlich. Ich war aufgeregt und voller Vorfreude... und sehr früh am Kursort. Als ich den Raum betrat, sah ich in der Mitte einen älteren Herrn liegen, irgendwie recht asketisch anmutend, und so, als ob er sich zu konzentrieren versuchte. Ehrfürchtig, wie ich mit meinen zwanzig Jahren war, dachte ich: »Oh, das ist sicher Feldenkrais, der sich auf seinen Kurs vorbereitet«, und stellte mich still an die Seite, um ihn ja nicht zu stören. Nach einer kurzen Weile trat durch irgendeinen Seiteneingang ein anderer älterer Herr herein. In einer Hand eine Kaffeetasse und in der anderen eine Zigarette, bewegte er sich ganz offensichtlich neugierig im Raum hin und her und winkte mir, als er mich entdeckte, mit freundlichem Augenzwinkern zu. Ich dachte: »Wie schön, daß ein solcher Mensch auch an dem Kurs teilnimmt«, und freute mich schon sehr darauf, ihn näher kennenzulernen.

Ich muß wohl nicht weiter erklären, wer von den beiden Herren Moshe Feldenkrais war. Und je mehr ich zeitlichen Abstand gewinne zu meiner ersten Begegnung mit ihm, um so klarer wird mir, wie sehr mich diese erste Begegnung geprägt hat. Ich kann mich noch genau, ja ganz mit Leib und Seele an den Moment erinnern, da mir mein »Irrtum« klar wurde. Ich war wirklich absolut »baff« und hatte – was ich in dem Moment noch nicht realisierte, sondern erst einige Zeit später – meine erste Lektion von ihm erhalten.

Denn lediglich oberflächlich betrachtet, war dies ein Mißverständnis oder ein Mißgeschick in der Einschätzung zweier Menschen. Dem Wesen nach war das Ganze wirklich meine erste Feldenkraislektion, denn sie vermittelte mir auf drastische und ganz plastische Weise das, was ich nach wie vor als die Grundlage der Arbeit von Moshe Feldenkrais betrachte, und was ich in den vielen Lehrjahren, die folgen sollten, immer wieder in der einen oder anderen Form lernen, verfeinern und nach und nach begreifen sollte – das Aufbrechen von eingefahrenen, gewohnheitsmäßigen Denk- und Verhaltensmustern, Lebensmustern.

Die Feldenkraismethode, so wie sie heute von uns Feldenkraislehrerinnen und -lehrern – und eben NICHT mehr von Moshe Feldenkrais persönlich – unterrichtet wird, kann jeweils nur so unterrichtet werden, wie sie sich uns, jedem einzelnen, am prägnantesten offenbart hat. Und ich meine, daß für jeden Feldenkraislehrer, der diesen Beruf nicht aus strategischen Gründen gewählt hat (auch das kommt vor, natürlich), sondern als Be-ruf-ung mit diesem ganz speziellen Ansatz, mit Menschen und am Menschen zu arbeiten, solch ein, wie auch immer geartetes »Baff«-Erlebnis am Anfang steht. Ein ganz persönliches Erlebnis, das auf individuelle Weise den eigenen, besonderen Zugang dieses Menschen zu dieser Methode ausmacht, das die Art und Weise bestimmt, wie er sich als Lehrer die Fülle des Materials zu eigen macht und immer wieder neu eine Auswahl trifft, um so im Laufe der Zeit sein ureigenstes Thema zu finden. Es wäre so wirklich förderlich, sich dieses Erlebnis – das natürlich aus verschiedenen Einzelerlebnissen bestehen kann, die einander ergänzen und verstärken – in Erinnerung, und auch wiederholt in Erinnerung zu rufen, denn es hat in uns, sofern wir dies zulassen, einen lebendigen, ganz persönlichen Lernprozeß angeregt, der, einmal begonnen, uns stets in unserer Entwicklung und damit in der Entwicklung unserer Arbeit weiterbringen wird, uns immer wieder zu neuen Schwerpunkten und, was am wichtigsten ist, zu neuen Fragen führen wird.

Die Voraussetzung dafür, sich auf einen solchen Weg zu machen, ist die gleiche, die wir brauchen für das Aufbrechen-können, besser Aufbrechen-WOLLEN von herkömmlichen Mustern; es ist die Überwindung der uns eigenen Trägheit.

Denn ob der Wunsch und die in uns allen existierende Sehnsucht, unsere alten, uns oft schmerzhaft spürbar werdenden Muster zu durchbrechen, immer wieder und aufs neue zum Tragen kommen und erfüllt werden können, ist elementar abhängig davon, daß wir uns die Fähigkeit aneignen, die Trägheit immer wieder zu überwinden. Die Trägheit, die uns veranlaßt, das Althergebrachte zu schützen, indem wir uns selbst einreden, daß das INDIVIDUELLE an

105

uns das ist, was sich im Laufe der Jahre durchgesetzt hat. Die Trägheit, die uns hindert zu sehen, daß das, was wir tun und wie wir dies tun in manchen, vielen oder vielleicht den meisten Fällen, nur auf der Verfestigung des Erstbesten, nicht aber auf der Verfeinerung des Bestmöglichen beruht.

Mehr und mehr sehe ich die Feldenkraisarbeit als ein lebendiges, das heißt immer wieder sich aufs neue formendes Einüben eben dieser Überwindung von Trägheit.

Dies geschieht in der Feldenkraisarbeit ganz praktisch in der ständigen Konfrontation und Auseinandersetzung mit dem Phänomen der Schwerkraft. Eines der wichtigsten Mittel, damit sich der lernende Mensch in einer Feldenkraislektion seiner selbst mehr und mehr bewußt wird, ist die »Kommunikation« mit dem Boden in der Situation des Liegens. Einer Situation also, in der er sowenig wie möglich an sich halten muß und soviel wie möglich lassen kann, um somit Kapazitäten zur Verfügung zu haben, die ihm eine gesteigerte Wahrnehmungsfähigkeit erlauben. Aus dieser Situation des »Sich-der-Schwerkraft-Überlassens« heraus werden ihm immer wieder und immer neue Angebote gemacht hinsichtlich des »Sich-gegen-die-Schwerkraft-Aufrichtens«... um nach einer ihm gemäßen Zeit und nach einer für ihn befriedigenden Erforschung einer jeweiligen Bewegung sich wieder der Schwerkraft zu überlassen und im Liegen, also im Nicht-Tun, die Auswirkung seines Tuns zu überprüfen. So wird er durch dieses sich ständig in neuer Form wiederholende (also eigentlich nie wiederholende) Wechselspiel mit dem Problem konfrontiert, vom Nicht-Tun ins Tun zu kommen, also immer aufs neue seine Trägheit zu überwinden. Was wir als Lehrer immer wieder beobachten können, ist die Tatsache, daß dies zu Anfang oft mit leichtem oder auch größerem Widerwillen verbunden ist. Vor allem dann, wenn Ent-spannung stattfindet, also der Lernende fähig wird, seine Über-spannung zu verringern, wird das Liegen am Boden als besonders angenehm empfunden, als ein endlich einmal Loslassen-können; und er bildet – zu Recht – Widerstände aus, das zu seiner eigenen Freude neu gewonnene Gefühl des Entspanntseins, besser des Recht-Gespanntseins, wieder aufgeben zu müssen.

Verhält es sich jedoch so, daß es ihm stets eine – mehr oder weniger große – Mühe sein wird, vom Liegen in die Bewegung zu kommen, er also nie wirklich erfährt, daß die Überwindung von Schwerkraft eine positive, ja freudige Erfahrung sein kann – tatsächlich zu vergleichen mit der Freude, sich ihr zu überlassen –, wird sich nie in ihm der Wunsch entfalten, soviel wie möglich und so oft wie möglich, also angemessen, von ihr Gebrauch zu machen.

So wird es nötig sein, mit dem Schüler durch konkrete Bewegungsprozesse daran zu arbeiten, den Unterschied in seiner Haltung gegenüber Tun und Nicht-Tun zu klären. Ihn erfahrbar werden zu lassen, in welche Sackgasse es führt, daß das Tun in unserer Gesellschaft meist als etwas angesehen wird, bei dem man sich zwangsläufig anzustrengen, ja überanzustrengen hat, und das Nicht-Tun (Nichtstun?) dann halt als etwas, bei dem man nur noch total abschlaffen kann. Wir müssen als Feldenkraislehrer Wege finden, deutlich zu machen, daß »Urlaub« nicht so dringend als Erholung von Erschöpfungszuständen durch unsere Arbeit nötig ist, wenn wir lernen, diese Arbeit auf andere, uns ein-holende, ökonomische Art und Weise anzugehen – und wir somit Urlaub für anderes nutzen und genießen können. Wir müssen Möglichkeiten anbieten, die über einen neuen Umgang mit Spannung in der Bewegung und mit klarer Aufmerksamkeit in der Ruhe eines immer wieder erfühlen lassen, daß nämlich etwas möglich ist, das bezeichnet werden könnte als RUHE IN DER BEWEGUNG und BEWEGTE RUHE.

So werden dem Lernenden die vielfältigen Übergänge von verschiedenen Situationen des Tuns und Nicht-Tuns im Raum mehr und mehr zur Verfügung stehen, und die für die jeweilige Arbeit notwendigen Veränderungen werden ihm nach und nach müheloser – und zwar jeweils in BEIDE Richtungen.

Die Überwindung von Trägheit wächst so in ihm zur Selbstverständlichkeit heran, zu etwas, das ganz einfach zu jeder Bewegung, zu jeder Veränderung dazu gehört – ohne ihn je entlassen zu können aus der immer wieder zu treffenden Entscheidung, dies zu wollen.

So bietet die Feldenkraismethode mit diesem spezifischen Abwechseln von »Sich-der-Schwerkraft-Überlassen« und »Sich-gegen-die-Schwerkraft-Aufrichten« eine konkrete Lernmöglichkeit, diese Herausforderung in unser aller Leben und des Lebens schlechthin anzugehen: nämlich immer wieder die Entscheidung zu treffen zum Handeln, das zu erkennen, was angemessen ist, und das zu tun, was von der jeweiligen Situation verlangt wird, kurzum: die Herausforderung, immer wieder in Bewegung zu kommen, um in Bewegung zu sein.

Dies ist meines Erachtens nach auch einer der wichtigsten Gründe, warum jeder Feldenkraisschüler nicht nur in Einzelstunden lernen sollte, sondern nach Möglichkeit immer auch in der Gruppe. Nur so wird er auch den letzten Rest an Zweifel überwinden, WER ihn aus seiner alten, ihn auf irgendeine Weise nicht befriedigenden Lebensweise herausbringen kann in neue, unbekannte Bewegungs- und Handlungsbereiche. Kein Lehrer kann (auch dann nicht, wenn er es – manchesmal – wollte) irgendeinen seiner Schüler dazu bewegen, sich für neue Wege zu entscheiden, die Scheu und Angst, tatsächlich und immer neu sich in Bewegung zu setzen, zu überwinden. Dies zu entscheiden liegt bei jedem einzelnen... immer wieder.

Wenn ich dies alles nun in Beziehung setze zu unserem Beruf als Feldenkraislehrer, so müssen wir uns stets eine große Bewußtheit darüber bewahren, daß uns die Aufgabe gestellt ist, die Trägheit zu überwinden, die für uns in der Versuchung bestehen mag, uns lediglich auf sicheren, altbekannten Wegen vorwärts zu bewegen, die uns Moshe Feldenkrais selbst und/oder andere in der Feldenkraislehrerausbildung Tätige aufgezeigt haben. Ohne das präzise Erlernen des »Handwerks« zu vernachlässigen und ohne die zweifellos einmalige Arbeit von Feldenkrais selbst in Forschung und Lehre und auch von Kollegen in der Weiterführung zu mißachten, müssen wir uns immer wieder aufmachen zu neuen Horizonten, jeder im Rahmen seiner individuellen Möglichkeiten und Begabungen. Wir müssen die Angst verlieren, »Fehler« zu machen, und somit der Möglichkeit Raum schaffen, daß Sehnsucht entsteht, neue Wege zu wagen und zu entwickeln. Wir selbst, als Lehrer einer Methode, die »Fehler« nicht als solche betrachtet, sondern als Mobilisierung unseres Lernens und Reifens, müssen die Herausforderungen annehmen, mit denen wir unsere Schüler ständig konfrontieren. Sonst machen wir uns selbst unglaubwürdig. Wir haben das Glück, einen Beruf auszuüben, dessen Inhalt identisch ist mit dem, was wir brauchen, um diesen auf optimale und für uns befriedigende Art und Weise auszuüben. Gehen wir davon aus, daß wir immer das als Beruf wählen, was wir selbst am nötigsten zu lernen haben, so muß die Entwicklung dahin gehen, daß wir uns als Feldenkraislehrer selbst am genauesten zuhören und uns so in einer ständigen Weiterentwicklung und in einem ständigen Reifen unseres Selbst befinden, und vor allem in einem ständigen Hinterfragen. Der Reichtum des von Moshe Feldenkrais initiierten Weges liegt vor allem auch in dessen Entwicklungsmöglichkeiten in die unterschiedlichsten Richtungen und Anwendungsgebiete. Die Möglichkeiten sind grenzenlos und unausschöpfbar, solange es Lehrer gibt, die es wagen, ihren persönlichen Zugang zu respektieren und zu verfolgen, und so zu einer authentischen Art des Unterrichts finden.

Erst dann, meine ich, dürfen wir uns Feldenkraislehrer nennen, erst dann darf wirklich von Feldenkraisarbeit gesprochen werden, würde Moshe einverstanden sein, es als Feldenkraisarbeit zu bezeichnen. Denn er selbst hat nie anders gearbeitet, als die großen Autobahnen zu verlassen und sich auf seine eigenen Wege zu begeben.

So würde ich hoffen, daß sich die Ausbildung zum Feldenkraislehrer immer mehr orientiert an der Entwicklung von Lehrerpersönlichkeiten. Daß neben dem wichtigen und unverzichtbaren »Know-how« der Methode, diese immer wieder soweit zugunsten der Erkenntnismöglichkeit in den Hintergrund tritt, daß nie allein das, WAS der Lehrende unterrichtet, sondern vor allem, WIE er es unterrichtet, den Ausschlag gibt, ob Lernen im Sinne von WIRK-LICHER Veränderung tatsächlich stattfindet, oder nur etwa ein entspanntes sich Drehen im Kreis. Nicht was ein Mensch macht/lehrt, sondern wie er es lebt, bestimmt den Lehrinhalt und Lerngehalt. Es muß in der Ausbildung genauer gefragt werden, was der angehende Lehrer eigentlich initiieren will/in Bewegung bringen will/an Lernprozessen ermöglichen will bei seinen zukünftigen Schülern. Es müßte ganz deutlich werden, daß – je nachdem, wie die Antwort ausfällt – eine Feldenkraisstunde eine schöne Gymnastik sein kann, eine wunderbare Entspannung, solide Rückenschulung und vieles mehr; oder sie kann vom ersten Moment an Anregung sein zu größerer Bewußtheit und damit zu nachvollziehbarer Veränderung. Sie kann alles im einzelnen sein, getrennt vom Ganzen, aber auch im Ganzen alles enthalten. Dies ist der grundlegende Unterschied, der den Feldenkraislehrer unterscheidet von einem Bewegungslehrer, der mit den Bewegungsprozessen der Feldenkraismethode arbeitet (und sich daher Feldenkraislehrer nennt). Dies alles wäre zu bedenken, sowohl in der Auswahl von Auszubildenden für diesen Beruf als auch für die Begleitung nicht nur der Aneignung des »Handwerks« während der Ausbildung und in den ersten Berufsjahren, sondern auch des persönlichen Reifungsprozesses, der den Abschluß als Feldenkraislehrer erst ermöglichen sollte. – Ein Reifungsprozeß, der klar in die Richtung weist, nicht »die Methode«, sondern sich selbst als Vermittler von Inhalten zu entdecken.

Wenn ich mir noch einmal das Bild meiner ersten Begegnung mit Moshe Feldenkrais in Erinnerung rufe, so ist es immer wieder aufs neue ergiebig. Im Moment tritt in den Vordergrund, daß in seinem damaligen Auftreten schon etwas für ihn und seine Methode ganz Typisches lag. Er liebte es nicht, durch die Haupteingänge zu kommen, sondern zog es vor, alle möglichen Seiteneingänge zu probieren. Nicht nur weil dies seine Neugierde befriedigte, sondern weil er sich von der größeren Effektivität dieser Vorgehensweise auf dem reichen Hintergrund seiner Erfahrung überzeugt hatte. Ich erinnere mich, wie er uns einmal auf eine der vielen Fragen, die wir hinsichtlich der von ihm entwickelten Einzelarbeitsmethode ›Funktionale Integration‹ an ihn hatten, antwortete, es sei vor allem eine Frage des rechten Zugangs. Um überhaupt mit einem Menschen effektiv arbeiten zu können, müsse man die rechte Tür finden, durch die eine Kommunikation mit dem jeweiligen Menschen möglich ist. Und diese Tür sei bei jedem Schüler an ganz unterschiedlicher Stelle zu suchen und zu finden. Und das größte Wissen und die höchsten Fertigkeiten würden im wahrsten Sinn des Wortes wie an einer Wand abprallen und nicht zur Wirkung kommen können, wenn wir dies nicht beachteten.

Das Bild macht mir weiter bewußt, daß es ihm höchstwahrscheinlich nie eingefallen wäre, sich in die Mitte eines Raumes zu legen, um sich auf einen Kurs vorzubereiten, sondern daß er stets auf das Optimale vorbereitet war durch sein Verlangen, die Räume, die er betrat, auf jede ihm mögliche Weise zu erforschen.

So wünsche ich uns, die wir von ihm auf direkte oder indirekte Weise lernen durften, den Mut, weiterzumachen und immer wieder aufs neue die Entscheidung zu treffen, uns aufzumachen in neue Räume, vor allem auch in die unendliche Fülle unserer eigenen, und so dazu beizutragen, daß die von ihm begonnene Arbeit sich in ihrem ganzen Reichtum entfalten kann.

Ich wage zu behaupten, daß er sich dies gewünscht hätte... und winke ihm, in diesem Sinne, augenzwinkernd zu.

(1994)

ANWESENHEIT, AUFMERKSAMKEIT UND GEWAHRSEIN ÜBEN

»Die Stille ist der Unruhe Herr.«
(Laotse, Tao te King)

»Auf meinen Atemzügen heben und senken die Sterne sich.«
(Rainer Maria Rilke: Die Stille)

»Eingeengt von Fühlen und Gedanken.
bleibt in Dich ein großer Strom gelegt,
seine Melodie ist ohne Schranken,
trauerlos und leicht und selbstbewegt.«
(Gottfried Benn: Eingeengt)

»Wenn ich mir meiner Freude, Angst, Liebe, Traurigkeit und meines Hasses gewahr werde, bedeutet dies, daß ich nicht über meine Gefühle nachdenke, sondern daß ich fühle und meine Gefühle nicht verdränge.«
(Erich Fromm: Vom Haben zum Sein)

»Illness is the meditation of western man.«
(Michael Lerner)

Krankheiten gefährden unsere körperliche Integrität und unsere Beziehungen mit anderen. Sie verunsichern, schaffen Konflikte, verändern Kontaktmöglichkeiten. Wer erkrankt, denkt anders, nimmt ungewohnte Zeichen und Botschaften an sich und in sich wahr, merkt, daß die anderen und die Welt für ihn anders werden. Krankheit und Kranksein, Befund und Befinden drängen uns, Lösungen zu finden, aber welche? Wir fragen andere um Rat, suchen bei Experten Hilfe. Unsere Unsicherheit kann geringer werden, wenn Experten unser Leiden mit ihrem Wissen zu verstehen scheinen, eine Diagnose stellen. Sie machen Pläne, wie das biologische Maß, das Normale, wiederhergestellt werden soll. Bei vielen Leiden können sie keine objektiven Abweichungen feststellen. Nach diesen Kriterien sind wir gesund. Dies erleichtert viele erst einmal. Für andere ist der positive Befund zusätzlich kränkend. Er kann ihr Leiden sogar verstärken.

Für immer mehr Menschen heißt heute die medizinische Antwort, daß sich das normale biologische Maß nicht wiederherstellen läßt. Sie werden nach medizinischem Verständnis krank bleiben. Ihre Krankheit ist »chronisch«, also lebensprägend. Die zunehmende Häufigkeit chronischer Krankheiten hat vielfältige Gründe: das wachsende Durchschnittsalter; bessere Behandlungsmöglichkeiten für früher unverstandene oder tödlich verlaufende Krankheiten; verbesserte intensivmedizinische Möglichkeiten. Unter dem Überbegriff »chronische Krankheit« werden so unterschiedliche Syndrome wie rheumatische Erkrankungen, überstandener Herzinfarkt, Hochdruckerkrankungen, Diabetes mellitus, Krebserkrankungen, Aids, Multiple Sklerose und viele andere zusammengefaßt. Für Menschen, die mit einer chronischen Krankheit leben müssen, erhebt sich die Frage nach deren Bewältigungsmöglichkeiten. Gibt es für sie gesundheitsfördernde Wege zu neuer Lebensqualität? Wie können sie die schwierige Herausforderung einer chronischen Krankheit mit einem »trotz alledem« annehmen? Wo finden sie Hoffnung und Mut?

Der amerikanische Arzt Ion Kabat-Zinn hat seine mehr als zehnjährige Arbeit mit chronisch kranken Menschen an der Universität Massachusetts in einem Buch mit dem Titel *Full catastrophy living* zusammengefaßt. Es trägt den Untertitel »Using the wisdom of your body and mind to face stress, pain and illness«. Darin beschreibt er seine Erfahrungen mit einem achtwöchigen, von ihm entwickelten Programm, das auf Meditation, Atem- und Körperwahrnehmungsübungen sowie Yoga aufbaut. Die über 4000 Teilnehmer, die dieses Programm inzwischen an der Universität Massachusetts absolviert haben, litten über die Jahre an sehr unterschiedlichen chronischen Krankheiten. Kabat-Zinn stellt in seinem Buch die Zweifel und Schmerzen, den vielfältigen Widerstand und die unterschiedlichen Bewältigungsstrategien dieser Menschen dar. Er läßt dabei keine Zweifel offen, daß die Teilnahme an seinem Programm von den Teilnehmern Entschlossenheit und Disziplin erfordert, daß es auch harte Arbeit bedeutet. Diese Arbeit der Patienten mit sich und an sich hat jedoch viele überraschende, oft nicht mehr erwartete Veränderungen bewirken können. Den Buchtitel »Full catastrophy living« versteht Kabat-Zinn zugleich provokativ und hoffnungsträchtig. (Die Marketing-Strategen seines deutschen Verlages haben diese Dynamik verharmlost und brachten es unter dem Titel *Gesund und streßfrei durch Meditation. Das große Buch der Selbstheilung* heraus. Er verspricht nur Rosen und keine Dornen – Illusionen lassen sich leichter verkaufen.)

Meditation und meditative Techniken gelten in den großen Krankenhäusern bei uns bisher als exotisch oder ärgerlich. In den letzten Jahren mehren sich jedoch praktische Versuche, dieses mögliche Vorurteil zu hinterfragen. Der esoterische Schleier von Reinkarnationsmystik und sensationellen transformativen Erlebnissen, der im Westen so oft über der Meditation liegt, beginnt sich an vielen Stellen zu lüften. Michael Murphy und Steven Donovan haben über 1300 englischsprachige Studien zur Meditation zusammengetragen. Diese Studien dokumentieren so unterschiedliche Effekte wie Senkung der Pulsrate und des Blutdrucks, Veränderungen in der Aktivität der Großhirnrinde, Veränderung der Atmung und des Säurebasenhaushalts, Verminderung von Muskelspannung und Milchsäureproduktion, Veränderungen des Hautwiderstands und der Speichelsekretion, Verbesserungen im allgemeinen Umgang mit Streß, verbesserten Umgang mit chronischen Schmerzen, Schärfung der Wahrnehmung, Verbesserung der Reaktionsgeschwindigkeit, verbesserte Konzentration und Aufmerksamkeit, Angstverminderung, verbesserten Umgang mit Substanzabhängigkeiten oder Verbesserungen von Gedächtnis und Intelligenz. Mögliche negative Effekte wurden angesichts schizophrener Vorerkrankungen oder schwerer Depressionen beschrieben. Berichtet wurden auch Episoden von Ängsten und Ärger sowie negative und unangenehme Gedanken. Michael Murphy merkt an: »Obwohl die Belohnung kontemplativer Praxis sehr groß sein kann, tritt diese nicht umstandslos oder automatisch ein. Meditative Praxis verlangt Selbstdisziplin, Ausdauer, Regelmäßigkeit sowie die Bereitschaft, sich selbst in seiner Vielfalt, also auch in seinen Schattenseiten zu begegnen.«

Ion Kabat-Zinn schreibt, daß er seinen Patienten zu Beginn des Programms sagt: »›Sie müssen diese Übungen nicht lieben, Sie müssen sie allerdings ausführen. Nach Ablauf der acht Wochen werden wir darüber sprechen, ob diese Übungen für Sie nützlich waren oder nicht. Jetzt müssen Sie erst einmal üben.‹ Damit meditative Übungen ihre Wirkungen entfalten können, müssen sie für wenigstens einige Wochen täglich praktiziert werden. Die Patienten sollen darüber informiert werden, daß es falsch ist, zu erwarten oder zu verlangen, daß Meditation täglich das Gleiche bewirkt oder gar jeden Tag nur Verbesserung bringt. Im voraus zu verlangen, was eine Meditation bewirken soll, befördert nur Sterilität oder zwanghafte Ritualisierung.«

Meditative Übungen bauen auf einigen Grundvoraussetzungen auf; dazu gehören: Nicht-beurteilen-Wollen, Geduld, Offenheit, Vertrauen, Absichtslosigkeit, die Bereitschaft anzuerkennen und loszulassen. Das Erlernen von Meditation läßt sich in mancher Hinsicht mit dem Laufenlernen eines Babys vergleichen oder mit einem Instrument, das man stimmt. Bewußte Anwesenheit, Aufmerksamkeit, Achtsamkeit und Gelassenheit sind Qualitäten des meditativen Weges. Er eröffnet Möglichkeiten, sich selbst zu begegnen, sich zu beobachten und schätzen zu lernen, so zu sein, wie man ist. Dabei kann deutlicher werden, daß das eigene Leben Beziehung und Kräftespiel ist, Bewegung und Veränderung, ständiges Fließen eines Organismus, welcher der Welt nicht abgeschieden gegenübersteht, sondern in ihr ist.

Meditation, Medizin und Medikament haben die gleichen sprachgeschichtlichen Wurzeln. Sie verweisen alle auf die Suche nach einem neuen Maß, nach jenem »Mittelweg« zwischen Askese und Hedonismus, von dem auch Buddha gesprochen hat. »Meditation«, schreibt Alan Watts, »ist die Verringerung des eigenen Begehrens, in den natürlichen Verlauf der Ereignisse einzugreifen«, oder »Befreiung von egozentrischen Formen des Bewußtseins und Aufwachen aus der sozialen Hypnose des Ich«. Meditation strebt weder amorphes Zerfließen der eigenen Identität an, noch bedeutet sie Regression in frühere paradiesische Zustände. Die Persönlichkeit soll durch wirklichen Kontakt mit sich selbst, auch durch die achtsame Konfrontation mit eigenen Ängsten und Schmerzen bewußt gestärkt werden. Ihnen zu begegnen, kann klären helfen, wie stark wir mit ihnen unbewußt beschäftigt sind, wie stark wir uns an sie klammern. Diese Begegnungen können auch unsere Bereitschaft stärken, unseren Widerstand gegen diese Ängste und Schmerzen zu vermindern und sie loszulassen.

»Achtsamkeit« und »Gewahrsein« (»awareness«) sind Begriffe, die sowohl von meditativen Schulen als auch von vielen leibbezogenen Therapieformen verwandt werden. Der Kognitionsforscher Francesco Varela schreibt: »Das Wort Meditation hat in der heutigen Öffentlichkeit primär folgende Bedeutungen angenommen: 1. Ein Zustand der Konzentration, in dem das Bewußtsein nur auf einen Gegenstand gerichtet wird; 2. ein Zustand der Entspannung, der psychisch und medizinisch wohltut; 3. ein dissoziierter Zustand, in dem Trancephänomene auftreten können, und 4. ein mystischer Zustand, in dem höhere Realitäten oder religiöse Inhalte erfahren werden. Allen Formen ist gemeinsam, daß sie veränderte Bewußtseinszustände sind: Der Meditierende tut etwas, um seinen üblichen niederen Realitätssinn zu überwinden. Die buddhistische Achtsamkeits-/Gewahrsamkeitsübung strebt das Gegenteil dieser Zustände an. Ihr Ziel besteht darin, aufmerksam zu werden, die Tätigkeit des Geistes unmittelbar zu erfahren, im eigenen Geist präsent zu sein.« Achtsamkeit richtet sich auf Körperempfindungen, Gefühle, Wahrnehmungen, Gedanken sowie auf momentane Geistesverfassung, »Stimmung« oder Bewußtseinszustände. Gewahrsein ist die Anerkennung des Umfelds dieser Details, des sie umgebenden Raums, des Kontexts, mit dem sie in Beziehung stehen, ihr Entstehen, Andauern und Vergehen. »Achtgeben geschieht ohne Vorstellung dessen, was zu erwarten ist, und ohne Beurteilung dessen, was man dann wirklich findet. Deshalb wird der Achtsamkeitsaspekt der meditativen Praxis manchmal auch ›reine Aufmerksamkeit‹ genannt, während der Gewahrsamkeitsaspekt auch als ›Einsicht‹ bezeichnet wird, weil er einen unmittelbaren Einblick in die kausale Natur von Denken, Emotion, Wahrnehmung und Umfeld darstellt« (Jeremy Hayward). Nach Haywards Ansicht ist Achtsamkeit jener Zustand, bei dem der Geist in allem, was wir gerade tun, völlig anwesend ist, wir also das sind, was wir gerade tun. Gewahrsein ist dann plötzliches, offenes Erkennen, der unverhoffte Ausblick oder die überraschende Eingebung.

Sobald der Meditierende merkt, daß seine Aufmerksamkeit abschweift, nimmt er diese momentane Abschweifung freundlich und urteilsfrei zur Kenntnis und richtet seine Aufmerksamkeit wieder auf seine Atmung. Wer meditiert, erfährt oft, daß sein Körper zwar ruhig zu sitzen scheint, zugleich aber ein vielfältiger »innerer Dialog« seine Aufmerksamkeit immer wieder ablenkt. Lawrence LeShan merkt an: »Der erste überraschende Schock hemmt, wenn wir wahrnehmen, wie undiszipliniert unser Geist wirklich ist; wie er sich weigert, unserem Willen zu folgen. Uns wird bewußt, daß wir, wenn unser Körper auch nur halb so wenig bereit wäre, unserem Willen zu folgen, wie dies zu Beginn unser Geist in der Meditation ist, niemals dazu in der Lage wären, auch nur eine Straße lebend zu überqueren.«

Meditation verdeutlicht uns die erst einmal unangenehme Wahrheit, daß unser Geist im Alltagsleben vielfach unachtsam und unaufmerksam ist. Francesco Varela vergleicht Achtsamkeit mit den einzelnen Wörtern eines Satzes und Gewahrsam mit der Grammatik, die den ganzen Satz umfaßt. Das Üben von Achtsamkeit läßt sich in mancher Hinsicht mit dem kontinuierlichen Training eines Sportlers vergleichen, der allmählich größere Belastbarkeit und Ausdauer entwickelt.

Meditative Techniken sind jedoch nicht ausschließlich auf sitzende Übungen beschränkt. Es gibt auch vielgestaltige Formen der »Bewegungsmeditation« wie etwa das T'ai-chi ch'üan, verschiedene Techniken der Atemlehre, Konzentrative Bewegungstherapie, Sensory Awareness, Body-Mind-Centering, Lomi-Therapie, Hakomi oder andere zeitgenössische Techniken leibbezogener Psychotherapie. Methoden der humanistischen Psychotherapie wie die Gestalttherapie nehmen intensiv Bezug auf Präsenz und Gewahrsein des »Hier und Jetzt«. Andere fördern das aktuelle kathartische Ausleben von Gefühlen, wie etwa die Bioenergetik oder die »Holotrope Atmung« nach Stanislav Grof.

Francesco Varela verweist auf die mögliche Bedeutung meditativer Erfahrung für wissenschaftliche Forschung und Reflexion. Diese könnten sich durch solche Übungspraxis von einer rein abstrakten, entkörperten Aktivität hin zu einem verkörperten, aufmerksamen, offenen Prozeß verändern. Westliche philosophische Reflexion ist nach seinen Worten oft das, was der Philosoph Thomas Nagel mit einem »Blick aus dem Nirgendwo« verglichen hat. Varela kommentiert: »Ironischerweise führt gerade dieses Streben nach einem entkörperten Blick aus dem Nirgendwo dazu, von einem sehr spezifischen, theoretisch begrenzten, durch Vorurteile geprägten Irgendwoher zu sehen.« Wissenschaftler und Ärzte wie der Internist Kabat-Zinn, der Kardiologe Herbert Benson, die Psychoimmunologin Joan Borysenko oder der Psychoonkologe Lawrence LeShan haben in den USA meditative Techniken bei einer Vielzahl erkrankter Menschen angewendet und erforscht. LeShan sieht als Psychotherapeut mögliche Vorteile meditativer Übungen darin, daß sie die Kohärenz der Persönlichkeit, Willen und Ich-Stärke befördern können. Er wendet sie unter anderem dazu an, spezifische Problembereiche in der Psychotherapie zu klären oder seinen Patienten zu helfen, gewohnte Abwehrmuster zu lockern. Neben der Möglichkeit stärkerer Konzentration spricht er vom »Centering« als der subjektiven Erfahrung, sich in seinem Leib und in seiner Umwelt wieder mit weniger Angst zu Hause fühlen zu können. Er empfiehlt unterschiedliche meditative Übungspraktiken je nach Persönlichkeit und Krankheitssituation. Die Frage nach möglichen Verbindungen zwischen psychotherapeutischen und meditativen Praktiken durchzieht auch das Lebenswerk des Psychoanalytikers Erich Fromm. Meditative Übungen waren Bestandteil der Methodenentwicklung bei Fritz Perls, dem Begründer der Gestalttherapie, oder bei C. F. Jung. Alan Watts hat zu Beginn der sechziger Jahre in seinem Buch *Psychotherapie und östliche Befreiungswege* Gemeinsamkeiten und Unterschiede dieser beiden Traditionen dargestellt und reflektiert. Er hat dabei überraschende Ähnlichkeiten »paradoxer Strategien« gefunden, wie sie in der Zen-Tradition und in zeitgenössischen kommunikations- und familientherapeutischen Methoden verwandt werden. Diese Methoden wollen durch bewußte therapeutische Anerkennung der Symptome, »in einer Art therapeutischem Double-bind«, die bisherige strategische Funktion der Symptome für die Patienten verständlicher machen. Sowohl in meditativen Übungen als auch in der Psychotherapie steht nach Ansicht von Alan Watts die Entwicklung einer neuen, gegenwartsbezogenen Selbstakzeptanz im Mittelpunkt. Sie soll dazu beitragen, selbstauferlegte soziale Regeln der Kommunikation und der Ordnung zu erkennen und diese mit größerer Gelassenheit als »Spiel« zu verstehen. »Leben ist Beziehung«, schreibt Watts.

Immer mehr Menschen müssen mit der Diagnose einer chronischen Krankheit leben. Die naturwissenschaftliche Medizin kann diese Krankheiten partiell lindern oder ihren Verlauf verlangsamen. Diese Botschaft der Experten anzuerkennen ist für die Betroffenen erst einmal schmerzhaft, für viele verstärkt sie ihr Leiden. Die vielgestaltigen Möglichkeiten, mit chronischen Krankheiten umzugehen, sind in psychologischen und sozialwissenschaftlichen Forschungen der letzten Jahre vielfach untersucht worden. Unter Verwendung von Begriffen wie »Coping« (Bewältigung) und »Social Support« (soziale Unterstützung) haben sie dargestellt, welche Wege zur Gestaltung des Krankheitsverlaufs und zur Konfrontation mit dem Leiden gewählt werden. Die Medizin bildet ihren Nachwuchs an Ärzten und Pflegepersonal bisher kaum in der Hilfe zum Umgang mit chronischen Krankheiten und Leiden aus. Am Anfang der medizinischen Arbeit steht die von außen, mit technischen Hilfsmitteln erstellte Diagnose. Aktuelle krankhafte Veränderungen werden festgestellt. Obwohl die Diagnose eher eine Zustandsbeschreibung ist, wird sie von den Betroffenen und auch den Experten vielfach als fixierte Aussage auf Dauer mißverstanden. Behandlung im schulmedizinischen Sinn bedeutet, durch Anwendung des Gegenteils das Maß der Norm wiederherzustellen: Wo etwas zuviel ist, wird etwas weggenommen, wo zu wenig ist, wird etwas hinzugefügt.

In der heutigen Aus- und Weiterbildung in der Medizin finden die selbstheilenden und selbstreparierenden Kräfte sowohl des Organismus als auch seiner Lebensumwelt viel zu wenig bewußte Anerkennung und Beachtung. Obwohl Patienten nicht nur Ratschläge, sondern auch praktische Anleitungen zur eigenen Teilnahme am Heilungsprozeß erhalten wollen, sind moderne Ärzte kaum für die Hilfe zur Selbsthilfe aus- und weitergebildet. Erfahrungen aus den Bereichen ganzheitliche Medizin, Verhaltensmedizin, Psychosomatik, Psychotherapie, Kommunikationsforschung oder unterschiedlicher traditioneller Heilkulturen können helfen, diese schulmedizinischen Defizite zu mindern.

»Medizin«, schreibt Ion Kabat-Zinn, »ist die Wissenschaft und Kunst, das innere Maß von außen wiederherzustellen, wenn dieses aus dem Gleichgewicht geraten ist. Meditation ist die unmittelbare Wahrnehmung dieses rechten inneren Maßes.« Das Wissen um das rechte biologische Maß kann theoretisch studiert werden. Ein Gespür für die unmittelbare Wahrnehmung dieses rechten Maßes zu entwickeln erfordert von Medizinstudenten, Ärzten, Krankenpflegepersonal, Therapeuten und anderen helfenden Berufen die Bereitschaft, sich in praktischer Selbsterfahrung mit leibbezogenen oder meditativen Übungspraktiken auseinanderzusetzen. Begegnungen mit der eigenen Leere oder Fülle, mit dem eigenen Atem, Hirn, Herz und Bauch können ihnen helfen, die Bedeutung des Selbst-Erlebens für den Heilungsprozeß besser wertzuschätzen.

In den letzten Jahren ist für helfende Berufe das »Burn-out-Syndrom« beschrieben worden. Der Psychoanalytiker Wolfgang Schmidbauer spricht vom Syndrom der »hilflosen Helfer«. Beide Syndrome entstehen auch durch Nichtbeachtung und Nichtgewahrsein der Helfer, was ihre eigene leibliche und psychosoziale Existenz betrifft. Die Wahl eines helfenden Berufes beruht oft auf einem eher diffusen Bedürfnis zu helfen, während man sich häufig der auch eigenen Hilfsbedürftigkeit nicht bewußt ist. In meiner psychotherapeutisch-psychosomatischen Arbeit bin ich einer Vielzahl von »ausgebrannten« Helfern begegnet. Ihre Hilflosigkeit drückte sich in vielfältigen Symptomen wie Ängsten, Magersucht, Eß- und Brechsucht, Substanzabhängigkeit, Medikamentenabhängigkeit, Zwangserkrankungen oder depressiven Syndromen aus. Erst in der Auseinandersetzung mit ihren eigenen Krankheiten und Krisen wurde ihnen die ambivalente, unbewußte Motivation ihres Helfens besser verständlich. Dies hat vielen geholfen, mit einer gefestigten Persönlichkeit in ihre Berufe zurückzukehren. Andere haben sich in Würde von ihrer Helferrolle verabschieden können und neue berufliche Möglichkeiten gesucht. Viele »ausgebrannte« Helfer beschrieben ihre Erfahrungen im Rahmen von Körperwahrnehmung, Bewegungstherapie, Gestalttherapie oder physikalischer Therapie als besonders wichtig für ihre Klärung und Selbstfindung.

Würde man heute im bundesdeutschen Kassensystem einem Patienten Meditationskurse per Krankenschein verordnen, so würde dies sicherlich bei den meisten Kostenträgern eher auf unwirsche Ablehnung stoßen. Statt dessen werden »moderne« Begriffe wie Entspannungsverfahren, Stress Management oder Körperwahrnehmung verwendet. Die knapper werdenden Ressourcen für die medizinische Behandlung und das wachsende Hilfebedürfnis von Menschen mit chronischen Krankheiten sollten uns intensiver veranlassen, über Möglichkeiten der Vermittlung von »Hilfe zur Selbsthilfe« und zur Gesundheitsförderung bei chronischen Krankheiten nachzudenken. Zu den Kosten solcher Verfahren schreibt Ion Kabat-Zinn: »Sie sind wesentlich billiger, als jemandem operativ die Brust zu öffnen. Wenn auch nur eine Person vor einer großen Operation bewahrt werden kann, indem sie Möglichkeiten zur Selbstregulation durch solche ›Mind-Body-Techniken‹ erlernt, haben wir fast schon die Kosten beisammen, die wir für alle Patienten unserer Gruppen in der Klinik über das gesamte Jahr benötigen. Die Medizin hat ein Stadium steigender Kosten bei verminderter Effektivität erreicht. Ein Teil dieses Problems liegt darin, daß es unserer Medizin zur Zeit an einem wesentlichen Element mangelt: der aktiven Teilnahmemöglichkeit der Patienten.« Könnte es nicht auch ein Interesse der Kostenträger und Versicherungen sein, Programme zur Vermittlung meditativer Praktiken zu unterstützen?

Robert Hall unterrichtet seit vielen Jahren mit Kollegen unterschiedlicher Disziplinen an der von ihm begründeten Lomi-School und der Tomales-School für Psychotherapie leiborientierte Therapie. Er ist ein Pionier besonderer Art. Ich bin selten einem Menschen begegnet, der auf mich soviel unmittelbare Präsenz ausgestrahlt hat. Er betont, daß seine persönlichen Veränderungen wesentlich von seinen langjährigen Meditationserfahrungen geprägt sind. Robert Hall verbindet seine Ausbildung in Psychoanalyse, Gestalttherapie, meditativen Übungen, Rolfing und Polaritätsmassage zu einer eigenen Synthese, die er Lomi-Arbeit nennt. Seit Jahren unterrichtet er auch in Europa.

Peter Dreitzel ist einer der angesehensten Soziologen der Bundesrepublik. Seine sozialwissenschaftlichen Forschungen haben zu einem differenzierten Verständnis der Bedeutung gesellschaftlicher Rollen beigetragen. Zugleich bemüht sich Dreitzel darum, das hinter den verschiedenen sozialen Rollen versteckte »Selbst« der Menschen zu authentischer Freiheit zu ermutigen. Er ist einer der erfahrensten zeitgenössischen Gestalttherapeuten und unterrichtet diese Therapieform seit vielen Jahren. Er hinterfragt kritisch den Einfluß ökologischer Entwicklungen auf das emotionale Befinden der Menschen und fordert auf, darüber nachzudenken, wie zwischenmenschliche Kontakte in dieser Situation angstfreier, authentischer gestaltet werden können. Dreitzel ist Professor für Soziologie an der FU Berlin.

Dennis Jaffe arbeitet als klinischer Psychologe und Berater für die Entwicklung von Projekten der Gesundheitsförderung. Er hat wesentlich an der Gestaltung von humanistischer Psychotherapie und Holistic-Health in den USA mitgearbeitet. Seit Jahren gilt sein besonderes Interesse der Arbeit mit erkrankten professionellen Helfern und der Entwicklung von therapeutischen Möglichkeiten für sie.

Wolfgang Schmidbauer ist Psychoanalytiker und hat als einer der ersten im deutschsprachigen Raum auf die problematische Rolle der »hilflosen Helfer« hingewiesen. Er arbeitet als freier Schriftsteller und Psychotherapeut in München. Seine Kritik an der Psychosomatik, die er in seinem Buch *Die subjektive Krankheit* formuliert hat, ist provokant und produktiv. Er kritisiert, daß die Erkenntnisse der Psychosomatik zu sehr den anders strukturierten Grundsätzen der naturwissenschaftlichen Medizin untergeordnet werden. »So erreichen sie das Innere des Kranken nicht, sondern bringen ihn eher dazu, sich zurückzuziehen und mit einer organischen Behandlung zu paktieren, die ihn als Subjekt weder erkennt noch fördert, aber wenigstens respektiert.«

Empfohlene Literatur:

Borysenko, Joanne: *Minding the body, mending the mind.* Addison-Wesley, Reading, 1987.

Dreitzel, Hans-Peter: *Reflexive Sinnlichkeit. Mensch – Umwelt – Gestalttherapie.* Edition Humanistische Psychologie, Köln, 1992.

Dreitzel, Hans-Peter: »Der Körper in der Gestalttherapie«. In: Kamper D./ Wulf, C.: *Die Wiederkehr des Körpers.* Suhrkamp, Frankfurt/Main, 1982.

Dreitzel, Hans-Peter/Stenger, Horst (Hrsg.): *Ungewollte Selbstzerstörung. Reflexionen über den Umgang mit katastrophalen Entwicklungen.* Cannes, Frankfurt/Main, 1990.

Fromm, Erich: *Vom Haben zum Sein. Wege und Irrwege der Selbsterfahrung.* Beltz, Weinheim, 1989.

Hall, Robert/Pope, Thomas: »Awareness as healing«. In: *Lomi School Bulletin,* Sommer 1981.

Hayward, Jeremy: *Die Erforschung der Innenwelt.* Scherz, Bern, 1990.

Kabat-Zinn, Ion: *Full catastrophy living.* Delacorte Press, New York, 1990.

Kabat-Zinn, Ion: »Meditation«. In: Moyers, Bill: *Healing and the Mind.* Doubleday, New York, 1993.

LeShan, Lawrence: *How to meditate. A guide to self-discovery.* Bantam, New York, 1975.

»Meditation and consciousness: A dialog between a meditation teacher and a psychologist. An interview with Shinzen Young«. In: *Noetic Sciences Review,* Autumn 1988.

Murphy, Michael: *The future of the body.* Tarcher, Los Angeles, 1992.

Schmidbauer, Wolfgang: *Die hilflosen Helfer.* Rowohlt, Reinbek, 1978.

Schmidbauer, Wolfgang: *Die subjektive Krankheit. Kritik der Psychosomatik.* Rowohlt, Reinbek, 1986.

Stockwies, Bertram/Wiesenhüter, Eckehardt: *Lehrbuch der Entspannung.* Hyppokrates, Stuttgart, 1979.

Varela, Francesco/Thompson, Evan: *Der mittlere Weg der Erkenntnis. Die Beziehung von Ich und Welt in der Kognitionswissenschaft – Der Brückenschlag zwischen wissenschaftlicher Theorie und menschlicher Erfahrung.* Scherz, Bern, 1992.

Watts, Alan: *Psychotherapie und östliche Befreiungswege.* Goldmann, München, 1986.

ROBERT HALL
Lomi-Therapie: »Man lernt das eigene Leben und die Fähigkeit zur Aufmerksamkeit schätzen.«

H. M.: Sie haben privat und beruflich eine Vielzahl von therapeutischen Möglichkeiten und Konzepten erprobt, die Sie nun in Therapie und Lehre zu integrieren versuchen. Wie sieht Ihr eigener Lernprozeß aus, und wie arbeiten Sie jetzt?

R. H.: Ich war zwar jahrelang Psychiater bei der Armee und bin in der klassischen Psychoanalyse ausgebildet, aber mein eigentlicher Lernprozeß setzte erst ein, als Fred Pearls mein Lehrer wurde, der mich entscheidend prägte. Als erster lehrte er mich, in der Arbeit mit Menschen meine Aufmerksamkeit auf das Naheliegende zu richten. In erster Linie betonte er das Hier und Jetzt, und gerade diese Betonung der Gegenwart spielte eine wesentliche Rolle in meiner Ausbildung. Er war es auch, der mich mit Ida Rolf zusammenbrachte. Während ich mit Ida Rolf arbeitete, erfuhr ich meinen Körper zum erstenmal auf eine mir ganz neue Art. Er wurde für mich realer. Was mir am meisten während der Zusammenarbeit mit ihr half, war nicht so sehr die mechanische Manipulation als vielmehr der Kontakt, der durch ihre Berührung entstand, selbst wenn dieser Kontakt aufgrund meiner Körperverspannungen schmerzhaft für mich war. Mein nächster Lehrer war Randolph Stone. Nachdem ich mehrere Jahre Gestalttherapie und Rolfing gemacht hatte, verbrachte ich einige Zeit mit Randolph Stone in Indien. Durch ihn erfuhr ich meinen Körper als ein Energiesystem. Mein Körper wurde zu mehr als einer bloßen physikalischen Form, ich wurde mir seiner als bio-elektrischem Feld bewußt. Ich begann, Gefühlserfahrungen mit denen des bio-elektrischen Feldes in Beziehung zu setzen, und mir wurde allmählich klar, daß diese Erfahrungen eigentlich identisch sind. Das intensive Praktizieren von Hatha-Yoga und die über lange

Jahre bewußt ausgeführten Tanzbewegungen, in die mich Freunde eingeführt hatten, spielten für mich eine wichtige Rolle. Aber es war letzten Endes die Meditationspraxis, die all die verschiedenen Disziplinen für mich verband und mir zur Klarheit verhalf. Durch die Meditation gelang es mir, das Verständnis für meine Arbeit zu vertiefen. Nach zwei Jahren intensiver Meditation, täglich mehrere Stunden, hatte ich einen sonderbaren Traum, der sich meinem Gedächtnis fest einprägte und großen Einfluß auf mich ausübte: Ich stand in einer äußerst kargen Landschaft, umgeben von Bergen, Felsen und Höhlen. Ich sah Lebewesen, halb Mensch, halb Tier, die Schweinen ähnlich sahen. Ich hielt einen Wassereimer und eine Bürste in der Hand und hatte die Aufgabe, diese Wesen zu waschen. Sie stellten sich in einer Reihe auf, und ich sollte sie eines nach dem anderen waschen. Plötzlich bemerkte ich, daß ich mich von diesen Wesen nicht mehr unterschied und selbst halb Mensch, halb Tier war. In diesem Augenblick hörte ich – immer noch im Traum – Kirchenmusik und spürte einen großen Schmerz im Unterleib und in der Wirbelsäule, so daß ich fürchtete, in Ohnmacht zu fallen. Dann hörte ich eine männliche Stimme, die zu mir sagte: ›Ich liebe dich.‹

Als ich erwachte, wußte ich von diesem Augenblick an, daß ich in meiner Arbeit mit Menschen den Körper behandeln mußte, aber nicht als auserwählter Heiler, sondern als Gleicher unter Gleichen. Als ich mit meinen Freunden die »Lomi School« gründete, machten wir oft Scherze über unsere Arbeit und nannten sie »Schweinewaschen«. Den Ausdruck behielten wir im privaten Sprachgebrauch bei, auch wenn wir aus Angst, die Patienten zu beleidigen, ihn öffentlich nicht benutzten. Hauptsächlich durch die Meditation gelang also die Integration der verschiedenen Disziplinen wie bewußte Bewegung, Hatha-Yoga, Körpertherapien, Rolfing und Gestalttherapie. Der Meditation verdanke ich meine größten Lernerfolge. Sie vermittelt mir Inspiration, Information, Ruhe und innere Kraft. Von außen kamen noch andere Einflüsse hinzu. Richard Heckler machte uns mit den asiatischen Kampfsportarten bekannt, vor allem mit Aikido und Alissa; meine spätere Frau, eine Schülerin von Magda Proskauer, führte Atemtechniken und differenzierte Bewegungsübungen ein, Katherine Flaxman, von Hause aus Tänzerin, die bewußte Bewegungsschulung. Aber hauptsächlich durch die Meditation erfuhr ich, daß Aufmerksamkeit, und zwar reine Aufmerksamkeit bar jeglichen Vorurteils, die verschiedenen Ansätze in der Arbeit miteinander verbinden kann.

H. M.: Sie haben in einem Ihrer Artikel betont, daß der wesentliche Aspekt Ihrer Arbeit die gleichzeitige Aufmerksamkeit gegenüber Gedanken, Gefühlen, körperlicher Wahrnehmung und deren Verbindung ist. Patienten kommen aber anfangs meist mit spezifischen Klagen und Problemen. Wie aktivieren Sie die Selbstwahrnehmung der Patienten für ihr eigenes Leben, und wie reagieren Sie auf den Widerstand, den die Patienten oft leisten?

R. H.: Ich arbeite mit dem »Material«, das die Patienten mir mitbringen, und versuche nicht, sofort ihre Anschauungen zu verändern. Wenn ein Patient beispielsweise mit Schmerzen zu mir kommt, betrachte ich diese Schmerzen als Symptome und benutze sie als Vehikel in der Behandlung. Ich spreche mit dem Patienten über seine Schmerzen und versuche, seine Aufmerksamkeit mehr auf den Schmerz selbst als auf dessen Beseitigung zu richten. Mit Hilfe von Berührung und Bewegung versuche ich dem Patienten zu zeigen, daß der Schmerz nicht etwas Statisches und Starres, sondern ein ständiger Prozeß ist. Leidet ein Patient an einer Bewegungseinschränkung, dann nehme ich dieses Anzeichen als Ausgangspunkt meiner Behandlung. Wie gehen von der Annahme aus, daß, welcher Art auch immer die Symptome sind, sie eine Mitteilung aus dem Unbewußten bedeuten; oder anders ausgedrückt, ich bleibe bei meiner Arbeit immer beim Naheliegenden, wie ich es von Fred Pearls gelernt habe. Die Beschwerden, derentwegen der Patient zu mir kommt, die

Themen, die er offenkundig anschneidet, sind ein guter Ausgangspunkt für meine Arbeit.

H. M.:»Bewußtheit« steht im Mittelpunkt Ihrer Arbeit. Bewußtheit ist für Sie der Schlüsselbegriff für den Heilungsvorgang und die Gesunderhaltung. Können Sie Ihren Begriff von Bewußtheit näher definieren? Welche Schritte sind auf dem Weg zur Erlangung von Bewußtheit wichtig?

R. H.: Es gibt verschiedene Begriffe, die zur Erläuterung meiner Vorstellung von Bewußtheit beitragen. Aufmerksamkeit ist die Fähigkeit des Geistes, bestimmte Dinge zu bemerken; reine Aufmerksamkeit dagegen richtet sich ohne eine vorgefaßte Meinung auf das jeweilige Objekt. Reine Aufmerksamkeit und Bewußtheit gehören für mich zusammen. Bewußtheit ist ein Bewußtseinszustand, in dem man fähig ist, mittels reiner Aufmerksamkeit die eigenen Körpergefühle und Gedanken wahrzunehmen. Von frühester Kindheit an sind wir dazu erzogen worden, unserem Denken mehr Aufmerksamkeit zu widmen als unseren Empfindungen. Folglich ist unsere Aufmerksamkeit in bestimmter Hinsicht einseitig. In meiner Arbeit füge ich oft nur das Element des Körperempfindens der Bewußtheit hinzu, denn nur wenn beides zusammen beachtet wird, ist eine umfassende Bewußtheit möglich. Es ist in der Tat eher ein transzendentales Erlebnis.

H. M.:Eine Schwierigkeit, diese Bewußtheit zu erlangen, liegt meiner Meinung nach in unserer leistungsorientierten westlichen Tradition. Ist dieses angestrengte Wollen nicht ein Hindernis bei der Erlangung von reiner Aufmerksamkeit und Bewußtheit?

R. H.: Das hängt davon ab, ob Sie Anstrengung als Bemühung oder Kampf verstehen. Es kostet gewiß Mühe, sich geistig auf ein bestimmtes Objekt der Aufmerksamkeit zu konzentrieren. Von Kampf kann man nur sprechen, wenn man innere Widerstände überwinden muß. Aber das meine ich nicht, denn das käme einer Behinderung des Vorhabens gleich. Ich spreche vielmehr von einer Mühe, die nicht angestrengt sein sollte, um wirkliche, reine Aufmerksamkeit des Patienten auf ein bestimmtes Objekt, beispielsweise nur auf den Atem, auf eine Empfindung im Bein oder Arm, auf eine Vorstellung oder einen Gedankengang zu lenken. Aber diese Lenkung der Aufmerksamkeit kann zwanglos und leicht vollzogen werden.

H. M.: Lernen sollte also immer von Mühe und Freude begleitet sein und nicht erst die Freude nach der Anstrengung bedeuten.

R. H.: Der Prozeß selbst ist freudvoll, die Freude kommt von allein. Wenn sich reine Aufmerksamkeit mit Interesse und Wertschätzung verbindet, dann ist das ganze eine freudige Angelegenheit. Man lernt dann, das eigene Leben und die Fähigkeit zur Aufmerksamkeit zu schätzen, und gerade darin besteht die Heilung. Wird einem Patienten erst einmal klar, daß es ein Privileg ist, zu leben, aufzuwachen, zu atmen, zu fühlen, zu essen, zu lachen und zu weinen, dann ist er auch fähig, dieses Privileg zu schätzen und sich darüber zu freuen.

H. M.: Das Leben als einen dynamischen Prozeß der Expansion und Kontraktion wie den Herzschlag oder das Atmen zu betrachten bedeutet auch, von einem anderen Begriff von Krankheit auszugehen. Sie haben darauf hingewiesen, daß Krankheit aus der Erstarrung einer Phase des Polaritätsflusses resultieren kann, was als blockierte Energie im Körper in Erscheinung tritt. Nur wenn Kummer, Schmerz, Freude und alle anderen Emotionen anerkannt und zugelassen werden, ist es möglich, Gesundheit und Bewegungsfähigkeit wiederherzustellen. Können Sie erklären, wie blockierte Energie durch Bewegung wieder freigesetzt wird?

R. H.: Wir müssen davon ausgehen, daß Leben Bewegung ist und daß jede Bewegung zwei Phasen durchläuft. Es gibt die Bewegung der Kontraktion (des Zusammenziehens) und die der Expansion (des Loslassens); jeder lebendige Organismus, jeder von uns unterliegt ständig diesem Prozeß des Pulsierens, entweder in Richtung Zusammenziehen oder in Richtung Loslassen, denn dies ist ein natürlicher Lebensvorgang. Vielleicht findet dieser Bewegungsablauf in allen Organismen oder überhaupt im gesamten Universum statt.

Wenn man von dieser Bewegung des Pulsierens ausgeht und sie als etwas natürliches begreift, dann liegt es nahe, Gesundheit als einen ungehinderten Bewegungsfluß von Kontraktion/Expansion/Kontraktion zu begreifen. In diesem stetigen Prozeß bewegen wir uns von einer Polarität zur anderen, ohne in einer zu verharren oder in der Mitte steckenzubleiben.

Unter »blockierter Energie« verstehe ich jene energetischen Blockaden (Stagnation), die an einem der Extreme des energetischen Flusses entstehen. Zumeist treten diese Blockaden als Kontraktionsstau auf, was sich als Muskel- und Gewebeverspannungen des Körpers auswirkt. Dieser ständige Kontraktionszustand ist als Ergebnis jahrelanger psychologischer Gewohnheiten zu verstehen. Wenn Angst der auslösende Impuls der Kontraktion war und sie ständig neue Zufuhr erhält, so ist eine konstante Kontraktion des Körpers die Folge. Der Körper wirkt in diesem Fall verkrampft, zusammengezogen und hat große Bewegungsschwierigkeiten.

H. M.: *Feldenkrais hat eine Untersuchung über Angst und Körperhaltung durchgeführt. Neugeborene Kinder, so fand er heraus, ziehen ihren Körper bei großer Lautstärke reflexartig zusammen; das gleiche geschieht, wenn sie sich beim Fallen schützen. Sie zeigen damit das gleiche unwillkürliche Verhalten wie Erwachsene, die Angst haben – Kontraktion des Körpers und Angst stehen folglich in einem engen Zusammenhang.*

R. H.: Ich glaube, daß Angst die grundlegende Erfahrung des Menschen ist. Sie bewirkt das Zurückschrecken vor unserer eigenen großartigen Natur und führt zu vielen Krankheiten, die wir als Menschen erleiden. Grundsätzlich besteht unsere Therapie darin, den Menschen dabei behilflich zu sein, sich von ihren Ängsten zu befreien, damit sich die Muskel- und Geweberverspannungen wieder lösen und die pulsierende Bewegung wieder frei fließen kann.

H. M.: Wie stehen Sie zur traditionellen Psychiatrie, zu deren Diagnosen sowie deren kategorisierendem Vorgehen, das oft die Fähigkeit des Patienten, Selbstverantwortung zu übernehmen und gesund zu werden, eher verhindert als fördert?

R. H.: Unser ständiges Bedürfnis nach Klassifizierung und Benennung aller Phänomene unseres Lebens ist meines Erachtens nicht förderlich für uns. Im wesentlichen unkontrollierbare Erscheinungen versuchen wir mit Hilfe von Klassifizierungen in den Griff zu bekommen. Wir unterliegen aber einem verhängnisvollen Irrtum, wenn wir annehmen, daß es genügt, etwas zu benennen und einzuordnen, um darüber Bescheid zu wissen und damit automatisch über die Fähigkeit zur Veränderung zu verfügen. Meiner Meinung nach ist die psychiatrische Diagnose für die Patienten oft schädlich. Sicher ist Klassifizierung von Verhalten auf der soziologischen und organisatorischen Ebene sinnvoll, aber wenn es um die Behandlung von Menschen geht, ist dieses Verhalten nicht nur schädlich, sondern auch würdelos. Außerdem hat psychiatrische Diagnose nichts mit den Erfahrungen der Patienten zu tun, und sie trägt nichts zum Verständnis der konkreten Situation bei, mit der wir jeweils arbeiten müssen.

H. M.: Die Eigenwahrnehmung der Menschen wird dadurch oft auf eine bestimmte Periode ihres Lebens fixiert, in einer Situation, in der es für sie notwendig ist, sich zu lösen und eine neue Lebensperspektive zu entwickeln.

R. H.: Wenn man als moderner Mensch deprimiert ist, reagiert man mit Angst und Bewegungslosigkeit auf diesen Zustand, erst recht, wenn die Depression stärker wird. Man zieht sich zurück und hat keine Möglichkeit mehr, die eigenen Gefühle auszudrücken. Wenn nun jemand kommt und uns sagt, daß wir an Depression leiden, dann glauben wir oft, daß es sich zwangsläufig um einen andauernden pathologischen Zustand handle, und geben der Depression eine weitreichendere Bedeutung als diejenige, die sie vielleicht wirklich hat. Damit wird die Einsicht verhindert, das ganze Leben als Prozeß und als ständige Veränderung verstehen zu können. Eigentlich ist es vernunftwidrig, den Lebensprozeß, der an einem bestimmten Punkt festgefahren und eingefroren sein kann, auf einen Begriff festzulegen, denn dies bewirkt eine noch stärkere Kontraktion. Die psychiatrische Diagnose ist für mich eine Form der Kontraktion.

H. M.: Diese Art von Diagnose läßt die heutzutage auch in der Physik übliche Betrachtungsweise außer acht, Dinge zur gleichen Zeit als Welle und Partikel zu begreifen. Ein bestimmter Augenblick wird verabsolutiert und nicht mehr als Teil eines fortlaufenden Prozesses begriffen.

R. H.: Ja, diese Ausgangsposition engt sehr ein. Wie ich schon sagte, kann Kategorisieren für Verwaltungs- und Organisationszwecke nützlich sein, aber darauf sollte man es auch beschränken. Die klassische psychiatrische Diagnose sollte nicht in der Therapie verwandt oder dem Patienten als eine klar definierte Krankheit vermittelt werden. Emotionale und mentale Störungen stellen für mich keine eigenständigen Krankheiten dar. Jeder von uns erlebt schwere Zeiten, und jeder reagiert verschieden auf diese Erfahrungen. Einige Menschen reagieren mit Verhaltensmustern, die wir als psychisch-krank einstufen. Wenn wir aber diese Verhaltensmuster festen Kategorien zuordnen, engen wir unser Verständnis ein.

H. M.: Sie haben mit Gleichgesinnten die »Lomi School« gegründet, in der Absicht, Ihr Wissen und Ihre Fähigkeiten weiter-

zuvermitteln. Wo liegt der Schwerpunkt Ihres relativ kurzen Lehrprogramms?

R. H.: Unsere Therapie ist körperorientiert, und wir versuchen, den Studenten die Fähigkeit zu vermitteln, ihre Aufmerksamkeit auf das Verhalten und den Körperausdruck der Menschen zu richten. Natürlich können wir in der kurzen Zeit, die uns zur Verfügung steht, nur ansatzweise eine andere Sinneswahrnehmung von Körper und Verhalten vermitteln. Unsere Kursteilnehmer lernen, ihre Sinne auf das Naheliegende zu richten. Sie lernen, die anderen zu akzeptieren, mit ihnen zu fühlen, klaren Kontakt mit ihnen herzustellen, denn der zwischenmenschliche Kontakt ist unserer Meinung nach das Medium des Heilungsprozesses. Einen klaren Kontakt herstellen bedeutet, den anderen ohne einen Wirrwarr von eigenen Gefühlen wie Angst und Wut zu berühren und fähig zu sein, die Kontraktionen und Expansionen des anderen Körpers wahrzunehmen. Dies kann aber nur das Anfangstraining eines körperorientierten Therapeuten sein, und die »Lomi School« ist für sie so etwas wie ein Kindergarten. Wir sind in einem ständigen Veränderungsprozeß begriffen, um unser Programm zu erweitern und verständlicher zu machen.

H. M.: *Was raten Sie Ihren Studenten, wenn sie ihr Programm beendet haben?*

R. H.: Der erste Ratschlag ist die weitere Schärfung ihrer Aufmerksamkeit. Zweitens sollen sie ihre Meditationsübungen fortsetzen und sich in einer Körperdisziplin üben, drittens zurückkommen und weiterstudieren und vor allem immer offen für neues Lernen sein.

H. M.: *Sie haben Ihre Studien in der ganzen Welt betrieben und waren überall als Therapeut tätig. Wie beeinflußt der kulturelle Kontext die Wahrnehmung von Gesundheit und Krankheit bei Ihren Studenten und Patienten? Unterscheidet sich die Arbeit mit Europäern von der mit Amerikanern?*

R. H.: Meines Erachtens sind die europäischen Studenten aufnah-
mebereiter und eher geneigt, ihre psychischen und physischen Prozesse ernst zu nehmen. In den USA ist eine Art von
Dilettantismus weit verbreitet, denn es gibt so viele verschiedene ganzheitliche Therapiemodelle, daß die Studenten ver-
wirrt und vielleicht auch abgestumpft sind. In Europa verhalten sich die Studenten respektvoller gegenüber den Menschen und sind sich mehr ihrer Gefühle bewußt, was auch
andere Therapeuten bestätigen, die in Europa tätig waren.
Außerdem gehen sie professioneller an ihre Ausbildung
heran. Hierzulande besteht dagegen die Tendenz, die ganzheitliche Medizin nicht genügend ernst zu nehmen und sie
nicht als eine kulturelle Bewegung mit all ihren Licht- und
Schattenseiten zu betrachten. Europäische Studenten haben
– vielleicht durch ihre jahrtausendealte Kultur bedingt – eine
größere emotionale Tiefe.

(1983)

HANS-PETER DREITZEL
Reflexive Sinnlichkeit als heilsamer Weg: Ein Kommentar zum Gespräch mit Robert Hall.

In den knapp zehn Jahren, die seit dem hier nachgedruckten Gespräch vergangen sind, hat sich der Zustand unserer Welt erneut drastisch verschlechtert – während Robert Halls Bemerkungen nichts von ihrer Richtigkeit verloren haben: Der Gegensatz zwischen der Entstehung ganzheitlicher Ansätze in der Medizin, in der Psychotherapie, in der Pädagogik und in anderen gesellschaftlichen Bereichen und der Entwicklung unserer industriegesellschaftlichen Lebensverhältnisse insgesamt wird immer größer.

Zu Recht hat Robert Hall ins Zentrum seiner Arbeit gerückt, was im Westen nur von der Gestalttherapie betont worden ist: die Bedeutung der *Bewußtheit* des Gewahrseins, der Öffnung unserer Sinne für die Erfahrung im Hier und Jetzt, der Entwicklung dessen, was ich »*reflexive Sinnlichkeit*« genannt habe, für jeden Prozeß der Heilung. Für uns Menschen, die wir in der unauflöslichen Verschränkung von Körper-Sein und Körper-Haben leben, gilt, daß nicht die Natur, sondern das Gewahrsein heilt.

In östlichen Kulturen, deren Religiosität für Robert Hall zu den biographisch prägenden Erfahrungen gehört, hat man dies lange schon gewußt und deshalb den vielerlei Formen der Meditation einen so zentralen kulturellen Stellenwert eingeräumt. Allerdings trägt Meditation dort typischerweise asketische Züge, die ihre Wurzeln in der allgemeinen Lebens- und Weltverneinung östlicher Religionen haben. Die Abwendung von einer selbst im Hatha-Yoga noch im Grunde körperfeindlichen Meditationshaltung und die Hinwendung zu einer die Sinne einbeziehenden und öffnenden Meditationshaltung ist – was hier noch immer nicht verstanden wird · im Osten vor allem der Arbeit von Osho Shree Rajneesh zu verdanken, während sie im Westen von ansonsten heterogenen Körpertherapien getragen wird, zu denen auch die von Hall entwickelte Lomi-Arbeit gehört und deren Begründer auf ihren jeweiligen Lebenswegen irgendwann mit der Meditationspraxis des Ostens in

Berührung gekommen sind. In solchen Synthesen von östlicher Meditation und westlicher Körperorientierung, wie sie z. B. in der viel zu wenig bekannten »Kum Nye«-Arbeit des in Berkeley wirkenden Tibetaners Tartang Tulku vorzüglich gelungen ist, liegen die größten Chancen für einen ganzheitlichen Ansatz des Heilens.

Zu dieser Synthese gehört auch Halls Betonung der *Bewegung*: Alles Neurotische, alles Kranke in unserem Leben ist immer auch eine Erstarrung der Bewegung, ein Festhalten statt eines Loslassens, ein Gefrieren des spontanen Rhythmus von Kontraktion und Expansion, von Einatmen und Ausatmen, letztlich von Leben und Sterben. Für Hall ist selbst die Diagnose schon eine pathogene Fixierung – was meines Erachtens allerdings daran liegt, daß wir nicht gewohnt sind, in Prozessen statt in Zuständen zu denken. Es macht einen Unterschied, ob man sagt, jemand leide an einer Depression, oder ob man sagt, jemand sei im Moment in einem depressiven Prozeß befangen, von dem wir bestimmte typische Abläufe kennen, den aber jeder doch höchst individuell gestaltet. Im ersten Fall wird man sagen: Da hilft diese oder jene Therapie, dieses oder jenes Medikament. Im zweiten Fall wird man sagen: Schenke Deine Aufmerksamkeit der Art und Weise, wie Du als eine psycho-physische Einheit funktionierst und welche Abläufe Du durch Verhaltensprogramme mitsteuerst, auf die Du noch nicht gut geachtet hast. Mit anderen Worten: *Gewahrsein heilt.*

Nicht daß wir immer mit heiler Haut davonkommen. Leben und Sterben sind von Geburt an miteinander verwobene Prozesse. Wenn also der Körper nicht nur durch Medizin, sondern auch durch Bewußtheit nicht immer geheilt werden kann, so doch wenigstens die Seele. Die aber kommt in der instrumentellen Vernunft der herrschenden Medizin schon lange nicht mehr vor.

In den vergangenen zehn Jahren ist das Interesse an ganzheitlichen Ansätzen in der Medizin und in der Psychotherapie erfreulich gestiegen. Dennoch gibt es keinerlei Anlaß zu Optimismus, denn im gleichen Zeitraum sind die gesellschaftlichen Verhältnisse in den Industrieländern wie in den Entwicklungsländern immer pathogener geworden. Als das vorliegende Interview zum erstenmal erschien, steckte die Ausbreitung von AIDS noch in den Anfängen, war von der Rückkehr längst besiegt geglaubter Infektionskrankheiten noch nicht die Rede und war das Ozonloch noch nicht entdeckt. Seither haben sich die Flüchtlingsströme unter dem sich weiter verstärkenden Druck der Bevölkerungsexplosion und der Zunahme grausamer Bürgerkriege weltweit vermehrt, seither gibt es die noch immer wachsende Zahl der Opfer von Tschernobyl, ohne daß dem eine Abnahme der zivilen Atomenergieproduktion gegenüberstünde, seither gibt es einen weiteren Anstieg der Vergiftung von Erde, Wasser und Luft auf dem ganzen Erdball, seither ist die rasche Veränderung des Weltklimas schon zum alltäglichen Gesprächsthema geworden. Das alles in bloßen zehn Jahren!

Auf diese Situation haben die Medizin und Teile der Psychotherapie in Deutschland bisher mit weitgehender Ausblendung der schleichenden Katastrophe und von Abwehrkräften gegenüber alternativen, also auch ganzheitlichen Ansätzen reagiert. Zwar ist unter dem Druck der Kostenexplosion wenigstens den schlimmsten Exzessen des ärztlich verordneten Pharmakonsums durch neue Kassenregelungen ein Riegel vorgeschoben worden, zugleich aber sind durch die gleichen Regelungen die frei praktizierenden Ärzte endgültig zu bürokratischen Handlangern des medizinischen Versorgungsstaates geworden. Währenddessen wächst der medizinisch-technische Komplex ungehindert weiter und verändert von der Embryonen-Technologie über die Transplantationsmedizin bis zu den lebenserhaltenden Maschinen jeden Maßstab dessen, was einst als human gegolten hat.

Immer mehr Menschen sind mit dieser Art der medizinischen Versorgung unzufrieden und werden mit ihren Bedürfnissen auf einen »alternativen« Gesundheitsmarkt verwiesen, der sich nicht nur privat finanzieren muß, sondern auch ständig am Rande der Legalität operiert. Das geplante Psychotherapie-Gesetz wird ein weiterer und großer Schritt in die Verregelung, Verschulung und Curricularisierung, kurz die Bürokratisierung der Tätigkeit des Heilens sein. Ganzheitliche Zugänge zum Heilungsprozeß aber lassen sich nicht instrumentalisieren; sie sind nach wie vor ein Kunsthandwerk, das nicht in den Lehrstoffen und computerisierbaren Wissensbeständen aufgeht, sondern nur im persönlichen Miteinander von Lehrer und Student, von Meister und Schüler weitergegeben und weiterentwickelt werden kann. Es ist deshalb kein Zufall, daß alle ganzheitlichen Ansätze in den sogenannten Körpertherapien von einzelnen Lehrern mit ihren persönlichen Schülern entwikkelt worden sind und heute in einer schwer übersehbaren Fülle von heterogenen Lehrinstituten weitergegeben werden, zu denen auch die Lomi-School von Robert Hall in Kalifornien gehört. Jede Art von ganzheitlicher Medizin setzt die persönliche Begegnung voraus – die von Arzt und Patient, von Therapeut und Klient, aber auch die zwischen Meister und Schüler.

Ein Aspekt, der im Interview zu wenig zur Sprache kommt, dem Robert Hall aber große Aufmerksamkeit geschenkt hat, ist die Rolle von Tod und Sterben in der ganzheitlichen Medizin. Selbst die Gestalttherapie mit ihrer Betonung des Gewahrseins und der inneren Achtsamkeit war lange Zeit einseitig auf das persönliche Wachstum fixiert und hat die andere Seite unseres Lebensrhythmus, den Rückzug, das Vergehen und Verschwinden, die Kontraktion, wie Hall es ausdrückt, wenig beachtet. Noch schwerer tut sich die Medizin mit diesem Thema. Der Hippokratische Eid verpflichtet den Arzt auf die Rettung des Lebens unter allen Umständen. Aber einst hieß Leben immer: *beseeltes* Leben. Gewiß gab es problematische gesellschaftliche Zustände, in denen es mehr um das Heil der Seele als um die Heilung des Körpers ging. Heute aber finden wir allenthalben den umgekehrten und deshalb nicht besseren Zustand: Für den Körper wird jeder Aufwand betrieben, um die Seele aber kümmert sich, wenn es ernst wird, am Ende niemand mehr.

Die Frage ist, ob ganzheitliche Medizin nicht mutig und ehrlich genug sein muß, um ihren eigenen Hippokratischen Eid zu entwikkeln, einen, der sich auf unseren Organismus als ein *beseeltes* Leben beziehen würde.

Fortschritte in der ganzheitlichen Medizin und Psychotherapie wird es nämlich nur geben, wenn die an ihr existentiell interessierten Menschen den oft recht engen Horizont ihrer jeweiligen Schulen und Methoden öffnen, sich zusammentun und aktiv werden. Denn angesichts der mondialen Bedrohung der Möglichkeiten einer humanen Existenz auf diesem Planeten, angesichts der realen Katastrophe, in der wir schon längst uns befinden, und angesichts der offensichtlichen Unfähigkeit der politisch-ökonomischen Systeme, auf diese Bedrohung wirksam zu reagieren, müssen Medizin und

Psychotherapie zunehmend prophylaktisch arbeiten, und das heißt: sie müssen *politisch* werden. Die Aufgaben der nächsten Generation nach den Gründern, also derer, die bei den in diesem Buch zu Worte kommenden Lehrern und Meistern gelernt haben, wird es sein, die verschiedenen ganzheitlichen Ansätze des Heilens theoretisch und praktisch zu einer weltweit und politisch arbeitenden Prophylaxe miteinander zu vernetzen.

(1994)

DENNIS JAFFE

Das »Burnout«-Syndrom: »Man braucht nicht zu
warten, bis man vollkommen ist, um eine humane
Medizin zu praktizieren.«

*H. M.: Sie befassen sich mit dem vorzeitigen beruflichen Verschleiß
von Ärzten und Therapeuten. Wie kamen Sie zu diesen Untersuchungen, und wie stellt sich Ihnen das Problem dar?*

D. J.: Mich beschäftigt schon lange der Widerspruch zwischen
dem, was die Menschen sagen, und wie sie sich verhalten.
Diese Diskrepanz zeigt sich besonders bei Therapeuten und
Ärzten, die zwar versuchen, andere zu heilen und ihnen
Wege zu einer gesünderen Lebensführung aufzuzeigen, sich
aber nicht bemühen, selbst diesen Ratschlägen gemäß zu leben. Diese paradoxe Situation trifft auch für die meisten
Institutionen des Gesundheitswesens zu. Ein Blick in die
Krankenhäuser genügt, um festzustellen, daß in ihnen Gesundheitsförderung nur schwer möglich ist. Aber nicht nur
die Patienten sind diesen unzulänglichen Bedingungen ausgeliefert, sondern auch die Beschäftigten der Gesundheitsin-
stitutionen. Für mich stellte sich folglich die Frage, welche
persönliche Folgen die Arbeit mit Kranken, Schmerzen, Leiden und Tod auf die Ärzte und Therapeuten hatte.
    Einige gehen davon aus, daß der Verschleiß unvermeidlich
ist und der Zusammenbruch sich nur dann verhindern läßt,
wenn die persönlichen Gefühle ausgeschaltet werden. Im
Gegensatz dazu sind andere der Ansicht, daß gerade Ärzte
und Therapeuten in der Lage sein sollten, mit ihren Gefühlen
umzugehen und ein erfülltes und befriedigendes Privatleben
zu führen. Gegenstand meiner Untersuchung sind die Lebensweise und die neuen Erfahrungen jener Ärzte, die bestrebt sind, ihren Beruf nicht nur routinemäßig auszuüben.

*H. M.: Am Saybrock-Institut ist die therapeutische Arbeit mit aus-
gebrannten Ärzten ein Schwerpunkt Ihrer Tätigkeit. Wie gehen Sie vor, um ihnen zu helfen, die aufgestauten oder verdrängten Emotionen zu verarbeiten?*

D. J.: Ein großer Teil unserer Arbeit gilt den Ärzten, deren Gesundheit durch Drogenmißbrauch, Herzanfälle, Depressionen, Beziehungsschwierigkeiten beeinträchtigt war. Gerade
weil sie selbst die Erfahrung gemacht haben, daß die Mittel
der Schulmedizin oft nicht mehr ausreichen, um eine Linderung ihrer Leiden zu bewirken, sind Ärzte für eine Heilungs-
änderung besonders aufgeschlossen.

In meiner Untersuchung über ganzheitlich orientierte
Ärzte gab mehr als ein Drittel der befragten Ärzte an, daß
ihre Haltungsänderung auf die Erfahrung einer eigenen
Krankheit zurückzuführen sei. Als sie selbst ins Krankenhaus eingewiesen und mit dem medizinischen System als Patient konfrontiert wurden, verstanden sie zum erstenmal den
Ärger und die Hilflosigkeit ihrer Patienten. Sie erkannten,
daß nicht nur die direkte medizinische Intervention für den
Heilungsprozeß von Bedeutung ist, sondern daß Betreuung,
zwischenmenschlicher Kontakt, Information, Trost, Unterstützung und eine angenehme Umgebung wesentliche Bestandteile der Gesundung sind.

Andere Ärzte veränderten ihre Haltung infolge von Ehe-
krisen, Scheidung oder Psychotherapie. Im Augenblick der
Krise oder des beruflichen Verschleißes entwickelt sich die
Wahrnehmungsfähigkeit für die bis dahin verdrängten oder
gemiedenen Widersprüche im eigenen Leben. Viele Ärzte ge-
langten zu der Erkenntnis, daß ihre Arbeit mit ihren ursprünglichen Idealen vom Heilen kaum noch etwas gemein
hatte. Sie gewannen neue Einsichten und stellten sich entscheidende Fragen: Welche Art von Praxis strebe ich überhaupt an? Möchte ich im Krankenhaus arbeiten? Wie sieht
die Beziehung zu meinen Kollegen aus? Wie gestalte ich
eigentlich mein Leben in privater und sozialer Hinsicht?

H. M.: Ich sehe den beruflichen Verschleiß von Ärzten als eine Folge von Entfremdung, die einerseits von einer zusehends technologisch orientierten Medizin ausgeht, andererseits durch die immer unpersönlicher werdende Kommunikation zwischen Arzt und Patienten bedingt ist.

D. J.: Ein anderer Faktor liegt in der Nichtbeachtung von Heilungsmöglichkeiten außerhalb der Schulmedizin. Viele Ärzte berichten, daß sie ihre Heilung zu einem großen Teil alternativen Behandlungsmethoden verdanken, die sich ihnen in der Krise erschlossen haben. Außerdem stellte ich in meiner Untersuchung fest, daß im ersten Stadium der Veränderung oft extreme Reaktionen stattfinden. Einige Ärzte gaben ihre Praxis auf, weigerten sich, auf medizinischem Gebiet weiterzuarbeiten, machten für die traditionelle Medizin unerhörte Aussagen, so daß die Kollegen sie bisweilen für gestört hielten. Andere wurden wegen Auseinandersetzungen aus den Krankenhäusern entlassen. Erst diese Erfahrungen und das Loslassen ihres Ärgers ermöglichten ihnen die Wahrnehmung der Mängel der herkömmlichen Medizin und letztlich ihre eigene Haltungsänderung. Nach einiger Zeit kommen sie auf verschiedenen Wegen wieder zur Medizin zurück; sie legen ihrer Arbeit andere Konzepte und Techniken zugrunde, die eine ganzheitliche Behandlung zulassen. Meistens tendieren sie dann zur Allgemeinmedizin, auch wenn sie vorher eine Facharztausbildung hatten, und erklären, daß für sie die persönliche Beziehung zu ihren Patienten wesentlich ist.

Ausnahmslos geben die befragten Ärzte an: »Um andere heilen zu können, muß ich selbst glücklich sein. Deshalb will ich nicht mehr hundert Stunden in der Woche arbeiten, denn bei einer solchen Stundenzahl ist es mir unmöglich, mir selbst und meinen Patienten gerecht zu werden.« Andere fügten hinzu: »Um den Vorwurf zurückzuweisen, ein schlechter Arzt zu sein, weil ich nicht ständig zur Verfügung stehe, eröffne ich eine Gemeinschaftspraxis mit Kollegen, denen ich vertraue und die, wie ich, nicht mehr Opfer ihres Berufs sein wollen.«

Fast alle diese Ärzte erwähnten, daß ihr Veränderungsprozeß ihnen ein neues spirituelles Verständnis ihrer Arbeit und
des Heilungsprozesses gebracht habe. Sie hatten durchweg
den Wunsch, ihre persönlichen Therapieerfahrungen in ihrer
Arbeit mit ihren Patienten fruchtbar werden zu lassen.

H. M.: *Oft bereitet es mir Schwierigkeiten, den Patienten Ratschläge allgemeiner Art zu geben, wie zweimal in der Woche
Sport zu treiben usw., ohne zu wissen, wie der Patient meine
gutgemeinten Empfehlungen umsetzen kann und ob seine
Lebensumstände überhaupt nach meinen Vorstellungen zu
verändern sind.*

D. J.: Untersuchungen über das Befolgen ärztlicher Ratschläge zeigen deutlich, daß der Patient nur selten auf das achtet, was
der Arzt ihm empfiehlt. Die Erfahrungen ganzheitlich orien-
tierter Ärzte beweisen häufig das Gegenteil, was sicher mit
der Tatsache zusammenhängt, daß in der Praxis das Arzt-
Patient-Verhältnis ein anderes ist, weil diese Ärzte durch ihre
eigene Lebensweise das zu verkörpern suchen, was sie anderen raten. Wenn der Arzt empfiehlt, das Rauchen aufzuge-
ben, auf seinem Schreibtisch aber ein Aschenbecher voller
Kippen steht, dann ist er bestimmt kein überzeugendes Beispiel für den Patienten. Ich meine nicht, daß jeder Arzt ein
Idealwesen sein muß, bevor er andere behandeln kann, denn
dies wäre absurd. Er sollte sich aber seiner Schwächen bewußt sein, an sich arbeiten und sich bemühen, diese zu beheben. Man braucht nicht zu warten, bis man vollkommen ist,
um eine humanitäre Medizin zu praktizieren.

(1984)

WOLFGANG SCHMIDBAUER
Aktuelle Anmerkungen zur Hilflosigkeit von
Helfern: »Die Helfer-Problematik liegt darin, daß es
erheblich leichter ist, diese Gesetze anderen zu
vermitteln, als selbst nach ihnen zu leben.«

Die Spannung zwischen menschlichen Idealen und menschlicher
Realität läßt sich in kaum einer anderen Situation so gut beobachten wie in der Dynamik des »hilflosen Helfers«. In einer Balint-
Gruppe habe ich einmal einen Fall erlebt, der diese Spannung illu-
striert. Solche Gruppen dienen dazu, daß Ärzte über sich selbst und
ihre Gefühlsprobleme mit Patienten nachdenken können. Dort
schilderte ein junger Mediziner seine Situation, der eben die altein-
gesessene Praxis eines Internisten übernommen hatte, der relativ
jung an einem Herzinfarkt gestorben war. Er wundere sich jeden
Tag, wie die achtzigjährigen Patientinnen und Patienten seines Vor-
gängers vertrauensvoll im Wartezimmer säßen und keine Minute
darüber nachdächten, weshalb der Arzt, der sie bis in dieses hohe
Alter betreut hatte, so früh an einem Leiden gestorben war, dessen
Prophylaxe er doch gekannt haben mußte. Und manchmal, wenn er
völlig erschöpft nach einem langen Arbeitstag dasaß und bemerkte,
daß ihm das hastig hinuntergeschlungene Mittagessen schwer im
Magen lag, überlegte er auch, daß er endlich seinen Patienten sagen
müsse, wenn sie ihn weiter so beanspruchen würden, sei der Weg zu
seinem Herzinfarkt nicht mehr weit.

Hier widersprechen sich zwei Idealvorstellungen: die des immer
starken, überlegenen, selbst bedürfnislosen Helfers und die des Experten, der weiß, wie eine gesunde Lebensführung aussieht. Das
Helfer-Ideal kann sich mit der Abwehr von emotionaler Abhängigkeit verbinden. (»Helfer-Syndrom«).* Zur seelischen und körperlichen Gesundheit des Erwachsenen gehört ein angemessener Umgang mit den auch in der reifen Persönlichkeit erhaltenen kindlichen

---

* Dieser Begriff wurde konzipiert in W. Schmidbauer, *Die hilflosen Helfer.*
Über die seelische Problematik der sozialen Berufe, Reinbek 1977, 1992.

Bedürfnissen nach Bestätigung, Ruhe, Abhängigkeit, Geborgenheit. Wer nicht weise, sondern streng, ja bösartig mit seinem inneren Kind umgeht, überfordert sich in der Regel seelisch wie körperlich. Die Helfer-Problematik liegt darin, daß es erheblich leichter ist, diese Gesetze anderen zu vermitteln, als selbst nach ihnen zu leben. Im einen Fall sagt der Helfer anderen nur, welches Haus sozusagen gesünder wäre; im anderen muß er auch selbst umziehen und Folgen tragen, die mit seinen gesteigerten Geltungsansprüchen nicht vereinbar sind. Im einen Fall ist er der Wegweiser, im anderen macht er sich selbst auf den Weg. Der Helfer findet seine Entspannungs- und Ruhebedürfnisse nicht wichtig genug, er kann die Kränkung nicht ertragen, solche »schwachen«, abhängigen, kindlichen Seiten zu haben, und klammert sich unablässig, bis zur Erschöpfung, an seine berufliche Rolle.

Der seelische und körperliche Verschleiß, der heute häufig mit dem Begriff des »Burn-out« (Ausbrennen) belegt wird, setzt um so schneller ein, je höher die beruflichen Idealvorstellungen sind, je weniger Unterstützung der Berufsanfänger (etwa in Form von Supervision) erhält und je stärker fremdbestimmt seine Tätigkeit ist. Daher wechseln z. B. Krankenschwestern viel öfter den Beruf als Ärztinnen, resignieren Sozialarbeiter in einem Elendsviertel, wo sie viele Problemfälle mit wenig Erfolgserlebnissen haben, schneller als ihre Kollegen in einer guten Wohngegend, die weniger Problemfälle mit mehr Erfolgserlebnissen bearbeiten. Altenpflege belastet stärker als z. B. die Akutmedizin. Abhilfe muß also einmal an den Arbeitsbedingungen ansetzen (obwohl die Pflege anstrengender ist, sehen die Personalschlüssel in der Altenpflege weniger Helfer pro Pflegefall vor als in der Akutmedizin), zum zweiten an der Ausbildung, zum dritten an der Übergangsphase in den Beruf und in der psychohygienischen Begleitung der Helfer in ihrer Arbeit.

Zur Identitätsfindung des Helfers wie aller anderen Berufstätigen mit einem Leistungsideal (»Profis«) gehört es, immer klarer die eigenen realistischen Möglichkeiten einzuschätzen und zu lernen, sie auszubauen, ohne sich von Illusionen und Ideal-Ansprüchen zu sehr einschränken zu lassen. Diese tendieren dazu, die realen Möglichkeiten als kümmerlich, als ungenügende, den Ansprüchen nicht standhaltende Aussicht abzutun. Ich erinnere mich an eine Fünfzehnjährige, die posaunte, sie werde Verlagslektorin werden, aber sie denke ganz und gar nicht daran, in diesem Beruf ihre kostbare Zeit damit zu vergeuden, die Texte irgendwelcher Idioten zu lesen.

Wer sich in der Arbeitswelt zurechtfinden will, weiß bald, daß für jede angenehme Aufgabe einige unangenehme Aufgaben anfallen. Vielleicht begegnet er auch in sich selbst der menschlichen Ur-Neigung, diese Unannehmlichkeiten zunächst nicht wahrhaben zu wollen, ähnlich wie ja ganze Industriegesellschaften der Illusion huldigten, sie können den Komfort von Chemie und Automobilverkehr haben und gleichzeitig saubere Flüsse und stille Städte behalten. Kurzum, erfolgreiche Berufsarbeit setzt voraus, daß die *ganze* Wirklichkeit des Berufs akzeptiert und ausgefüllt wird, was auch bedeutet, daß viele Träume beschnitten und die Leerstellen mit Trivialem ausgefüllt werden müssen, dem man in der ursprünglichen Berufswahl vielleicht gerade entgehen wollte.

Für einen Beruf wie den des Therapeuten reicht es nicht aus, sich mit den rational faßbaren Einschränkungen und Disziplinierungen der Arbeitswelt abzufinden. In unserem Gefühlsleben, vor allem in unseren emotionalen Beziehungen, die einen so wesentlichen Anteil unserer Zufriedenheit ausmachen, ist eine ähnliche Reifungsarbeit und Anspruchsschrumpfung unerläßlich. Wir sind nicht unsterblich, und unsere Fähigkeit, neue, attraktive Freunde oder Freundinnen zu gewinnen, die an die Stelle der Menschen treten, die uns enttäuschen, so wie uns auch unsere Eltern enttäuscht haben, ist begrenzt. Ähnliches gilt für unsere Fähigkeit, unsere Männer- oder Frauenrolle auszufüllen, oder – falls es soweit kommt und wir uns entscheiden, eine Elternschaft zu riskieren – für die Art und Weise, in der wir unsere Kinder erziehen. Wer hier ein hohes und aus einer Opposition gegen Erfahrungen mit den eigenen Eltern gewonnenes Ideal hat – Spuren davon lassen sich bei vielen angehenden Therapeuten nachweisen –, der wird in der Auseinandersetzung mit einem Lebenspartner oder einer Partnerin, mit eigenen Kindern erleben, daß auch er unvollkommener ist, als er es bisher glaubte, daß sein Verhalten weit stärker von den verachteten realen Eltern geprägt wurde, als er es wahrhaben wollte. Das macht bescheidener, söhnt vielleicht ein wenig mit der eigenen Vergangenheit aus, und es wäre ein großes Wunder, wenn solche Entwicklungen in der Persönlichkeit des Therapeuten nicht auch viele Folgen für seine Arbeit hätten. Mehr als eine Psychologin, die vor Ehe und Elternschaft als Erziehungsberaterin gearbeitet hatte, gestand in der Analyse, daß die Erfahrung mit den eigenen Kindern ihr Urteil über realistische Ansprüche an Elternschaft weit mehr beeinflußt habe als zehn Semester Studium der Entwicklungspsychologie.

Wenn sich ein Therapeut scheiden läßt, wenn er den Tod seiner Eltern oder anderer nahestehender Menschen erlebt, dann wird er mit verwandten Themen in seiner Arbeit künftig anders umgehen als sein Kollege, den bisher diese schmerzlichen Seiten des menschlichen Lebens nicht berührt haben. Ähnliches gilt natürlich für eigene neurotische Probleme, psychosomatische Symptome, für ein belastetes Kindheitsschicksal, wie beispielsweise Erfahrungen von Elternlosigkeit, sexuellem Mißbrauch oder schweren körperlichen Erkrankungen. Es gibt ein naives, von den oben angesprochenen Idealerwartungen geprägtes Bild des Therapeuten, das eine Art untadeligen Übermenschen erwarten läßt, der keine Depressionen und Ängste hat, nie über den Durst trinkt und eine mustergültige Ehe führt. Dieses Bild ist illusionär. Wer professionell andere versorgt, ist damit keineswegs selbst untadelig, und er ist auch nicht selbst gut versorgt.

Therapeuten sind »neue Helfer«, die sich den »alten« oder normativen Helfern gegenüberstellen lassen, die – wie der Priester, der Jurist oder der Arzt – ihre berufliche Tätigkeit nach objektivierbaren Kriterien ausüben.* Der Beziehungshelfer arbeitet darauf hin, eine enge, emotionale Beziehung zu seinen Klienten oder Patienten herzustellen. Sein Ideal ist eine vollkommene Elternfigur, die Elemente der Wissenschaft mit solchen der Kunst verbindet und Regeln nicht schematisch ausfüllt, sondern kreativ transzendiert. Der Schatten, den dieses Ideal wirft, ist der Scharlatan, der weder wissenschaftlich noch künstlerisch fundiert ist, sondern nur andere glauben machen kann, er sei es, und sie für kurze Zeit durch solche vorgespiegelte Goldmacherei bezaubert.

Die Rolle des Beziehungshelfers wurde zuerst in der Psychoana-

---

* Vgl. W. Schmidbauer, *Helfen als Beruf. Die Ware Nächstenliebe*, Reinbek (Rowohlt) 1983, 1991.

147

lyse formuliert, in den »Studien über Hysterie«, die kurz vor der Jahrhundertwende veröffentlicht wurden. Freud stellt hier fest, daß die von ihm anstelle der Hypnose (die den Kranken zum *Objekt* ärztlicher Suggestionen macht) entwickelte Redekur nur dann möglich ist, wenn sich eine von gegenseitigem Vertrauen und Respekt getragene *Beziehung* zwischen dem Arzt und dem Kranken entwickelt. Einen organisch Kranken kann der Helfer behandeln, auch wenn er sich nicht für die Persönlichkeit des Patienten interessiert, ihn abstoßend oder langweilig findet; die auf einer Erforschung des Unbewußten beruhende psychoanalytische Behandlung ist nur möglich, wenn eine von Vertrauen und Interesse bestimmte Beziehung hergestellt werden kann.

Seit diesen Anfängen hat sich ein großes Spektrum verschiedener therapeutischer und pädagogischer Methoden entwickelt, die mehr oder weniger stark diesen Beziehungsaspekt betonen; es gibt inzwischen auch viele Forschungsdaten, die nahelegen, die tragfähige, positive Gefühlsbeziehung zwischen Helfer und Hilfsbedürftigem in zwischenmenschlich orientierten Dienstleistungsberufen als wesentliches, oft ausschlaggebendes Moment des Heilerfolges anzusehen. Das bedeutet auch, daß die berufliche Laufbahn eines solchen Helfers in einer anderen Weise zu beurteilen ist, als die eines Kaufmanns oder eines Mechanikers. Angesichts von Sachen entwickelt sich die menschliche Kompetenz linear, in der Art einer aufsteigenden Linie, die in den späten Berufsjahren allmählich durch den körperlichen und geistigen Altersabbau beeinträchtigt wird. In der Helferkarriere wird die praktische Kompetenz in einem Prozeß entwickelt, der viel mit der Enttäuschung und Differenzierung theoretischer Ideale zu tun hat.

Zu Beginn seiner beruflichen Entwicklung steht die Auseinandersetzung mit einem während der Ausbildung erworbenen Perfektionismus im Vordergrund. Dieser führt dazu, daß der Therapeut versucht, sich einer strengen Disziplin zu unterwerfen und immer dann, wenn er sich dem Klienten gegenüber verhält, zu überlegen, ob dieses Verhalten nun seiner beruflichen Aufgabe entspricht oder nur persönlich, privat und daher der Situation nicht angemessen ist. Vor allem plagt ihn die Furcht, nicht genügend ernst genommen zu werden. Der Helfer benötigt um so mehr Respekt und Beachtung von seiten seiner Klienten, je unsicherer er in seiner Identität ist. Das heißt auch, daß sich gerade ein Anfänger leicht angegriffen fühlt und die Strebungen seiner Klienten, mit ihm zusammenzuarbeiten, unterschätzt. Er betrachtet mißtrauisch ihr Verhalten und verwechselt Zweifel mit Kritik oder die Angst, den Ansprüchen der Behandlung nicht zu genügen, mit einer Entwertung seiner Person.

Mit anderen Neuerungen teilt die Psychotherapie die Problematik, etwas Verlorenes ersetzen zu sollen. Das bringt die Gefahr mit sich, daß sie dazu beiträgt, Verluste zu *verleugnen*. In der Konsumgesellschaft versprechen viele Helfer, die Idealansprüche von Klienten nicht in Reflexion zu bringen, sondern sie zu erfüllen, gesteigertes Leben, Super-Sexualität, persönliche Wiedergeburt zu schaffen. Damit partizipieren sie an dem vertrauten Modell der Werbung, Bedürfnisse nach überflüssigen und häufig schädlichen Produkten zu wecken. Es gibt Therapeuten, die den Eindruck erwecken, daß ohne ihre Hilfe kein menschenwürdiges Leben möglich ist, ähnlich wie ein zivilisierter Mensch glauben mag, daß er ohne Desodorant stinkt und ohne Auto unbeweglich ist. Sinnvoller ist es, unsere psychosozialen Dienstleistungen mit den Vitaminen zu vergleichen, die dem industriell produzierten Brot künstlich zugesetzt werden müssen. In unserem Zusammenleben und in unserer Arbeitswelt gehen durch eine extreme Perfektionierung der Leistungsanforderungen soviele emotionale Rücksichten und Differenzierungen verloren, daß wir diese künstlich, auf dem Weg über neue Leistungsanbieter, wieder einführen müssen. Die Aufgabe der Therapeuten liegt eher darin, gemeinsam mit ihren Klienten über solche Situationen nachzudenken, als sie durch marktschreierische Versprechungen zu verleugnen.

Ich vermute, daß gegenwärtig die falschen Freunde für die Entwicklung der Psychotherapie und der ganzheitlichen Medizin gefährlicher sind als die ehrlichen Kritiker. Es gibt in Medizin und Therapie ähnliche Bedürfnisse nach Entlastung, Entschuldigung und einem guten Image wie etwa in der chemischen Industrie, in der es auch billiger sein kann, einen Ökologen zu engagieren, als die Produktion so umzustellen, daß keine unkontrollierten Gifte mehr produziert und in die Umwelt abgegeben werden. Um mit solchen Situationen angemessen umzugehen, muß der Therapeut seine eigenen Bedürfnisse kritisch wahrnehmen können: seine Größenvorstellungen, seine Empfänglichkeit für Schmeichelei, seine Wünsche nach materiellem Gewinn durch den Pakt mit einem Verschleierungs- und Verleugnungsprogramm.

(1994)

UNTERSTÜTZTES LOSLASSEN ERPROBEN

»All, was du hältst, davon bist du gehalten,
und wo du herrschst, bist du auch der Knecht.«
(Franz Grillparzer: Entsagung)

»Wie du auch die Welt durchflitzt
Ohne Rast und ohne Ruh –:
Hinten auf dem Puffer sitzt
Du.«
(Erich Kästner: Luftveränderung)

»Nur noch selten atmen wir richtig
und atmen Zeit mit ein,
wir leben eilig und wichtig
und trinken statt Wasser Wein.«
(Eva Strittmacher: Werte)

»Ohne ihn war nichts zu machen,
keine Stunde hat er frei.
Gestern als sie ihn begruben,
war er richtig auch dabei.«
(Wilhelm Busch: Dilemma)

Spannung, Geschwindigkeit, Zeitknappheit und Action, dies sind gängige Metaphern des Alltagslebens in unserer Industriegesellschaft. Erst wenn der Zusammenbruch droht, wird bei uns Entspannung verordnet oder Kontemplation und Stille gewünscht und gesucht. Aber wie und wo? »Freizeit« heißt für viele, mit dem Auto hinaus aus den Ballungszentren – hinein in die Erholungsgebiete, zur aktiven Freizeitgestaltung auf Fahrrädern, Surfboards oder Loipen, immer häufiger auch durch Risikosportarten. Anspannungen kennzeichnen auch den beruflichen Alltag, bei dem immer mehr Menschen vor Computerbildschirmen und programmgesteuerten Arbeitsmitteln, vor Schreibmaschinen, Meß- und Prüfgeräten, Telefonen und Diktiergeräten pausenlos geistige Informationen aufnehmen, welche sie körperlich kaum verarbeiten können. Anspannung prägt die Körperhaltung der meisten Menschen. Während der Arbeitspausen putschen sie Energiedefizite mit Koffein und Nikotin auf.

Sinnvolle, zum Leben notwendige Spannung, der Reiz und die Neugierde auf Veränderung sind in unserer Gesellschaft vielfach zur Übertreibung, Anspannung oder Überspannung verzerrt worden.

Die Begriffe »stress« bzw. »distress«, also zu viel Streß, kennt heute jeder. In diesem Zusammenhang haben Psychophysiologen die sogenannte »Flucht- oder Kampftheorie« aufgestellt. Sie konnten zeigen, daß wir in belastenden Situationen mit dem gesamten Körper und seinen unterschiedlichen Systemen in Aktion geraten. Dies gilt auch überraschend dann, wenn wir uns heute solche Situationen vorstellen oder uns an sie erinnern: Herzschlag, Atem, Schweißtätigkeit, hormonelle Prozesse, Verdauungsprozesse, die Verteilung des Blutes, unsere Gedanken, unser Körpergefühl, alles verändert sich. Wenn die Spannung steigt, können wir merken, wie auch wir »steifer« werden. Unruhe, stockender Atem, getrübte Wahrnehmung, überstreckte oder überbeugte Muskulatur sind Zeichen dafür. Wir sprechen zwar von angespannten Atmosphären, Beziehungen, Situationen oder Nerven, aber spüren wir diese Anspannungen auch? Die Aufsplitterung des modernen Menschen zwischen Ich und Selbst, zwischen hoch bewertetem Verstand und mißachteter leiblich-instinktiver Weisheit anästhesiert vielfach unser Gespür. »Wir sind im Krieg mit uns selbst – das Hirn wünscht Dinge, die der Körper nicht möchte, und der Körper wünscht Dinge, die das Hirn nicht erlaubt: das Hirn gibt Anweisungen, denen der Körper nicht folgt, und der Körper gibt Zeichen, die das Hirn nicht versteht«, schrieb Alan Watts.

Seit Mitte der siebziger Jahre haben sich findige Forscher darum bemüht, verschiedene biologische Zeichen des Körpers mit Hilfe von neuen Technologien sicht- und hörbar zu machen. Sie haben dafür den Begriff des »Biofeedback« entwickelt, was soviel heißt wie biologische Rückmeldungen. Mit Hilfe von Elektromyographen werden Muskelspannungen durch kleine Sensoren, welche auf die Haut aufgeklebt werden, gemessen und über äußere Signale wiedergegeben. Mit ihnen lassen sich etwa bei Spannungskopfschmerz, chronischem Muskelschmerz oder Blaseninkontinenz die Anspannungsgrade spezifischer Muskeln synchron auf einem Computerbildschirm darstellen. Hautbiofeedback mißt die Veränderungen der Hauttemperatur als Hinweis auf die Veränderungen der Durchblutung und des Durchmessers der Blutgefäße. Sie werden hauptsächlich für Migränekopfschmerzen, Bluthochdruck, Angsterkrankungen oder Durchblutungsstörungen, wie etwa die Raynaud'sche Erkrankung, verwendet. Die Veränderungen der Schweißsekretion sind normalerweise sehr subtil und kaum zu spüren. Mit Hilfe von zwei kleinen Sensoren kann jedoch die Hauptleitaktivität gemessen und rückgemeldet werden. Es wird deutlich, daß etwa ängstliche Gedanken, schnelle Atmung oder Erregung zu deutlichen Veränderungen der Schweißsekretion führen können. Diese Methode wird im Falle von Angsterkrankungen oder verstärktem Schwitzen angewendet. Ebenfalls bei Bluthochdruck, Angsterkrankungen und einigen Formen von Herzrhythmusstörungen kann eine kontinuierliche Rückmeldung der Fingerpulse als sinnvolle Methode angewendet werden.

Als klassisches biologisches Feedback gilt nach wie vor die Atmung, Atemfrequenz, Atemvolumen, Atemrhythmus und die Region der Atmung, ob Brust- oder Bauchatmung, können auf einfache Weise aufgezeichnet und rückgemeldet werden. Diese Methoden finden hauptsächlich Anwendung bei asthmatischen Erkrankungen, Hyperventilationstetanien, Angsterkrankungen und genereller Übererregbarkeit.

Bei Unwohlsein oder Erkrankung sind wir heute gewohnt, uns an medizinische Experten um Hilfe und technische Diagnostik zu wenden. Deren Kenntnisse und geschulter Blick sollen sichtbar machen, was wir selbst oft nicht mehr spüren. Sie dienen als fremde, äußere Verlängerungen unserer eigenen verkümmerten Sinne. Biofeedback verwendet einfache Technologie zur Entfaltung von Selbsthilfe. Nach dem Erlernen von Entspannungstechniken, wie etwa dem Autogenen Training, der Progressiven Muskelentspannung oder meditativer Verfahren, kann man nach einigen Übungssitzungen im Biofeedbacklabor daheim an seinem Home-Computer mit einfachen Zusatzausrüstungen selber weiterarbeiten.

Entspannung, dies kann nicht deutlich genug betont werden, läßt sich jedoch nicht angestrengt erzwingen. Sie erfordert Wiederentdeckung von Stille, Bereitschaft zu spüren, den Mut, Gewohntes loszulassen und Veränderungen zuzulassen.

Erik Peper ist Professor für Klinische Psychologie und leitet das Institut für Holistic Health Studies an der San Francisco State University. Er ist einer der wesentlichen Pioniere des Biofeedback. Als Psychologe und Familientherapeut gehört er zu denjenigen, die schon seit Beginn der amerikanischen Entwicklungen von holistischen Mind-body-Strategien die Notwendigkeit wissenschaftlicher Forschungen betonten. Er war einer der ersten Präsidenten der amerikanischen Biofeedback-Gesellschaft und ist Mitherausgeber der Zeitschrift *Somatics*. Seit vielen Jahren studiert er zudem die Arbeit von Dora Kunz und deren Methodik des »therapeutic touch«. Mit seinem letzten Buch *Creating wholeness* hat er ein ausgezeichnetes praktisches Arbeitsbuch zur Verwendung von dynamischen Entspannungstechniken, Visualisierungsverfahren und kognitiven Methoden zusammengestellt. Peper unterrichtet Ärzte und Therapeuten im Biofeedback. Klinisch verwendet er diese Technik zumeist im Kontext von und in Kombination mit anderen Lern- und Therapieverfahren.

Winfried Rief ist Priv. Doz. für klinische Psychologie in Salzburg. Er baut seit einigen Jahren als Leitender Psychologe der Klinik Roseneck in Prien ein Biofeedback-Labor auf. Er arbeitet mit einem integrativen Modell, welches verhaltenstherapeutische Methoden mit Biofeedback verbindet. Sein Schwerpunkt liegt in der Entwicklung neuer Therapiekonzepte zum Umgang mit Angst- und Panikstörungen. Gerade in diesem Bereich scheint sich die Verwendung von Biofeedback als hilfreich zu erweisen. Zusammen mit Wolfgang Hiller hat er ein Lehrbuch über sogenannte »somatoforme Störungen« geschrieben. Dabei handelt es sich um eine Vielfalt von körperlichen Symptomen, welche ohne eindeutig identifizierbare organische Ursache auftreten. Über die oben genannten Themen hat sich Rief inzwischen im Bereich der klinischen Psychologie habilitiert.

Empfohlene Literatur:

Dienstfrey, Harries: »Neal Miller, the dumb autonomic nervous system and biofeedback«. In: *Advances*, Volume 7, Nr. 4, Herbst 1991.

Green, Elmer und Alice: *Biofeedback – Eine neue Möglichkeit zu heilen.* Bauer, Freiburg 1978.

Peper, Erik und Holt, Kathryn: *Creating wholeness.* Plenum-Press, New York 1993.

Peper, Erik und Sandler, L.: »The metacommunications underlying biofeedback-training«. In: *Clinical biofeedback and health*, Volume 10, Nr. 1, 37–42, 1987.

Rief, Winfried / Hiller, Wolfgang: *Somatoforme Störungen. Körperliche Symptome ohne organische Ursache.* Huber, Bern 1992.

Van Dikshoorn, Jan: *Relaxation therapy in cardiac rehabilitation.* Habilitationsschrift an der Erasmus-Universität Rotterdam 1990.

Van Dikshoorn, Jan: »Body awareness: The proper application of relaxation and breathing technics.« In: Appels, ed: *Behavioural observations in cardiovascular research.* Swets und Zeitlinger, Amsterdam 1991.

ERIK PEPER
Biofeedback: »Dies ist keine schuldzuweisende
Therapie.«

*H. M.:Es gibt unterschiedliche und zum Teil verwirrende Ansichten
über das, was Biofeedback ist und worauf es beruht. Wie
definieren Sie diesen Begriff?*

E. P.: Biofeedback ist ein Werkzeug oder eine Technik, bei der
elektronische Instrumente anzeigen, was innerhalb des
Körpers geschieht. Der Mensch kann mit Hilfe dieser Instrumente lernen, seine physiologischen Funktionen zu kontrollieren. Im weiteren Sinn ist Biofeedback ein psycho-physi-
scher Spiegel dessen, was in uns vorgeht. Man kann zum
Beispiel an einer Badezimmerwaage demonstrieren, wie
durch Verlagerung des Gewichts eine Änderung der Ge-
wichtsanzeige ausgelöst wird. Entsprechend zeigen die elektronischen Instrumente an, ob Muskeln angespannt sind
oder nicht. Dieses Feedback dient dazu, experimentell zu zeigen, daß Körper und Geist sich gegenseitig beeinflussen. Ich
betrachte außerdem Biofeedback als ein Mittel zur Schulung
der Selbstwahrnehmung und des Lernens. Es zeigt, daß Gedanken, Wahrnehmungen und Gefühle den Körper beeinflussen oder diesen eigentlich ausmachen. Die dualistische
Sprache von Körper und Geist, wie sie Descartes geprägt hat,
ist falsch. Körper und Geist sind zwei Aspekte der gleichen
Erscheinung. Durch Biofeedback ist es möglich, die eigene
Physiologie zu beeinflussen. Kranke Menschen können dabei lernen, ihre Physiologie zu steuern, gesunde, sich wohler
zu fühlen.

Zur Biofeedback-Ausrüstung gehören folgende Instrumente:

1. ein Elektromyograph (EMG), eine Vorrichtung, mit der
Muskelspannung gemessen wird. Er wird beispielsweise in
der Rehabilitation angewendet, um Entspannung zu lehren;

2. eine Temperatur-Feedback-Anzeige, mit der Veränderungen der Hauttemperatur wiedergegeben werden und damit indirekt die Veränderung der Durchblutung. Temperatur-Feedback wird zum Beispiel in der Behandlung von Migräne oder Bluthochdruck angewendet. Dabei wird demonstriert, wie man die Hände bewußt erwärmen kann.

H. M.: Welche Schlüsse kann man Ihrer Ansicht nach aus dieser Forschung über die Integration von Körper und Psyche ziehen? Wie verändern diese Ergebnisse und Einblicke unser traditionelles medizinisches Verständnis von bewußten und unbewußten Bereichen des Körpers, die Vorstellungen über willkürliche und unwillkürliche Prozesse und damit das anerkannte Modell des autonomen bzw. vegetativen Nervensystems?

E. P.: Das erste, was Biofeedback gezeigt hat, ist, daß die bisher übliche Trennung in Körper und Geist falsch ist. Eine energetische Betrachtung ist sinnvoller. Unter einer systemtheoretischen Betrachtung ist jedes Teil von den anderen Teilen beeinflußt und beeinflußt seinerseits alle anderen Teile. Bewußtsein und Körper sind miteinander verbunden.

Als zweites wurde eine Erweiterung der Möglichkeiten sichtbar, insbesondere die der Selbstheilung. Genauso wie man die quergestreifte Muskulatur beeinflussen kann, so ist man auch in der Lage, auf das autonome sympathische oder parasympathische Nervensystem einzuwirken. Der Lernprozeß erfolgt jedoch nicht, wenn wir uns einfach bewußt darum bemühen, wichtig ist dabei vielmehr unsere innere Einstellung, dieses Erlernen zuzulassen. Dies wird zum Beispiel deutlich, wenn wir das selbständige Erlernen der Kontrolle über quergestreifte Muskulatur bei Säuglingen beobachten. Das Beherrschen der quergestreiften Muskulatur bei Babies erfolgt hauptsächlich über Imitation. In gewisser Hinsicht erfolgt autonomes Lernen in ähnlicher Weise, solange man dabei ein Feedback bekommt. Wenn man sich zu bewußt darauf zu konzentrieren versucht, wird dieses Ler-

157

nen verhindert. Die Fähigkeit, bisher als autonom geltende Körpervorgänge zu beeinflussen, ist mit dem Erlernen von passiver Aufmerksamkeit verbunden. Dies kann man am Urinlassen verdeutlichen: In einer Arztpraxis ist es meistens wesentlich schwieriger als zu Hause, für eine Harnprobe Urin zu lassen; dabei wird sowohl die glatte als auch die quergestreifte Muskulatur beansprucht. Ein ähnliches Phänomen tritt bei der sexuellen Erregung auf. Wenn dies jemand auf Kommando verlangt, dann stellt es sich gewöhnlich nicht ein.

Als drittes hat Biofeedback einen Wandel im Verständnis der Physiologie bewirkt: Die alte Annahme, daß sympathische Erregung immer eine globale, zentrale Antwort ist, die den gesamten Körper betrifft, ist irreführend. Die autonome Kontrolle kann sowohl global als auch spezifisch sein. So können beispielsweise manche Menschen beide Hände bewußt erwärmen. Einige meiner Patienten können die Hauttemperatur ihrer Hände und Füße um etwa 1,4 Grad Celsius pro Minute erhöhen und insgesamt um etwa 3,6 Grad Celsius. Interessant ist auch die Erfahrung, daß einige Patienten eine Hand erwärmen können, während sie die andere abkühlen. Bedeutet dies etwa, daß eine Seite des Körpers ihre sympathische Erregbarkeit steigert, während die andere sie gleichzeitig senkt? Durch entsprechendes Training kann die Kontrollmöglichkeit sogar noch verfeinert werden. Man kann die Füße abkühlen und die Hände erwärmen oder umgekehrt. Einigen wenigen gelingt es sogar, einen Finger einer Hand zu erwärmen und gleichzeitig die anderen abkühlen zu lassen. Wir können eine wesentlich differenziertere Kontrollmöglichkeit über unsere Physiologie entwickeln, als wir bisher glaubten.

So haben beispielsweise schon in der Frühphase der Muskelfeedback-Therapie einige Forscher demonstriert, daß es möglich ist, die Kontrolle über einzelne motorische Einheiten der Muskeln zu gewinnen. Mit Hilfe entspechender Sensoren kann man den Patienten beibringen, einzelne motorische Einheiten losgelöst von anderen zu steuern. Sie können fortfahren, die spezifische motorische Einheit zu beeinflussen, selbst wenn sie den Muskel insgesamt anspannen.

H. M.: Biofeedback ist eine experimentelle Lernstrategie, die darauf abzielt, den Patienten zu motivieren, eine aktivere Rolle bei der Bewußtwerdung seiner inneren Funktionsabläufe zu übernehmen und seine Möglichkeiten zur Selbstregulation zu trainieren.

E. P.: Das stimmt, Biofeedback zielt darauf hin, die Patienten dabei zu unterstützen, ihre Hilf- und Hoffnungslosigkeit zu überwinden und zu erfahren, daß sie Möglichkeiten der Selbstregulation haben.

H. M.: Sehr häufig wird das Wort ›Selbstkontrolle‹ benutzt, das jedoch mißverstanden werden kann als der Prozeß eines ständigen Kampfes zur Unterdrückung eigener Körpererfahrungen. An anderer Stelle haben Sie aber darauf hingewiesen, daß das Gegenteil notwendig ist, nämlich passive Aufmerksamkeit. Können Sie den Widerspruch zwischen Selbstkontrolle und passiver Aufmerksamkeit erläutern?

E. P.: Wenn Sie gewisse Körpervorgänge bewußt zu beeinflussen versuchen, wird es nicht funktionieren, so wie ich zuvor dieses Phänomen am Beispiel des Urinlassens oder der sexuellen Erregung erklärt habe. Es ist paradox. Wenn Sie die Kontrolle über scheinbar autonome Prozesse erlernen wollen, insbesondere wenn dies die Verminderung sympathischer Erregung oder die Förderung der trophotropen Antwort beinhaltet, werden Sie dies nicht im gezielten Versuch erreichen. Sie müssen lernen, es zuzulassen. Erfolg mit Biofeedback ist auf passiver Aufmerksamkeit begründet. Der Schlüssel zur Kontrolle ist Ihre Fähigkeit zur persönlichen Aufmerksamkeit für Ihren Körper, die vom Biofeedback-Instrumentarium registriert wird. Wenn Sie beispielsweise bestimmten Gedankengängen folgen, verändert sich die Anzeige der Geräte. Ein zweiter Weg ist die Veränderung automatischer Verhaltensmuster. Wenn Sie sich ärgern, steigt Ihr Blutdruck. Das Feedbackgerät zeigt die Reaktion Ihres Körpers an. Diese körperliche Reaktion ebenso wie die Emotion, der Ärger, treten auf, bevor sie Ihnen bewußt werden. Wenn Sie diesen Prozeß erst einmal erkannt haben, steht Ihnen auch die Möglichkeit der Wahl Ihres Verhaltens offen. An dieser Stelle gewinnt der Wille an Bedeutung. Wollen Sie sich anders verhalten? Anstatt nur automatisch zu reagieren, haben Sie jetzt die Wahl, zu reagieren oder einzugreifen. So könnten Sie zum Beispiel nach neuen Wegen des Ausdrucks für Ihre Gefühle suchen und sagen: »Es ist o. k., ärgerlich zu sein, aber die Sache ist es nicht wert, ich kann mich statt dessen entspannen.« Diese Einübung von Verhaltensmustern kann man mit jeder Art von Typ A-Verhalten durchführen. Sie können deren Konkurrenzverhalten dazu benutzen, ihnen Entspannung beizubringen, und sie somit lehren, weniger konkurrenzorientiert zu reagieren. Dies geschieht, weil sie im Prozeß der Enspannung lernen, die Welt anders zu erfahren.

Ein Beispiel dafür ist das Erlernen der Zwerchfellatmung, weil gerade Symptome wie Vasoreaktivität und Bluthochdruck vorwiegend bei Menschen vorkommen, die hauptsächlich mit dem Brustkorb atmen. Wir bringen diesen Patienten die Zwerchfellatmung wieder bei. Sie stellen sich meist schnell um, aber es ist wichtig, daß sie diese Atmung auch im Alltag fortsetzen. Ich gestatte diesen Patienten während des Lernprozesses nur dann zu sprechen, wenn sie die Zwerchfellatmung praktizieren. Bei dieser Sprechweise werden die Pausen zwischen den Sätzen größer, so daß andere die Möglichkeit haben, den Sprechenden zu unterbrechen. Dies bedeutet zugleich, daß die Aussprache deutlicher wird.

H. M.: *Es scheint mir wesentlich, daß Sie diese Widersprüche aufgreifen und den Prozeß unter diesem Gesichtspunkt erläutern. ansonsten besteht die Gefahr, daß wir das alte Denk- und Handlungsmodell von Macht und Kontrolle fortsetzen.*

*Nachdem wir aber unsere Umwelt unter Kontrolle haben,
machen wir uns daran, unsere innere Welt nach dem gleichen
Schema von Macht und Kontrolle zu beherrschen.*

E. P.: Ich möchte ein weiteres Beispiel einbringen. Vor zehn Jahren
haben wir die ersten Studien mit Kindern, die unter Migräne
litten, durchgeführt. Sie waren in der Regel neun oder zehn
Jahre alt. Diese Kinder kamen in Begleitung ihrer Eltern zum
Temperatur-Feedback-Training. Ich versuchte, mich in gleicher Weise an die Eltern wie an die Kinder zu wenden. Ich
schilderte den Kindern, daß sie lernen könnten, gesund zu
bleiben, indem sie ihre Hände bewußt erwärmten. Dadurch
würden sich auch ihre Kopfschmerzen verringern. Aber sie
sollten auch lernen, ihre Hände zu erwärmen, wenn ihre
Mütter sie zum Beispiel ausschimpften oder wenn sie in der
Schule in Mathematik versagten. Der ursprünglich streßfor-
dernde Anlaß sollte nach meinem Plan zum Auslöser des
gegenteiligen Verhaltens, der Streßlösung, werden. Gleichzeitig würde dadurch die Dynamik des Verhaltens der Fami-
lienmitglieder zueinander verändert werden. Wir brachten
also den Kindern bei, ihre Hände bewußt zu erwärmen.
Eines der Kinder sah mich an und fragte: »Kannst du es eigentlich selbst auch?« Ich antwortete: »Na klar.« Wenige
Erwachsene stellen sich übrigens diese Frage. Daraufhin
sagte das Kind zu mir: »Dann zeig mir mal, was du kannst.«
Ich habe mich also an das Gerät angeschlossen und meine
Hände erwärmt. Wenn Kinder sehen, daß Erwachsene einen
Vorgang beherrschen, dann glauben sie viel eher daran, auch
dazu imstande zu sein. Nach dieser Erfahrung brauchte dieses Kind nur zwei Sitzungen, um selber diese Fähigkeit zu
erlernen und die Kopfschmerzen in Bann zu halten. Die
Kinder dieser Trainingsgruppe haben eine Art der Kontrolle
gelernt, die es ihnen erlaubt, auf Streß mit Entspannung zu
reagieren. Diese Haltungsänderung hat ihre psychophysiologischen Antwortmuster verändert, denn sie haben durch
diese Erfahrung auch gelernt, daß sie die Möglichkeit der
Selbstkontrolle und einer erhöhten Selbstregulierung haben.

So ging beispielsweise ein Mädchen aus dieser Gruppe einige Jahre später zum Zahnarzt, um sich zur Zahnregulierung eine Zahnspange anbringen zu lassen. Von sich aus wandte das Mädchen ohne jegliche Anleitung die zuvor für die Behandlung von Kopfschmerzen erlernte Vorstellungstechnik an. Folgendermaßen hatte es gelernt, die Hände zu erwärmen:

1. Ich stelle mir vor, daß meine Hände warm werden.
2. Ich spüre, daß meine Hände warm werden.
3. Ströme heißer Suppe laufen meinen Arm hinunter.
4. Ich bin stolz darauf, daß ich meine Hände erwärmt habe. Gleichzeitig steigert sich der Grad der Selbstachtung dadurch, daß man die Erfahrung macht, allmählich Kontrolle über sich selbst zu gewinnen.

Als das Mädchen zum Zahnarzt ging, machte es folgende Übung:

1. Ich stelle mir vor, daß meine Hände sich erwärmen.
2. Ich spüre, daß meine Hände warm werden.
3. Ich stelle mir vor, daß sich meine Zähne bewegen, und ich spüre, daß sie sich bewegen.
4. Ich bin stolz darauf, meine Hände erwärmen und meine Zähne bewegen zu können.

Dieses Mädchen hatte damit guten Erfolg; es konnte nach drei Monaten seine Zahnspange ablegen, während üblicherweise drei Jahre für die Behandlung anzusetzen sind. Dieser Fall zeigt, daß Kinder sogar ohne weitere Betreuung die erlernten Fähigkeiten anderweitig verwenden können.

H. M.: *Es sieht fast so aus, als fänden Kinder aufgrund der Tatsache, daß Biofeedback eine Erfahrungs- und Lernstrategie ist, eher einen Zugang zu dieser Methode als Erwachsene.*

E. P.: Kinder lernen meistens rasch Wege der Steuerung autonomer Prozesse. Vor der Pubertät können beispielsweise Kinder, die unter asthmatischen Beschwerden leiden, zumeist rasch die Zwerchfellatmung erlernen, die sie bei Spasmen praktizieren, um die Heftigkeit der asthmatischen Beschwerden zu verringern. Gleichzeitig bringen wir den Eltern dieser Kinder bei, wie sie solche automatischen Prozesse beeinflussen können. Meistens benötigen aber die Eltern wesentlich mehr Zeit, um dies zu lernen. Ich bringe zunächst einem asthmatischen Kind bei, mit dem Zwerchfell zu atmen. Dann lehre ich es, absichtlich spastisch zu »pfeifen«, und wenn es zu »pfeifen« beginnt, dann steigt der Hautwiderstand. In diesem Augenblick soll das Kind aufhören zu »pfeifen« und wieder beginnen, mit dem Zwerchfell zu atmen, was den Hautwiderstand wieder sinken läßt. Das gleiche bringe ich dann den Eltern bei, d. h. diese müssen ebenfalls die Zwerchfellatmung lernen. Danach können sie die Kinder anleiten, diese Art von Bauchatmung zu praktizieren. Vielfach gelingt es in wenigen Sitzungen, asthmatischen Kindern diese Art der Atmung beizubringen und damit ihre Spasmen zu verringern.

H. M.: Im Wettstreit mit der Fähigkeit ›loszulassen‹ steht ein körperliches Verhaltensmuster, das »Dysponesis« genannt wird. Was ist damit gemeint, und wie arbeiten Sie damit im Biofeedback?

E. P.: »Dysponesis« – dieser von George Whatmore aus Seattle geprägte Begriff bedeutet soviel wie fehlgeleitete Anstrengung und ist für mich einer der treffendsten Ausdrücke. Ein großer Teil des Biofeedback-Lernens besteht darin, dysponetische Anstrengungen aufzuzeichnen und diese an die betreffenden Personen rückzuvermitteln. Nehmen wir wieder als Beispiel einen Pianisten, dessen Hände kalt werden, wenn er aufgeregt und nervös ist. In dem Maße, wie seine Finger kalt werden, setzt der Versteifungsprozeß ein, und er kann nicht mehr wie gewohnt spielen. Diese Abkühlung ist dysponetisch. Wenn er hingegen lernt, seine Hände bewußt zu erwärmen, dann wird seine Möglichkeit zu spielen sich verbessern. Ein deutlicheres Beispiel für ein dysponetisches Muster ist unangebrachte muskuläre Anspannung. Wenn ich beim Autofahren ängstlich oder wenn ich auf meinen Partner ärger-

163

lich bin, dann versteifen sich meine Schultern. Wenn ich also die Aktivität der Muskeln aufzeichne – den Trapeziusmuskel (Schulterrückenmuskel) oder einen anderen in diesem Bereich –, dann kann ich lernen, mit entspannten Schultern zu fahren. Biofeedback ist nicht einfach die Vermittlung bestimmter Fähigkeiten in der Sprechstunde oder im Ruhezustand, sondern in der Alltagswirklichkeit.

In meiner Arbeit mit dem Sun Valley Ski Team habe ich beobachtet, daß viele Kinder, wenn sie an einen kritischen Punkt des Rennens kamen, »huh« schrien, was für sie Entspannung bedeutete. Wenn man nämlich während eines Slalomrennens ängstlich wird und den Atem anhält, dann verspannen sich die Schultern, und die Arme werden steif, man richtet sich etwas auf und hat dadurch eine weniger stabile Haltung. Zugleich werden die Bewegungen hölzern. Wenn man statt dessen lernt, wie die Kinder in einer solchen kritischen Phase auszuatmen, werden Nacken und Schultern gleichzeitig entspannt, und die Schwierigkeit geht vorüber, man gewinnt wieder das Gleichgewicht und verringert dadurch die Gefahr des Stürzens. Das Verspannen der Schultern ist also ein Beispiel von Dysponesis.

Dysponesis ist mit vielen Verhaltensmustern verbunden, weil wir viele Aufgaben unter Anspannung gelernt haben und dadurch immer wieder eine entsprechende Antwort ausgelöst wird. Beim Erlernen einer neuen Fähigkeit neigen wir gewöhnlich dazu, die Ausführung gleichzeitig zu bewerten. Das führt dazu, daß viele nicht in der Lage sind, die Lernsituation zu genießen, weil sie die Frage quält: »Bin ich gut genug?« Dieses beständige Urteilen löst die dysponetischen Muster aus, die in die erlernten Fähigkeiten integriert wurden.

H. M.: Was sind mögliche langfristige Signale für die Patienten, durch die sie Aufschluß über ihr Verhalten und ihre Reaktionen erhalten können, nachdem sie die Lernsituation mit den Geräten gemeistert haben?

E. P.: Lassen Sie mich noch einmal einen Schritt zurückgehen. Zunächst einmal geht es um das Erlernen von autonomer Steuerung. Es ist nicht immer einfach, das Feedback-Signal zu kontrollieren. Wenn Sie beispielsweise versuchen, Ihre Hände zu erwärmen, und Sie gleichzeitig immer auf die Anzeige oder auf ein anderes Signal blicken, dann ist es möglich, daß Ihre Bemühungen von immer weniger Erfolg begleitet sind. Deshalb benutzen wir oft zusätzliche Techniken, wie zum Beispiel die Imagery-Arbeit oder die Progressive Entspannungstechnik nach Jacobson, um den Schwerpunkt der Aufmerksamkeit zu verlagern. Da andererseits die Erfahrung durch die eigene innere Einstellung vermittelt wird, daß das, was ich von meinem Patienten verlange, auch möglich ist, glaube ich, daß es wesentlich ist, als »Lehrer« diese Erfahrung selbst gemacht zu haben. Andernfalls wird der Schüler wenig erfolgreich sein. Außerdem erwartet der Lehrer, daß der Schüler/Patient die Aufgabe erfüllt. Unsere innere Erwartungshaltung erleichtert uns die Vermittlung von Kenntnissen.

Wie aber können die Patienten sich ihres eigenen Verhaltens in der Alltagswirklichkeit bewußt werden und es nach Bedarf ändern? Hochdruckpatienten lernen beispielsweise, ihre Handtemperatur auf 35 Grad Celsius zu erwärmen und die ihrer Füße auf 34 Grad und dann diese Temperatur für etwa zehn Minuten zu halten. Indem sie die Temperatur ihrer Hände und Füße derart erhöhen, tritt eine Gefäßerweiterung ein. Der Widerstand der Gefäße in der Peripherie sinkt, und dadurch vermindert sich der Blutdruck. Diese Übung bewirkt eine Veränderung des Blutdrucks und das Sinken der globalen sympathischen Erregung. Darüber hinaus bringen wir diesen Patienten bei, Bauchatmung zu praktizieren, auch zu Hause. Die Patienten werden angeregt, täglich über ihre Übungen Buch zu führen. In der Sprechstunde üben wir verändertes Rollenverhalten ein. Dies bedeutet auch, daß wir genau fragen, wo, wann und mit wem die Patienten weiterüben werden und wie sie sich vorstellen, in Streßsituationen zu verfahren. Wir halten ihnen immer wieder vor Augen,

165

daß die Übung nicht beginnt, wenn sie zur Sprechstunde kommen, und daß sie nicht beendet ist, wenn sie ihre Versicherungsformulare ausfüllen.

Um sich immer wieder selbst an die beabsichtigte Haltungsänderung zu erinnern, können sich die Patienten kleine Punkte auf die Finger malen, das Signal der elektronischen Armbanduhren sowie einfache »mood rings« benutzen, kleine Ringe mit flüssigen Kristallen, die, je nach Temperatur ihre Farbe wechseln.

H. M.: *Sie versuchen also, das Eigeninteresse der Patienten an ihrer Haltungsänderung und ihrem Erfolg zu stimulieren?*

E. P.: Ja, aber gleichzeitig versuchen wir, ihnen Möglichkeiten an die Hand zu geben, um ihre Entspannungsantwort auch durch Alarmsignale auszulösen. So erinnert mich zum Beispiel das Klingeln des Telefons daran, mich zu entspannen, auszuatmen und ruhig weiterzuatmen. Manchmal benutze ich eine Umkehr der bildlichen Vorstellung, wie man es zum Beispiel mit Sportlern praktiziert, die sich irgendwo ruhig hinlegen und dann vor ihrem geistigen Auge sich selbst bei einer schwierigen sportlichen Übung sehen, während sie sich vorstellen, völlig entspannt zu sein.

H. M.: *Eines der Hauptanliegen der Biofeedback-Arbeit ist die Regulierung der Herzkreislauferkrankungen. Hochdruck und Herzerkrankungen zählen zu den häufigsten in unserer Gesellschaft. Inwieweit könnte Biofeedback auf längere Sicht dazu beitragen, daß diese Erkrankungen nicht chronisch werden?*

E. P.: Meines Erachtens ist Biofeedback ein Mittel, das dem Menschen zeigt, daß seine Denk- und Verhaltensweisen verheerende Auswirkungen auf seinen Körper haben, insofern ist es sozusagen ein Wahrnehmungstraining. Des weiteren dient es dazu, verspannten Menschen Entspannungstechniken beizubringen, die eine Verminderung der fehlgeleiteten Energien und Anstrengungen zur Folge haben. Vor allem auf dem Sektor der Herzkreislauferkrankungen könnte man damit wesentliche Änderungen erreichen. Wie Steve Falvian kürzlich gezeigt hat, sprechen fast alle Hochdruckpatienten gut auf Biofeedback an. Indem sie lernen, ihre Hand- und Fußtemperatur zu verändern, langsam und tief zu atmen, sich an eine Diät zu halten und regelmäßig den Blutdruck zu kontrollieren, kann der überwiegende Teil der Hochdruckpatienten über einen Zeitraum von zwanzig Wochen wieder einen normalen Blutdruck erreichen.

Biofeedback sollte auch Schulkindern in Form einer körperorientierten kinästhetischen Schulung beigebracht werden. Auf diese Art könnten sie lernen, nicht nur zu spüren und zu wissen, wie sie reagieren, wenn ihre Mütter sie zu Hause ausschimpfen, sondern auch zu lernen, nicht mehr auf die gewohnte Weise körperlich zu reagieren.

H. M.: Wo sehen Sie im Augenblick die Hauptanwendungsbereiche des Biofeedback, und in welche Richtung zielt die Forschung auf diesem Gebiet?

E. P.: Es gibt drei wichtige Bereiche. Der Bereich der Atemmuster ist meines Erachtens der wesentlichste. Auf diesem Gebiet ist bisher noch wenig geforscht worden. Die meisten psychophysiologischen Untersuchungen befassen sich mit der Atemfrequenz oder dem Atemfluß. Aber dies reicht nicht aus. Es ist wichtiger herauszufinden, welche Teile des Körpers die Atmung leiten und wie man mit dem geringsten Aufwand an Kraft atmen kann. Das übliche Datenmaterial ist meiner Meinung nach inkorrekt. Wenn wir zum Beispiel nach der normalen Atemfrequenz des Krankenhauspersonals fragen, so werden uns Werte zwischen 16 und 18 Atemzügen pro Minute angegeben. Dies sind jedoch Werte von ängstlichen Menschen, die zu schnell atmen. Die normale Atemfrequenz liegt bei Bauch- oder Zwerchfellatmung bei 10 bis 12 Zügen pro Minute. In diesem Atemmuster hätten wir dann die Widerspiegelung von Sinusarrhythmien.

167

Sinusarrhythmien sind kein pathologischer Zustand, sondern ganz im Gegenteil gesunde Signale. Bleiben die Sinusarrhythmien aus, so kann dies ein Indiz für eine pathologische Entwicklung sein.

H. M.: Weil die rhythmischen Schwankungen der Sinusfrequenz nicht länger mit dem Atemmuster übereinstimmen?

E. P.: So ist es. Ich bin daran interessiert, meinen Patienten beizubringen, ihre Atmung zu verändern, so daß eine möglichst große Homöostase erreicht wird. Nach unseren Erfahrungen zeichnen sich viele Allergiker durch eine oberflächliche und schnelle Atmung aus. Wenn sie lernen, mehr mit dem Zwerchfell, mit geringerer Anspannung im Brustbereich und langsamer zu atmen, etwa mit zwölf Atemzügen pro Minute, dann erwärmen sich ihre Hände oft automatisch. Wenn sie auch ihre Lebensgewohnheiten umstellen, wird sich innerhalb kurzer Zeit ihre Allergieneigung vermindern.

H. M.: Ist dies Teil der emotionalen Dysponesis?

E. P.: Das stimmt, denn wenn Sie beginnen, nach Luft zu schnappen, dann werden Sie möglicherweise den Bereich Ihres Bauches aussparen, ebenso wie die Gefühle und die Sexualität. Wenn Sie Ihre Patienten lehren, langsamer zu atmen, werden sich, wie gesagt, ihre Hände automatisch erwärmen. Bei der Hirnstromwellenmessung stellen wir oft fest, daß der Ausschlag des EEG in der Höhe zunimmt, in dem Maße, in dem der Patient langsamer atmet. So hat zum Beispiel Robert Fried bei einer Untersuchung mit CO_2-Feedback-Training festgestellt, daß viele Epileptiker durch Senkung der Atemfrequenz ihre Anfälle einschränken konnten.

H. M.: *Dies ist auch deshalb besonders interessant, weil epileptische Anfälle bisweilen von audiovisuellen Warnsignalen angekündigt werden.*

E. P.: In vielen Fällen, aber nicht immer. Meinen Erfahrungen zufolge hyperventilieren die meisten Epileptiker chronisch. Bei ihnen liegt – wie bei vielen Allergikern – eine relative Azidose (Übersäuerung des Blutes) vor.

H. M.: *Gibt es Ihrer Meinung nach Beziehungen zum Muster der Hyperventilationstetanie?*

E. P.: Ich denke ja. Befassen wir uns näher mit Robert Frieds Untersuchungen über *grand mal*-Anfälle (schwere epileptische Anfälle), so stellen wir fest, daß die Betroffenen zumeist hyperventiliert haben. Nach dem *grand mal*-Anfall hört der Patient vorübergehend auf zu atmen, als Folge davon steigt der CO_2-Gehalt des Blutes. Wenn sich der CO_2-Gehalt des Blutes wieder normalisiert hat, wird wieder Sauerstoff ans Gewebe abgegeben, anders als zuvor, als der CO_2-Gehalt einen zu niedrigen Wert aufwies und das Hämoglobin den gesamten Sauerstoff band und nicht mehr ans Gewebe freigab.

H. M.: *Und damit kehrt das kurzfristig verlorene Bewußtsein wieder zurück.*

E. P.: Die Atemforschung ist ein ungemein interessantes Gebiet. Wir können beispielsweise Asthmatikern zu einem entspannten Einatmen verhelfen. Wir lassen sie durch einen Inhalator einatmen, ein kleines Gerät, das die Menge der eingeatmeten Luft anzeigt, während die Patienten zugleich lernen, ihre Schultern, d. h. ihre Trapezius- und Pectoralisregion, zu entspannen. Dies ist aber nur möglich, wenn sie die Zwerchfellatmung praktizieren, die als ein nicht-asthmatisches Atemmuster gilt.

H. M.: Was bedeutet für Sie Atemkontrolle? Verstehen Sie darunter die Registrierung der Atemfrequenzen und den Versuch einer bewußten Lenkung? Oder ist es die Suche nach einem freien und entspannten Atemfluß?

E. P.: Man sollte das Feedback weniger als Indikator der richtigen Atmung denn als ein Fehlersignal betrachten. Ich versuche zum Beispiel meinen Patienten das Atmen ohne Anspannung des Brustbereichs beizubringen. Dies bedeutet, daß sie die Bauchatmung praktizieren müssen. Das ist die Atmung mit der geringsten muskulären Anstrengung.

H. M.: Wie erkennt man den spezifischen Wert des Biofeedback für eine Behandlung?

E. P.: Ich bemühe mich um einen ganzheitlichen Ansatz der Betrachtung. So entwerfe ich zum Beispiel den Plan für die erste Sitzung und überlege, an welcher Stelle das Biofeedback eingebracht werden kann. Für die erste Sitzung mit einem neuen Patienten würde ich einen Überblick über die Ernährung vorsehen und nach Vorlieben für bestimmte Nahrungsmittel forschen, denn diese können ebenfalls Allergien auslösen. Zu Beginn fordere ich die Patienten auf, diese Nahrungsmittel eine Zeitlang auszusetzen und körperliche Übungen verstärkt wiederaufzunehmen. Dann versuche ich das soziale Umfeld, die Privatbeziehungen des Patienten zu erkunden. Insbesondere bei Erwachsenen beziehe ich die Familiensituation immer in die Therapie mit ein. Bei der Arbeit mit kleinen Kindern ist die Anwesenheit der Eltern für mich eminent wichtig.

H. M.: Aufgrund welcher Kriterien entscheiden Sie, ob eine Lernstrategie wie die des Biofeedback in einer speziellen Situation angebracht und ob sie förderlich ist? Inwieweit wird Ihre Entscheidung von der Erfahrung beeinflußt, daß für viele Menschen Selbstverantwortlichkeit und Selbstkontrolle im Heilungsprozeß befremdend sind?

E. P.: Ich glaube, daß viele sich schuldig fühlen, ihre Krankheit mitverursacht zu haben. Aus diesem Schuldbewußtsein heraus lehnen diese Menschen ohne genauere Kenntnis eine Therapie ab. Biofeedback ist aber keine schuldzuweisende Therapie; im Gegenteil, sie lehrt den Menschen, seine Selbstheilungskräfte zu mobilisieren. Ich habe noch nie einen Patienten erlebt, der hier Widerstand geleistet hätte. Therapeuten, die Widerstand begegnen, haben meines Erachtens nicht den richtigen Weg eingeschlagen. Es ist immer unangenehmer, etwas zu verändern, als das Gewohnte beizubehalten.

H. M.: *Wie Sie schon früher bemerkt haben, besteht die größte Schwierigkeit darin, die eigenen Fähigkeiten zur Veränderung zu erkennen.*

E. P.: An dieser Stelle muß der Therapeut sein Wissen und seine Fähigkeiten richtig einsetzen. Ich kann Sie an die Geräte anschließen, und dann sinkt die Temperatur Ihrer Hände. Dies würde Ihre Selbsteinschätzung, ein nicht lernfähiger Versager zu sein, möglicherweise fatal bestätigen. Als Lehrer muß ich imstande sein, eine Atmosphäre zu schaffen, in der selbst dieses erste Ergebnis als Erfolg gedeutet werden kann. Meistens erkläre ich nicht gleich das Feedbacksystem, sondern warte, bis die Reaktionen die gewünschte Richtung einschlagen; erst dann schalte ich den Ton ein. Das Feedbackgerät und der Therapeut sind auch Teil des Kontrollsystems. Ich möchte erreichen, daß Schmerzpatienten durch Biofeedback lernen, ihr eigenes Verhalten zu ergründen und nach Wegen ihrer Veränderung zu suchen.

H. M.: *Biofeedback ist für Sie ein wirkungsvolles Instrument der Therapie. Sie möchten aber vermeiden, daß es als mechanistischer Ansatz mißbraucht wird.*

E. P.: Biofeedback ist immer nur im Kontext anzuwenden. Für Kinder oder für Sportler – ich arbeite seit geraumer Zeit mit dem Olympia-Team der Rhythmusgymnastinnen zusammen – ist Biofeedback eine wesentliche Hilfe. Es zeigt ihnen, daß ihr Körper »Antworten« zu geben imstande ist. Auch Erregungswahrnehmung und Konzentrationstraining gehören zu diesem Arbeitsprogramm. Biofeedback macht ihnen klar, wie ihre Gedanken den Körper beeinflussen. Wir haben mit diesen Sportlerinnen Gedankenunterbrechungs- und Entspannungsübungen durchgeführt. Während der Übung stieg beispielsweise ihre Handtemperatur oder sank ihr Hautwiderstand. Bei Kindern und Jugendlichen benutzten wir diese Übungen zur Schulung der Selbstwahrnehmung sowie als Spiel im Konzentrationstraining. Während sie versuchten, ihre Hände zu erwärmen, versuchten wir Therapeuten, sie bewußt zu stören. Wenn sie sich stören ließen, sank die Handtemperatur, was sie aber gerade zu vermeiden suchten. Bei diesem Beispiel wurden die Jugendlichen mit Konzepten der Selbstkontrolle vertraut gemacht, die sie dann beim Leistungssport anwenden konnten. Dies zeigt einmal mehr, daß der Kontext, in dem man eine Fähigkeit erlernt, eine wesentliche Rolle spielt; angestrengtes Bemühen zeitigt meist nicht den erwarteten Erfolg, während gute Ergebnisse oft in einem anderen Rahmen besser erzielt werden.

In der Psychotherapie könnte man Patienten an die Geräte anschließen und ihre Schweißsekretion, ihre Muskelreaktionen usw. prüfen. Wenn man ihnen dann eine Geschichte aus ihrer eigenen Vergangenheit erzählt und dann nichts passieren würde, wäre es für mich klar, daß man dieser Fährte nicht mehr zu folgen brauchte. Ich bin auf der Suche nach einer Übereinstimmung zwischen psychischen und körperlichen Affekten.

H. M.: Sie bewegen sich in der Tradition des Lügendetektors?

E. P.: Nur bedingt. Ein wesentlicher Unterschied liegt darin, daß Biofeedback dazu dient, die Selbstwahrnehmung zu schulen, um passive Selbstkontrolle, Förderung des Selbstempfindens und -vertrauens zu lernen. Feedback kann dazu benutzt werden, sowohl die sinnliche Wahrnehmung des Therapeuten als auch die des Patienten zu schärfen. Ich betrachte den Patienten als einen Schüler, der die Fähigkeit erwerben soll, mehr über sich selbst zu erfahren. Dies strebe ich mit meinem Modell an.

(1984)

WINFRIED RIEF
Von der isolierten Technik zum integrativen
Therapiebaustein: »Es handelt sich in erster Linie
um eine Methode zur Entwicklung selbständiger
Beeinflussungsmöglichkeiten.«

Als in den sechziger Jahren die ersten Erfahrungen mit Biofeedback-
Methoden veröffentlicht wurden, folgten schon bald etliche Sensa-
tionsmeldungen, so daß sich mit dieser Technik hohe Erwartungen
verbanden. Eine faszinierende Möglichkeit schien gefunden worden zu sein, als unbeeinflußbar geltende Prozesse willentlich verändern zu können. Im Gegensatz zu der früheren Annahme, daß das
vegetative Nervensystem autonom sei, wurde deutlich, daß auch
Vorgänge wie die Herzrate, der Blutdruck, die Schweißdrüsentätig-
keit oder die Hauttemperatur durch die Person selbst sowie durch
Umgebungsbedingungen beeinflußbar sind. Aber die Selbstkontrollmöglichkeiten des Individuums enden nicht bei Prozessen des
autonomen Nervensystems, sondern beziehen sich selbst auf Span-
nungsveränderungen der Hirnströme, die mit dem Elektroencepha-
logramm (EEG) gemessen werden.

Diese Anfangsbegeisterung führte zu der Hoffnung, mit Biofeedback ein Wundermittel zur Hand zu haben, das nicht nur bei psychischen und psychosomatischen Krankheitsbildern von Bedeutung
sein könnte, sondern selbst Heilungsprozesse von als rein organisch
angenommenen Krankheiten beschleunigen könnte. In nachfolgen-
den Therapiestudien wurde deshalb Biofeedback oftmals als isolierte Technik eingesetzt; warum sollte man auch einem Wundermittel etwas hinzufügen? Der typische Ablauf war hierbei, daß der
Patient die computergesteuerte Rückmeldung über ein körperliches
Signal in eine entsprechende Richtung verändern sollte. Nach mehreren Trainingsphasen wurde die Rückmeldung abgeschaltet, um
so die Übertragbarkeit der gelernten Strategien auf den Alltag
zu erleichtern (Generalisierungsphase). Die Interaktion zwischen
dem Biofeedback-Therapeuten und seinem Patienten wurde auf ein
Minimum reduziert und eher als Störvariable betrachtet.

Mit solchen wissenschaftlichen Studien kam denn auch die Ernüchterung bezüglich des Biofeedback. Oftmals wurde gefunden, daß durch Biofeedback nicht andere oder bessere Ergebnisse zu erreichen sind als durch einfache Entspannungsübungen wie z. B. die Progressive Muskelentspannung nach Jacobson. Es wurde die Frage aufgeworfen, warum ein Patient mit so viel Technik belästigt werden soll, wenn durch eine einfache psychotherapeutische Intervention genau dasselbe erreicht werden kann. Auch andere kritische Stimmen wurden laut, die Biofeedback als technokratisch und inhuman bezeichneten. Durch die Technik würde sich die therapeutische Beziehung verschlechtern, die von vielen Therapieschulen als zentraler Wirkmechanismus angenommen wird. Der Beginn einer therapeutischen Sitzung sei nicht mehr charakterisiert durch ein persönliches Aufeinandereinstellen, sondern durch ein bis zu viertelstündiges Elektrodenkleben des Therapeuten am Körper des Patienten. Die Biofeedback-Apparatur wurde nicht mehr als Verbündeter des Therapeuten gesehen, sondern als Konkurrent und Störung.

Nachdem das Akzeptanzpendel von der ursprünglichen Euphorie in diese sicherlich überzogene Ernüchterung umschlug, kann in den letzten Jahren ein Zurückpendeln auf eine realistische Einschätzung von Biofeedback als *einem therapeutischen Instrument* beobachtet werden. Verschiedene Aspekte haben dazu beigetragen, daß dieser Therapiebaustein zwischenzeitlich weniger emotional gehandelt wird, sondern einen wichtigen Stellenwert bei integrativen Therapieplänen bekommen hat. Im folgenden soll skizziert werden, was alles zu dieser Neubewertung beitrug und wie der aktuelle Stellenwert des Biofeedback einzuschätzen ist.

Ein Problem bei den ersten Arbeiten zum Biofeedback war der starre, technokratische Einsatz der Instrumente. Demgegenüber wünscht man sich von psychotherapeutisch orientierten Techniken, daß sich diese spielerisch in den Gesprächsfluß einbauen lassen. Dazu war auch eine Veränderung der technischen Seite notwendig. Während der Therapeut bei den älteren Geräten viel Zeit für die Befestigung der Elektroden, die Reinigung der Haut mit Alkohol u. ä. benötigte, ist dies heute nicht mehr notwendig. Der Behandelnde muß sich nicht lange mit der Technik auseinandersetzen, vielmehr wurde die Technik so verfeinert, daß sie ohne großes Aufhebens und ohne ausführliche Hintergrundinformationen spielerisch in therapeutische Sitzungen eingebaut werden kann. So ist es möglich, sich in therapeutischen Sitzungen einige Minuten auf die Physiologie zu konzentrieren und entsprechende Beobachtungen durchzuführen, anschließend auf Gesprächsthemen des Alltags einzugehen und schließlich die Veränderung der Physiologie zu beobachten und auszuwerten. Der Patient wird nicht mehr von der Technik erschlagen, sondern kann sie als Hilfsmöglichkeit erleben.

Unterstützt wurde diese Entwicklung durch die Erkenntnis, daß der Ansatz des Biofeedback seine volle Wirkung erst in der Kombination mit anderen psychotherapeutischen Ansätzen entfaltet. So mag Biofeedback als Einzeltechnik unter Umständen nicht besser sein als andere Einzeltechniken (z. B. Entspannungsverfahren); dennoch ist es wohl eine sinnvolle Ergänzung. Hätte man sich weiterhin nur auf den Vergleich einzelner Ansätze konzentriert, wäre Biofeedback unter Umständen wieder in Vergessenheit geraten. Da man jedoch auch in sogenannten metaanalytischen Studien Kombinationsbehandlungen untersuchte, wurde deutlich, daß Biofeedback als Ergänzung zu psychotherapeutischen Vorgehensweisen dem Patienten seinen Körper näherbringt sowie psychosomatische Zusammenhänge verdeutlichen hilft. Sicher belegt ist dies zwischenzeitlich für den Schmerzbereich: Psychologische Schmerzbehandlungen sind dann am erfolgreichsten, wenn sie auch Biofeedback als einen Therapiebaustein enthalten.

Biofeedback hat relativ rasch eine Entwicklung durchlaufen, wie sie auch aus anderen Therapiemethoden bekannt ist oder anderen zum Teil noch bevorsteht. Dem anfänglichen Allmachtglauben folgte eine Gegenbewegung, die zu einer kritischen Weiterentwicklung beitrug. Heute können wir sagen, daß ein rein technokratisches Vorgehen beim Biofeedback wenig hilfreich ist; das Biofeedback bietet jedoch als integrative Therapiemethode zahlreiche sinnvolle Möglichkeiten, die Selbstheilungskräfte bei Patienten zu fördern. Wo liegen nun heute die Einsatzbereiche für Biofeedback?

Die Schilderung der verschiedenen Einsatzgebiete soll damit beginnen, was am Anfang der Entwicklung stand: *Das Lernen von*

Strategien, um körperliche Symptome zu beeinflussen. Ein Fallbeispiel kann dies veranschaulichen:

Frau A. leidet seit zwölf Jahren unter Migräneattacken, die zwei- bis viermal monatlich auftreten. Im Laufe der Zeit konnte Frau A. beobachten, daß die Kopfschmerz-Attacken bevorzugt dann kommen, wenn sie sich nach einer anstrengenden Arbeitsperiode ausruhen könnte, also am Feierabend oder am Wochenende. Während sie anfangs diese Attacken als abrupt einschießend erlebte, konnte sie im Laufe der Zeit feststellen, daß sie sich durch Lichtempfindlichkeit, ein Reißen und Ziehen im Kopf sowie weitere Mißempfindungen ankündigen (Aura). Wenn sie auch früher oft versucht hat, bereits bei diesen Vorboten gegenzusteuern, so waren doch alle Versuche zwecklos: die Vorboten gingen unweigerlich in äußerst schmerzhafte Migräneattacken über, so daß Frau A. sich ihnen hilflos ausgeliefert fühlte. Während der stationären Behandlung nahm die Patientin an einem sogenannten Vasokonstriktions-Biofeedback teil. Dabei lernt der Patient persönliche Strategien, um bewußt den Durchmesser der Schläfenarterie zu verengen. Frau A. stellte sich dazu vor, wie Wasser durch ein Wasserrohr läuft, das immer enger wird. Auf einem Bildschirm wurde der Schläfendurchmesser symbolisch dargestellt, so daß die Patientin erkennen konnte, ob ihre Vorstellungsübung den gewünschten Effekt mit sich brachte. Nachdem die Patientin an vier Übungssitzungen teilgenommen hatte, erschien sie unangekündigt in der Biofeedback-Abteilung; sie würde wieder die Vorboten einer Migräneattacke spüren und sei ganz verzweifelt, da sie Angst vor den Beschwerden habe. Da zufällig die Möglichkeiten gegeben waren, wurde eine zusätzliche Biofeedback-Sitzung durchgeführt, in der die Patientin wieder eine Vasokonstriktion durchführen sollte. Es gelang ihr dadurch zum ersten Mal in ihrem Leben, eine in ihren Augen sicher kommende Migräneattacke zu verhindern. In mehreren weiteren Sitzungen konnte die Patientin erreichen, auch ohne die apparative Hilfe allein durch bildliche Vorstellungen drohenden Migräneattacken so entgegenzuwirken, daß diese entweder nicht mehr auftraten oder zumindest abgeschwächt werden konnten. Zusätzlich nahm die Patientin an psychotherapeutischen Einzel- und Gruppensitzungen teil, die darauf abzielten, daß sie ihren Alltag weniger belastend gestaltete und mit Streßsituationen besser umgehen konnte.

Solche Einsatzmöglichkeiten sind nicht nur bei Migräne möglich, sondern auch bei anderen Schmerzsyndromen. In der Regel finden sich über schmerzbetroffenen Körperteilen Verkrampfungen der Muskulatur, welche ihrerseits die Schmerzen erhöhen. Deshalb hat sich als sinnvolle Methode erwiesen, über schmerzbetroffenen Körperbereichen dem Patienten zu einer muskulären Entspannung zu verhelfen, die mittels eines Elektromyogramms (EMG) erreicht werden kann. Neben der Behandlung von Schmerzsyndromen kann das EMG auch eingesetzt werden, um bei neuromuskulären Schädigungen entweder bei spastischen Körperteilen eine Entspannung herbeizuführen oder bei zu niedrigem Muskeltonus wieder ausreichend Muskelspannung aufzubauen. Auch bei der Harn- oder Stuhlinkontinenz ist es möglich, durch EMG-Biofeedback wieder eine Leistungssteigerung der entsprechenden Schließmuskeln zu erreichen, um so die Symptomatik zu beheben. Schließlich sei auch erwähnt, daß viele Menschen unter ständigem Zähneknirschen leiden (Bruximus), was die Schlafqualität beeinträchtigt, zu Zahnschäden führen kann und unter anderem durch Biofeedback gut zu behandeln ist.

Neben einer Beeinflussung der Muskelspannung oder des Gefäßdurchmessers bieten sich zahlreiche weitere Möglichkeiten an. So leiden viele Personen unter dem sogenannten Morbus Raynaud, der durch eine schlechte Durchblutung der Hände und Füße gekennzeichnet ist, so daß diese Körperteile blaß, kalt und schmerzhaft sind. Hierbei hat sich eine Biofeedbackanordnung zur Rückmeldung der Hauttemperatur bewährt: Der Patient lernt, gezielt die Hauttemperatur der betroffenen Gliedmaßen zu erhöhen, um der schmerzhaften Durchblutungsstörung entgegenzuwirken. Ein anderes Einsatzgebiet ergibt sich in der Rückmeldung des Atemwegwiderstandes bei *Asthma-bronchiale*-Patienten, die lernen können, der Atemwegverengung beim Ausatmen entgegenzuwirken.

Bei allen Maßnahmen zur Beeinflussung von körperlichen Symptomen durch Biofeedback darf nicht außer acht gelassen werden, daß es sich in erster Linie um eine Methode zur Entwicklung selbständiger Beeinflussungsmöglichkeiten handeln soll; auf keinen Fall sollte es das Ziel sein, eine Abhängigkeit von Geräten zu schaffen. Auch wird man im Normalfall bessere Ergebnisse erzielen, wenn diese Strategien in komplexe Behandlungspläne integriert werden und nicht als Einzeltechnik Verwendung finden. So empfiehlt sich bei Patienten mit chronischen Schmerzsyndromen die Kombination mit anderen psychologischen Möglichkeiten der Schmerzkontrolle; bei Patienten mit Stuhlinkontinenz kann eine Kombination mit Ernährungsprogrammen erfolgen. Bei Patienten mit *Asthma bronchiale* wird man trotz Biofeedback in der Regel, vor allem im Notfall, nicht auf Medikamente verzichten, auch wenn es das Ziel sein sollte, daß vor allem die körperlich belastenden Cortison-Präparate reduziert werden können.

Neben der direkten Beeinflussung von Kranheitssymptomen kann Biofeedback auch eingesetzt werden, um das *Erlernen von Entspannung* zu erleichtern. Früher wurden diese beiden Verfahren oftmals unter dem Gesichtspunkt verglichen, welches von beiden besser ist und von mehr Personen erlernt werden kann. Dieses Konkurrenzdenken war wenig hilfreich. So werden sich manche Menschen leichter tun, über Autogenes Training oder Progressive Muskelentspannung tiefe Entspannungszustände zu erreichen; anderen gelingt es durch diese Verfahren jedoch kaum.

Herr B. kam zur Behandlung, da er sich seit mehreren Monaten ständig überlastet fühle, innerlich andauernd gespannt sei und andererseits jedoch auch Empfindungen des Erschöpftseins, Konzentrationsschwierigkeiten und Leistungseinbrüche bemerke. Als eine von mehreren Möglichkeiten, den permanenten Belastungszustand zu beeinflussen, wurde mit ihm ein Entspannungstraining durchgeführt. Herr B. war zuerst gegen diese Maßnahme, da er im Betrieb schon einmal an einer Autogenes-Training-Gruppe teilgenommen habe; mit solchem »Psychokram« könne er als Ingenieur nichts anfangen. Wegen der negativen Erfahrungen mit Autogenem Training wurde deshalb die Progressive Muskelentspannung mit dem Patienten geübt. Jedoch zeigte er auch darin große Schwierigkeiten. Deshalb wurden mit ihm einige Biofeedbacksitzungen durchgeführt, in denen ihm seine Hautleitfähigkeit als Maß der Entspannung rück-

179

gemeldet wurde. Der Zugang zur Entspannung über die dabei verwendeten technischen Hilfsmittel erleichterte es dem Patienten, den Sinn von Entspannungsverfahren zu erkennen, da er meßbare Veränderungen sehen konnte. Erst durch diese Intervention war es möglich, daß der Patient Zugang zu einem breiter angelegten integrativen Behandlungsangebot fand.

Neben dem erleichterten Erlernen von Entspannung kann Biofeedback auch generell verstanden werden als eine *Methode zur verbesserten Körperwahrnehmung*. Personen, die im Laufe ihres Lebens verlernt haben, eigene Belastungsgrenzen wahrzunehmen oder Körperempfindungen als sinnvolle Signale zu bewerten, kann über Biofeedback wieder vermittelt werden, wie ihr Körper auf verschiedene Situationen reagiert. So finden sich im Bereich Psychosomatik oftmals Menschen, die an ihren Körper den Anspruch haben, daß er funktionieren muß und sich nicht durch Belastungsreaktionen bemerkbar machen soll. Entsprechend beschreiben sie ihr körperliches Empfinden als unveränderlich: Sie können sich kaum vorstellen, daß der Körper sensibel auf die verschiedenen Umgebungsbedingungen und Anforderungen reagiert.

Herr C. leidet seit mehreren Monaten an verschiedenen körperlichen Mißempfindungen (wie Blutdruckkrisen, Schweißausbrüche, Magenkrämpfe), die überraschend kommen. Er kann sich nicht erklären, warum sein Hausarzt ihn in die psychosomatische Abteilung überwiesen habe. Dies sei ja wohl ein körperliches Problem, das er habe, während die ihm angebotenen psychologischen Gespräche doch eher etwas für Leute mit seelischen Störungen seien. Demgegenüber soll der Körper seiner Meinung nach vergleichbar sein mit dem Motor eines VW-Käfers: er soll gleichförmig vor sich hinschnurren und funktionieren. Mit dem Patienten wurde eine Biofeedbacksitzung durchgeführt, bei der ihm gleichzeitig der Blutdruck, die Muskelspannung sowie die Hautleitfähigkeit auf einem großen Bildschirm rückgemeldet wurden. Er wurde angehalten, sich ruhig in einen Entspannungssessel zu setzen und sich die schönen Bilder aus seinem letzten Urlaub, den er am Meer verbrachte, vor Augen zu führen. Nach wenigen Minuten wurde er gebeten, so schnell wie möglich von 1000 in 7er-Schritten rückwärts zu zählen; dabei wurde er immer wieder durch Aufforderungen, schneller zu rechnen, angetrieben (kognitive Belastungssituation). Der Patient sah, wie vor allem sein systolischer Blutdruck anstieg, daneben jedoch auch die Muskelspannung und die Hautleitfähigkeit deutliche Anstiege zeigten. In einer anschließenden Entspannungsphase gelang es ihm, die ruhigen Ausgangswerte wieder zu erreichen. Danach wurde ihm die Aufgabe gegeben, sich einen typischen Arbeitsalltag im Büro vorzustellen: Er sitzt an seinem Schreibtisch und hat gleichzeitig mehrere Akten in Bearbeitung, das Telefon klingelt, er möchte jedoch noch schnell die Aktenbearbeitung beenden. Während er gerade zum Telefonhörer greifen will, klopft es auch noch an die Türe... Allein durch diese Vorstellung stiegen die körperlichen Signale des Patienten wieder deutlich an, und er erkannte, wie sensibel sein Körper auf solche Belastungssituationen reagiert. Auch in weiteren Vorstellungsübungen wurde ihm deutlich, daß nicht nur auf berufliche Überforderung, sondern auch auf familiäre Belastungssituationen deutliche körperliche Reaktionen auftraten.

An diesem Fallbeispiel wird deutlich, daß Biofeedback nicht nur eine simple Technik zur Symptombeeinflussung bei einzelnen Störungen ist, sondern bei verschiedenen körperlichen und seelischen Problemen dazu dienen kann, dem Patienten deren Zusammenspiel zu veranschaulichen. Der technische Aspekt rückte dabei immer mehr in den Hintergrund, während der Veranschaulichungsprozeß zwischen Biofeedback-Therapeut und Patient immer mehr Bedeutung bekam. An einem letzten Fallbeispiel soll deshalb abschließend nochmals verdeutlicht werden, daß Biofeedback gerade als *ein Element in Gesamtbehandlungsplänen* oftmals einen sinnvollen Stellenwert bekommen kann.

Frau D. kam zur Behandlung wegen einer ausgeprägten Angst- und Panikstörung, die durch Herzrasen und Verkrampfungen am ganzen Körper gekennzeichnet war. Nun liegen für dieses Krankheitsbild wirkungsvolle psychologische Behandlungsprogramme vor, die bei der Patientin auch eingesetzt werden sollten. Dadurch lernte sie verschiedene Möglichkeiten, mit solchen Panikattacken umzugehen. Nachdem diese Möglichkeiten in den Klinikräumen eingeübt wurden, sollten sie auch in Angstsituationen außerhalb der Klinik erprobt werden. Dies scheiterte bei der Patientin daran, daß sie nach eigenen Angaben nur wenige Minuten im Freien sein kann, da durch Tageslicht und vor allem durch Sonneneinstrahlung massive Verkrampfungen im Schulter-Nacken-Bereich auftreten, die so schmerzhaft seien, daß sie sofort ins Haus zurück müsse. Deshalb konnte mit der Behandlung der Panikstörung nicht fortgefahren werden, da die Patientin zwar immer wieder versuchte, auch außerhalb des Klinikgeländes Übungen durchzuführen, jedoch schmerzverkrampft nach wenigen Minuten wieder zurückkam. Aus diesem Grund wurden an dieser Stelle einige Biofeedbacksitzungen eingeschoben, in denen die Patientin zuerst im Labor lernte, die Schulter-Nacken-Region zu entspannen. Anschließend wurde die Patientin mit dem Gerät ins Freie gebracht, wo sie sich auf eine Parkbank setzte und sich darin übte, auch bei Sonnenlicht entspannt im Freien sitzen zu bleiben. Zum ersten Mal seit Monaten gelang es ihr dadurch, über eine halbe Stunde im Freien zu bleiben; durch weitere Sitzungen konnte sie dieser muskulären Verspannung hervorragend entgegenwirken, so daß die Angstbehandlung erfolgreich fortgesetzt werden konnte.

Auf welchem Entwicklungsweg befindet sich Biofeedback zur Zeit? Erik Peper hat bereits einige Indikationsgebiete skizziert, in denen Neuentwicklungen stattfinden. So schilderte er seine Vermutung, daß auch im Bereich von epileptischen Anfällen Möglichkeiten der Behandlung mit Biofeedback gegeben sind. Diese Vermutung hat zwischenzeitlich ihre Bestätigung gefunden. In verschiedenen kontrollierten wissenschaftlichen Studien konnte gezeigt werden, daß auch bei Patienten mit Epilepsien, die medikamentös nicht erfolgreich behandelt werden konnten, Beeinflussungsmöglichkeiten durch Biofeedback bestehen. So unglaublich es klingt, es kann klar gesagt werden, daß wir Menschen lernen können, die elektrischen Wellen, die unser Gehirn aussendet, zu beeinflussen. Da die Methode als gesichert angesehen werden kann, besteht der nächste Schritt nun in der Entwicklung von leicht handhabbaren Geräten, die in der täglichen Praxis eingesetzt werden können. Bei anderen Erkrankungen wie z. B. dem *Asthma bronchiale* wird es in Zukunft darum gehen, einerseits bessere Rückmeldungsmöglichkeiten zu finden, und andererseits den Patienten mehr darin zu unterstützen, seine Selbstkontrollmöglichkeiten auch bei einem konkret drohenden Asthma-Anfall einzusetzen. Schließlich seien auch noch einige Bemerkungen zum Blutdruck gemacht, der gerade für Herzkreislauf-Kranke sowie Personen mit Bluthochdruck von hoher Bedeutung ist. Bereits Anfang der siebziger Jahre wurde von entsprechenden Biofeedback-Studien berichtet, die jedoch keine klinisch bedeutsamen Ergebnisse erbrachten, so daß das Blutdruck-Biofeedback bald in den Hintergrund geriet. In den letzten Jahren sind jedoch gute Möglichkeiten entwickelt worden, um dem Betroffenen kontinuierlich seinen Blutdruck rückzumelden, ohne daß invasive Methoden angewandt werden müssen. So gibt es jetzt die Möglichkeit, z. B. bei Personen mit starkem Bluthochdruck im Rahmen eines allgemeinen Behandlungsprogramms auch Biofeedback einzusetzen.

Neben der Erweiterung des Indikationsgebietes geht die Entwicklung auch weiter in Richtung Integration von Biofeedback mit anderen Therapiemaßnahmen. Biofeedback sollte nur im Ausnahmefall als isolierte Technik eingesetzt werden; im Regelfall sollte es sinnvoll mit anderen wirkungsvollen Maßnahmen kombiniert werden. Gerade in der Kombination mit Psychotherapie kann ein sinnvoller Zeitpunkt für Biofeedback-Methoden oftmals zu Beginn der Behandlung sein, um dem Patienten auch die Bedeutung psychologischer Einflußmöglichkeiten erlebbar zu machen. In anderen Fällen wird eine verbesserte Kombination mit medikamentösen, anderen organmedizinisch orientierten Behandlungen oder Ernährungsmanagement sinnvoll sein. Mit diesen Entwicklungen war und ist auch verbunden, daß die Häufigkeit von Biofeedback-Sitzungen an die spezielle Fragestellung angepaßt wird. Geht es um das Aufzeigen von körperlichen und seelischen Zusammenhängen, so können im Einzelfall ein bis zwei Sitzungen ausreichend sein. Setzt man die Biofeedback-Möglichkeiten zur Beeinflussung von Symptomen (z. B. Migräne-Anfällen) ein, so werden unter Umständen acht bis 15 Sitzungen notwendig sein. Bei schwerer erlernbaren physiologischen Signalen (z. B. Gleichspannungsschwankungen bei Hirnströmen) wird die Sitzungsfrequenz oftmals auf 20 bis 50 erhöht. Die Sitzungsfrequenz sollte insgesamt also nicht einer Theorie angepaßt werden, sondern den Bedürfnissen des Patienten.

Biofeedback ist eine faszinierende Möglichkeit, das Wechselspiel zwischen Körper und Seele zu veranschaulichen, die Sinnhaftigkeit körperlicher Funktionen zu verdeutlichen sowie die seelischen Selbstheilungskräfte des Menschen zu steigern.

(1994)

PEIN-LICHE BOTSCHAFTEN VERSTEHEN LERNEN

»Schlafen, schlafen, nichts als schlafen!
Kein Erwachen, kein Traum!
Jener Wehen, die mich trafen
Leisestes Erinnern kaum,
Daß ich, wenn des Lebens Fülle
Niederklingt in meine Ruh!
Nur noch tiefer mich verhülle,
Fester zu die Augen tu!
(Friedrich Hebbel: Dem Schmerz sein Recht)

»Your pain is the breaking of the shell
that encloses your understanding.
…
Much of your pain is self-chosen.
It is the bitter potion by which
the physician in you heals your sick self.«
(Kahlil Gibran: The Prophet)

»Das Zeitalter des modernen Forschritts verspricht, den Menschen ins gelobte Land der schmerzlosen Existenz zu führen. Viele entwickeln tatsächlich eine chronische Angst vor dem Schmerz. Der Begriff Schmerz ist in diesem Zusammenhang sehr weit gefaßt.«
(Erich Fromm: Vom Haben zum Sein)

Das Wort Schmerz leitet sich vom indogermanischen »smer« ab, was soviel bedeutet wie »aufreiben« oder »scheuern«. Weitere sprachgeschichtliche Bezüge lassen sich zum griechischen »smerdnos« – »schrecklich, furchtbar, aufreibend« – oder zum lateinischen »mordere« – »beißen« – herstellen. In der neueren Sprachentwicklung finden sich Worte wie »smerze« oder im Niederländischen und Englischen das Wort »smart«. Schmerzlich ist etwas, was Kummer und Leid verursacht. Interessant ist in diesem Zusammenhang auch das deutsche Wort »schmachten«, heftig nach etwas hungern oder dürsten. Verbindungen lassen sich zu den Worten »Schmach« oder »schmächtig« – klein, gering, sehnend, verlangend – herstellen. Sie beinhalten Verachtung oder Kränkung. Wenn man sich keiner Schmach hingeben möchte, bemüht man sich darum, eventuell sichtbaren inneren Kummer, Sorgen und Ängste möglichst blendend zu übertünchen. Die englische Sprache hat eine Vielzahl weiterer Begriffe, um den Schmerz zu umschreiben, wie etwa »hurt«, »ache«, »regret« oder »grief«. In der medizinischen Fachsprache lösen englische Begriffe immer mehr die zuvor benutzten lateinischen oder griechischen Termini ab. So wird heute die moderne Schmerzbehandlung mit »Pain-Management« bezeichnet, und an Stelle des deutschen Begriffs Schmerzmittel gebraucht man den des »painkillers«. Die Ähnlichkeit zwischen dem englischen Begriff »pain« und dem deutschen Begriff »Pein« ist augenscheinlich. Der Begriff Pein wird bei der medizinischen Erörterung von Schmerzen kaum noch verwendet.

Während meines Medizinstudiums wurde mehr Wert darauf gelegt, uns in die medizinische Fachsprache einzuweihen, als uns mit dem Phänomen Schmerz vertraut zu machen. So benutzten wir dann gelehrt den lateinischen Begriff »dolor« oder das griechische Wort »algos« für Schmerz, ohne dessen Inhalt zu verstehen. Heute bezeichnen sich die Schmerzforscher als »Algesiologen«, also diejenigen, die sich mit der Wissenschaft von der Entstehung und Bewältigung des Schmerzes befassen.

Schmerzen, so wurde mir beigebracht, sind in erster Linie biologisch-organische Phänomene. Sie sind Signal, Hinweis oder Zeichen einer anatomisch-strukturellen Schädigung oder physiologisch-funktionalen Störung. Aufgabe des Arztes ist es, diese sachlich, kritisch, distanziert und mit Hilfe technischer Hilfsmittel zu untersuchen und zu lokalisieren. Ist die Ursache erst einmal erkannt, wird geprüft, ob durch physikalisch-therapeutische Maßnahmen, durch Schmerzmedikation oder gar durch chirurgisch-orthopädische Eingriffe eine Beseitigung der Schmerzen zu erreichen ist. Sollten die Schmerzen trotzdem weiter anhalten, muß nach weiteren Ursachen geforscht bzw. die Schmerzmedikation verändert oder erhöht werden.

Die mögliche Problematik des Placebo-Effekts im Rahmen der Schmerzmedikation wurde während meiner Ausbildung systematisch ausgeblendet. Dabei hatte Beecher bereits 1959 an einer großen Patientenklientel zeigen können, daß etwa 35 % der Patienten, die an einem breiten Spektrum von schweren traumatischen oder postoperativen Schmerzen litten, eine erhebliche Schmerzminderung durch doppelblind verordnete Placebos verspürten. Evans hatte 1974 in einer Übersichtarbeit verschiedener Studien dargestellt, daß durch Placebos die Schmerzintensität bei erheblichen klinischen Schmerzzuständen für etwa ein Drittel der betroffenen Patienten auf die Hälfte reduziert werden konnte. Im Vergleich zu so starken Schmerzmitteln wie Morphin konnte mit Placebos etwa die Hälfte von dessen Effektivität erreicht werden. Der Placebo-Effekt darf nicht als bewußte Täuschung eines vermeintlich simulierenden Patienten mißverstanden werden. Über die genauen Wirkmechanismen des Placebo-Effekts sind wir noch nicht präzise genug informiert. Aber die bisher bereits über 1000 wissenschaftlichen Arbeiten zu diesem Phänomen lassen einige Faktoren deutlicher werden: Eine vertrauensvolle Arzt-Patient-Beziehung, Veränderung von subjektiven Vorstellungen und Erwartungen sowie eine Angstverminderung können erheblich zur Besserung des subjektiven Leidens und zur wahrgenommenen Intensität von Schmerzen beitragen. Der Placeboforscher Frederik Evans schreibt: »Eine positive Placeboantwort zeigt nicht nur, daß für den Patienten Erwartung und Hoffnung auf weiteren therapeutischen Erfolg realistisch sind; dem Therapeuten zeigt sie auch, daß der betroffene Patient auf der kognitiven Ebene Möglichkeiten besitzt, seinen Schmerz (oder sein Symptom) zu beeinflussen, zu verändern oder zu kontrollieren.«

Das naturwissenschaftlich-medizinische Verständnis des Schmerzes ist in vielen Fällen sehr hilfreich und sinnvoll. Es kann dazu beitragen, Schmerzen als Zeichen akuter Schädigungen und Störungen des Körpers zu identifizieren, rasch von außen einzugreifen und Schlimmeres zu verhüten. Tritt ein Schmerz plötzlich oder als Folge eines bekannten Traumas auf, ist seine Botschaft am besten in der Terminologie der Medizin zu verstehen. Die Mehrzahl der Schmerzen, deretwegen Ärzte heute konsultiert werden, sind aber nicht akuter Natur. Sie haben statt dessen häufig einen lang anhaltenden oder sich episodenhaft wiederholenden Charakter und lassen sich auf Dauer nicht erfolgreich mit Medikamenten unterdrücken. Sie nehmen Einfluß auf das gesamte Leben und Erleben der betroffenen Menschen. Alle Sinnesqualitäten werden verzerrt, alles wirkt zu laut oder zu hell. Das gesamte Verhalten wird beeinträchtigt, die Aktivität, die Bewegungsmöglichkeiten, die Körperhaltung, die alltäglichen Gewohnheiten. Diese Art von Schmerzen beeinflußt die Wahrnehmung von Zeit und Raum, verändert die Qualität der Beziehungen zu sich selbst und zu anderen Menschen. Sie führt zu Vereinsamung, Entfremdung und zu einer erheblichen Behinderung des Austauschs mit anderen Menschen.

Diese heute als »chronisch« bezeichneten Schmerzen, also als lebenslang begleitend, scheinen epidemieartige Dimensionen angenommen zu haben. Für die USA schrieben die »Schmerz«-Experten zu Beginn der achtziger Jahre folgende Zahlen: Fünf Millionen Amerikaner leiden unter Kreuzschmerzen. Weitere zwei Millionen sind so von Kreuzschmerzen behindert, daß sie nicht mehr arbeiten können. Jede dritte Familie beherbergt jemanden, der von chronischen Schmerzen geplagt ist. 1983 wurde geschätzt, daß insgesamt etwa 90 Millionen Amerikaner unter »chronischen Schmerzen« litten und daß etwa zwei Drittel davon entweder teilweise oder ganz behindert waren. Umgerechnet bedeutete dies den Verlust von 750 Millionen Arbeitstagen. Insgesamt schätzte man die in Amerika durch »chronische Schmerzen« verursachte Kosten auf etwa 60 bis 90 Milliarden Dollar jährlich.

Für den deutschsprachigen Raum waren zu diesem Zeitpunkt noch keine Zahlen dieser Art veröffentlicht. Bekannt war allerdings aus einer Studie der AOK, daß etwa 700 000 Fälle von schmerzhaften Wirbelsäulensyndromen zu einem Verlust von etwa 13 Millionen Arbeitstagen pro Jahr führten. Etwa 1,2 Millionen Menschen in der Bundesrepublik litten Anfang der achtziger Jahre unter permanenten Schmerzen infolge rheumatischer Erkrankungen. Kopfschmerzen gehören zu den am weitesten verbreiteten Leiden in den modernen Industriegesellschaften. Interessant ist dabei, daß im Gegensatz zu anderen Schmerztypen Kopfschmerzen am meisten unter jungen Leuten verbreitet sind und mit dem Alter in ihrer Häufigkeit nachlassen. Nach Schätzungen führender deutscher Schmerzforscher litten Anfang der achtziger Jahre etwa drei Millionen Deutsche in der alten Bundesrepublik unter »chronischen Schmerzen«. Etwa 10 bis 12 % aller Patienten, die einen Allgemeinpraktiker, Internisten oder Neurologen aufsuchten, taten dies wegen Schmerzen. Etwa 31 % aller Menschen, die zum Orthopäden gingen, fielen ebenfalls in diese Kategorie. Ein weiterer Hinweis auf das Schmerzproblem ist der Verbrauch an Schmerzmitteln. 1982 wurden in der Bundesrepublik für insgesamt 374 Millionen Mark Schmerzmittel verkauft.

Die medizinische und therapeutische Auseinandersetzung mit dem Phänomen »chronischer« Schmerz als gesonderte Erkrankung hat Anfang der sechziger Jahre in den USA begonnen. Inzwischen versteht man dort chronische Schmerzen nicht mehr als Symptom, sondern als eigene Diagnose. Man hat das frühere Zeichen einer Krankheit zur Krankheit selbst erklärt. War 1960 nur eine Handvoll spezieller Schmerzzentren vorhanden, so konnten wir 1989 bereits ca. tausend private und öffentliche Einrichtungen zur speziellen Schmerzbehandlung in den USA finden. In der Bundesrepublik hat in den letzten Jahren ebenfalls ein rascher Aufbau solcher Zentren stattgefunden. Interdisziplinäre Schmerzkonferenzen oder das »Schmerztherapeutische Colloquium« bilden inzwischen Ärzte und Therapeuten im Bereich der Schmerzbehandlung weiter. Die Vorgehensweisen der einzelnen schmerztherapeutischen Zentren sind allerdings sehr unterschiedlich, sowohl in ihrer Schwerpunktsetzung als auch im Hinblick auf ihr medizinisch-technisches bzw. psychotherapeutisch-psychosoziales Verständnis von chronischem Schmerz.

Die wissenschaftliche Erforschung organischer Prozesse, die Schmerzen auslösen, aufrechterhalten oder lindern, hat eine Vielzahl von Aspekten erbracht. Eine Reihe neuer biochemischer Substanzen ist identifiziert worden. Die schmerzbezogene Bedeutung des autonomen Nervensystems ist klarer geworden. Vor allem die körpereigenen Opioidpeptide (Endorphine) sind breiter in der Öffentlichkeit bekannt geworden. Sie gleichen körpereigenen Morphinen und besitzen die gleichen chemischen Rezeptoren wie die Schmerzmedikamente. Unser Organismus produziert sie bei Bedrohungen der körperlichen Integrität zur Erhöhung der Schmerztoleranz. Dies ist auch bei sportlichen Höchstleistungen der Fall, wobei sie rauschartige Zustände hervorrufen können. Aus diesem Grunde wird bei Extremsportlern auch bisweilen von »Endorphin-Junkies« gesprochen. David Morris charkterisiert die derzeitige Situation so: »Schmerz ist nicht ein einfach statischer, universeller Code von Nervenimpulsen, sondern eine Erfahrung, die sich fortlaufend ändert, während sie entlang der komplizierten Bereiche der Bewertung wandert, die wir Kultur, Geschichte und individuelles Bewußtsein nennen. … Alles, was über den gewöhnlichen akuten Schmerz hinausgeht, ist eine komplex wahrgenommene Erfahrung, die nicht nur im menschlichen Nervensystem stattfindet, sondern auch im offenen sozialen Feld der menschlichen Gedanken und des Handeln.«

Auf einem internationalen Symposium der Weltgesundheitsorganisation zu »chronischen Krankheiten und Gesundheitsförderung« hat Robert Lafaille eine hilfreiche graphische Darstellung der unterschiedlichen Dimensionen von Schmerz vorgelegt.

Organisationsebene des Schmerzes		_Art des Schmerzes_
—	– relational	– Kombination (Integration gefährdet)
—	– existentiell	– Verzweiflung, Scham, Ängste
——	– geistig	– Verwirrung, Desorientierung
———	– emotional	– Sorgen, Ärger, Depression
————	– körperlich	– Stechen, Brennen etc.

Die Auseinandersetzung mit chronischen Schmerzen macht auch deutlich, daß wir verstärkt daran denken müssen, daß die wahrgenommenen Behinderungen in vieler Hinsicht »peinlich« sind. Pein kann gleichbedeutend sein mit Elend, Unglück, Not, Armut, Krise, Kargheit, Kummer, Sorge, Trauer, Trübsal, Verzweiflung, Trostlosigkeit. Sie ist eine Reise durch ein Jammertal, die erduldet, ertragen und durchgemacht wird. Ein Leben in chronischen Schmerzen kann oft nur noch leidlich ertragen werden. Schmerz als Pein bedeutet Leid und Leiden. Hilfsangebote im Fall von chronischen Schmerzen müssen sowohl das Leid als auch den besonderen leidenden Menschen verstehen. In der Auseinandersetzung mit chronischen Schmerzen muß aber auch gefragt werden, welche Dimensionen der Lebensfreude, vielleicht trotz alledem, stückweise wiedergewonnen werden können, wieder bewußte Aufmerksamkeit und Lebensraum zurückerobern können.

Sowohl David Bresler als auch Dieter Kallinke machen in ihrer Arbeit deutlich, daß zur Hilfe für Menschen, die unter chronischen Schmerzen leiden, mehr gehört als präzises medizinisches Wissen und ärztliche Behandlung. Während der Arzt sich typischerweise dem Schmerz wie einem Puzzle oder einer Herausforderung nähert, erfährt der Patient seine Schmerzen meist als ein Geheimnis. Chronische Schmerzen verändern seinen gewohnten Umgang mit der Welt. Sie führen ihn in Landschaften, wo nichts mehr vertraut ausschaut und selbst das Vertrauteste eine beängstigende Fremdheit annimmt. Im chronischen Schmerz scheint sich die ganze Welt in ihm zu verdichten, und zugleich scheint sein Schmerz das ganze Universum auszufüllen.

David Bresler und seine Arbeit (1984) haben mir viele bis dahin unbekannte Dimensionen des Verständnisses und der Auseinandersetzung mit chronischen Schmerzen eröffnet. Was mich mit ihm verbindet, ist sein Bemühen um ein wissenschaftliches Verständnis, das nicht vor ungewöhnlichen Fragen zurückschreckt und bereit ist, ungewöhnliche Erfahrungen ernst zu nehmen. Auch eineinhalb Jahrzehnte nach dem Erscheinen seines Selbsthilfebuches für Patienten *Free yourself from pain* ist dieses für mich weiterhin der originellste und hilfreichste Text zu dieser Problematik. David Bresler ist heute Direktor für Programmentwicklung im Bereich Akupunktur, Guided Imagery und Psychotherapie des »Los Angeles Healing-Art-Center«. Er hat zusammen mit Martin Rossman die »Academy for Guided Imagery« aufgebaut, welche diese Strategie erfolgreich als Kurzzeittherapie vermittelt. Dort wurden inzwischen über 600 Professionelle aus dem Gesundheitsbereich in dieser Kurzzeittherapie ausgebildet. Der Schwerpunkt ihrer Behandlungsmethode besteht darin, den von chronischen Schmerzen betroffenen Menschen eigene Lösungswege und Handlungsmöglichkeiten zu eröffnen. Die Idee der kompetenten Selbsthilfe steht im Mittelpunkt.

Dieter Kallinke habe ich durch die Veröffentlichung meines Gesprächs mit David Bresler kennengelernt. Er gehört zu denjenigen in Deutschland, die sich seit vielen Jahren um eine sinnvolle Verbindung von Medizin und Psychotherapie, um praktische Krisenbewältigung und Freisetzung neuer Lebensfreude bemühen. Er ist für mich der Pionier praktischer »Verhaltensmedizin« (»behaviour medicine«) in Deutschland. Nach seinen intensiven Studien zum psychophysischen und psychosomatischen Verständnis des Bluthochdrucks sowie seinem langen Engagement für die Einführung der Psychotherapie in die berufliche Rehabilitation gilt sein Interesse seit vielen Jahren dem Verständnis chronischer Schmerzzustände und deren Behandlung. Dabei zeichnet ihn besonders aus, daß er nicht bei verhaltensbezogenen Techniken und Ratschlägen stehenbleibt, sondern diese mit ausgeprägter humanistischer Empathie sowie mit Humor und Lebensweisheit verbindet. Als Arzt und Psychotherapeut erforscht er sowohl die Möglichkeiten leibbezogener Anwendungen von Berührung, Bewegung und manipulativen Techniken als auch die der Stille, der Meditation, des rationalen Gesprächs, des Gefühlsausdrucks oder des vermeintlich Widersinnigen. Dieter Kallinke ist seit vielen Jahren als verantwortlicher Arzt und Psychotherapeut bei der größten deutschen Einrichtung für Rehabilitation, der Stiftung Rehabilitation in Heidelberg, tätig. Über die vergangenen zehn Jahre verbindet mich mit ihm eine wachsende berufliche und menschliche Freundschaft, auf deren Basis wir nicht nur Fragen chronischer Schmerzbehandlung, sondern auch alle anderen angeschnittenen Themen dieses Buches intensiv erörtern.

Empfohlene Literatur:

Bresler, David: *Free yourself from pain.* Simon & Schuster, New York, 1979.

Evans Frederik: »Expectancy, therapeutic instructions and the placebo response«. In: **White, Leonard / Tursky, B. / Schwartz, G.:** *Placebo-Theory, Research and Mechanism.* Guildford Press, New York, 1985.

Geissner, Edgar / Jungnitsch, Georg: *Psychologie des Schmerzes. Diagnose und Therapie.* Psychologische Verlagsunion, Weinheim, 1992.

Kallinke, Dieter: »Pain: A psychosomatic reaction or the result of a social learning process?« In: *Health promotion and chronic illness,* WHO Regional Publications, European Series, Nr. 44, 1992.

Lafaille, Robert: »Pain: The symptom of disintegrated life«. In: *Health promotion and chronic illness,* WHO Regional Publications, European Series, Nr. 44, 1992.

Leder, Drew: *The absent body.* University of Chicago Press, Chicago, 1990.

Morris, David: »The place of pain«. In: *Advances,* Volume 8, Nr. 2, Spring 1992.

Müller-Busch / Christoph, H.: »Holistic Medicine in rehabilitative pain therapy«. In: *Health promotion and chronic illness,* WHO-Publication, European Series, Nr. 44, 1992.

White, Leonard / Tursky, B. / Schwartz, G.: *Placebo-Theory, Research and Mechanism.* Guildford Press, New York, 1985.

DAVID BRESLER
Zur Behandlung chronischer Schmerzzustände:
»Nicht Schmerz ist unser Feind – sondern das
Leiden.«

*H.M.: Schmerz ist eine sehr persönliche und komplexe Erfahrung.
Unsere medizinische Ausbildung reduziert den Schmerz aber
zu einem rational ausgewiesenen Gegenstand der Betrachtung. Die tägliche Arbeit mit Patienten zeigt uns oft, wie beschränkt dieses wissenschaftlich gereinigte Modell ist. Wie
sieht Ihr Lernprozeß mit dem Phänomen des Schmerzes aus?*

D.B.: Es fing auf eine recht seltsame Art an. Ich machte eine Untersuchung über Akupunktur, bei der sich herausstellte, daß
mit Akupunktur verschiedene Arten von Schmerzen behandelt werden konnten, die bisher in der westlichen Medizin in
ihrer Pathophysiologie nur unzureichend bekannt sind und
bisweilen kaum beachtet wurden, wie zum Beispiel Osteoarthritis, bestimmte Arten von Kopfschmerzen, Neuralgien,
Neuritis, Trigeminusneuralgie und viele muskulär- oder skelettbedingte Schmerzen. Während meiner Arbeit an der Universität von Los Angeles war ich bestürzt, daß Ärzte fast
nichts über den Umgang mit Schmerz lernten.

*H.M.: War Akupunktur zu jener Zeit schon populär in den Staaten,
oder stand sie noch am Anfang ihrer Entwicklung?*

D.B.: Als wir unsere Untersuchung machten, versuchten wir herauszufinden, inwieweit Akupunktur dem Placeboeffekt ähnlich war oder auf Hypnose beruhte. Das fand zu einem sehr
frühen Zeitpunkt statt, lange bevor Akupunktur bekannt
wurde. Wir haben damals eine ganze Serie jener Untersuchungen durchgeführt, die von den medizinischen Fakultäten so geschätzt werden, die sogenannten »doppel-blind,
Placebo gegengewichteten Kontrollstudien«. Ich mache

meine Untersuchungen gerne im Dreifach-Blind-Verfahren, das heißt, der Patient weiß nicht, welche die wirkliche und welche die Scheinbehandlung ist. Auch der Wissenschaftler weiß nicht, wann er einen realen und wann er einen imaginären Akupunkturpunkt sticht: schließlich weiß derjenige, der die Daten analysiert und auswertet nicht, ob die vorliegenden Daten aus der wirklichen oder der Scheinuntersuchung stammen.

Anhand eines Beispiels möchte ich Ihnen das Verfahren erläutern. Wir schlossen einen Patienten mit Elektroden an einen Elektroencephalographen an, der mit einem Computer gekoppelt war, so daß wir 40 Analysen von Gehirnwellenaktivitäten erhielten. Sticht man eine Akupunkturnadel in den Punkt »Magen 36«, dann erhält man einen zuverlässigen Wechsel im Spektrum; das EEG-Spektrum zeigt Beta-Aktivitäten an. Sticht man mit der Nadel in den Punkt »Herz 7«, erreicht man einen Wechsel in Richtung Alpha auf dem Spektrum, denn dieser Punkt ist ein Beruhigungspunkt, während der erstgenannte ein stimulierender Punkt ist.

Den Zugang zur Akupunktur gewann ich über Kampfsportarten wie T'ai-chi ch'üan, Karate und Judo. Als ich nach Kalifornien kam, war ich an Kung-Fu und einigen chinesischen Sportarten interessiert, die sich von den japanischen unterschieden, und begann T'ai chi zu lernen. Damals, 1968 oder 69, zählte ich mit zwei Kaukasiern zu den wenigen Leuten, die sich damit beschäftigten. Unser Interesse wurde immer stärker, und wir wollten mehr über chinesische Kultur, chinesische Ernährung und deren Beziehung zur Gesundheit erfahren. Dann erwähnte unser chinesischer Lehrer die Akupunktur, erzählte uns von den Nadeln, die in den Körper gesteckt werden, was für uns sehr merkwürdig klang. Unser Lehrer nahm uns schließlich zu einem traditionellen Akupunkteur mit, und ich war sehr beeindruckt, auf welche Weise dieser alle möglichen Schmerzen heilte. Ich war der Meinung, daß es sich um Gegenirritation handelte. Wenn man Kopfschmerzen hat, steckt man irgend etwas in die Zehen, dann spürt man dort Schmerzen und vergißt

195

die Kopfschmerzen. Außerdem vergrößert sich der Placebo-effekt, da der Patient in Erwartung der Schmerzlinderung und an den Heilungserfolg glaubend den Akupunkteur aufsucht. Denn wer würde in ein kleines Restaurant in Chinatown gehen, um nach einem ohne Zulassung arbeitenden Heilpraktiker zu fragen, dann durch die kleinen dunklen Straßen von Chinatown zu irgend jemandem nach Hause gehen, ins hinterste Schlafzimmer geleitet werden, sich vollständig ausziehen und sich Nadeln in den Körper stechen lassen, wenn nicht an den Heilungserfolg geglaubt würde? Eine nicht geringe Rolle spielten dabei sowohl die Mystik des Orients als auch die uralten orientalischen Weisheiten; also hielt ich das Heilverfahren für eine Art Hypnose, mit der ich mich allerdings näher befassen wollte.

Als ich mit meinem T'ai Chi-Lehrer den Akupunkteur aufsuchte, hatte ich ein nachhaltiges Erlebnis, das mein Leben einschneidend veränderte. Er behandelte gerade einen alten Mann mit schwerer Osteoarthritis in den Händen. Der alte Mann litt unter großen Schmerzen, er konnte die Finger kaum bewegen, seine Fingerknöchel waren so groß wie Walnüsse. Wir hatten weder Röntgenaufnahmen noch einen Latex-Rheumatest, aber es war auch so einfach, die Diagnose zu stellen. Der Akupunkteur steckte einige Nadeln in die Hände, die Ohren, den Rücken und in die Zehen, und der Patient blickte nach drei bis vier Minuten auf, die Tränen liefen ihm über die Wangen, und er sagte: »Mein Gott, das ist ein Wunder! Meine Hände schmerzen zum erstenmal seit fünfzehn Jahren nicht mehr! Danke, Doktor!« Daraufhin untersuchte ich ihn, und es gelang mir, an seinen Fingern sogar etwas zu ziehen, die vorher auf die geringste Bewegung mit großem Schmerz reagierten. Es war wirklich sehr beeindruckend. Ich lächelte den alten Mann an und fragte ihn: ›Spüren Sie die Nadeln in Ihrem Ohr?‹ – ›Sie stören mich überhaupt nicht, ich fühle mich am ganzen Körper wunderbar!‹ antwortete er mir. Damals wußten wir noch nichts über Endorphine, und ich dachte, daß der Mann einfach verrückt sei. Er hatte Arthritis in einer der schlimmsten Ausprägungen, die ich jemals gesehen habe, und nun behauptete er, keine Schmerzen mehr zu haben.

Als ich in jener Nacht nach Hause ging und über das Ereignis nachdachte, wurde mir plötzlich bewußt, daß man eigentlich keinen größeren Erfolg erzielen könnte, als einen Patienten, der an schwerer Osteoarthritis leidet, dahin zu führen, daß er davon überzeugt sei, keine Schmerzen mehr zu haben. Ich hielt es für die seltsamste Hypnose, die ich während meines immerhin schon sieben Jahre währenden Hypnosestudiums kennengelernt hatte. Alles, was ich bisher über Hypnose gelernt hatte, ergab für diesen Fall keinen Sinn, denn das wichtigste bei der Hypnose ist die Suggestion, die durch das Reden erzielt wird. Der Alte aber kam aus dem Kaukasus und sprach kein Chinesisch, der Akupunkteur war Chinese und beherrschte nur seine Muttersprache, folglich war keine verbale Kommunikation möglich. Wenn es sich hierbei auch um Hypnose handelte, so wollte ich unbedingt in ihre Methoden einsteigen, denn sie schienen mir sehr wirkungsvoll zu sein. Hypnose ohne Worte ist möglich, denn man kann auch Tiere hypnotisieren – aber ich wollte unbedingt die Kraft erlernen, Menschen zu Schmerzlosigkeit zu verhelfen.

Wir fingen an, Bücher darüber zu lesen; der Einstieg in Kosmologie und Metaphysik war schwer für mich, schließlich waren Neurophysiologie, Neuropharmakologie und Chemie meine Spezialgebiete. Aber irgend etwas reizte mich an der Sache. Man muß für sich selbst entscheiden, ob man Wissenschaftler oder Quacksalber sein will. Wenn Sie als Wissenschaftler die Hypothese der Hypnose aufstellen, die nicht auf der Analyse gesammelter Daten beruht, dann müssen Sie Ihre Hypothese aufgeben. Der Quacksalber aber sagt: »Ich weiß, daß es Hypnose ist, es muß Hypnose sein.« Ich betrieb also dreifach-blind-kontrollierte Studien, die ganz deutlich zeigten, daß bei Akupunktur physiologische Veränderungen vorgehen, die über Hypnose, Suggestion oder Placeboeffekt hinausreichen, wobei ich diese auch nicht ganz ausschließen möchte, denn sie sind Bestandteil jeder therapeutischen Situation.

Über Endorphine wußten wir, wie gesagt, damals noch nichts, aber mir war klar, daß ein neurochemischer oder physiologischer Aspekt bei der Akupunktur eine Rolle spielte. Meine Neugier war geweckt, deshalb lehnte ich nach meiner Fachausbildung in Psychiatrie den Ruf an andere Universitäten ab, um mich im Rahmen eines Forschungsprojekts mit Akupunktur zu befassen. Um diese Untersuchungen durchführen zu können, blieb ich Fakultätsmitglied an der Anästhesie-Abteilung. Es war nicht einfach. Es gelang mir, die Medizinische Fakultät zu überzeugen, traditionelle Akupunkteure in unserer Klinik einzustellen, die über eine zwanzig- bis dreißigjährige Erfahrung verfügten. Wir engagierten chinesische, koreanische und japanische Akupunkteure.

H.M.: War es schwierig für die Universität, diese neue Verfahrensweise zu akzeptieren?

D.B.: Ja, es war sehr schwierig. Ich war damals Professor an der Medizinischen Fakultät und hatte die akademische Freiheit, nach Belieben forschen zu können, solange die Rechte und das Wohlbefinden der Menschen gewahrt blieben. Die Fakultät war von ihrem politischen Standpunkt aus gesehen von meinem Vorhaben nicht besonders begeistert. Nach anderthalb Jahren begann das »Komitee zum Schutz des Menschen« an jedem Vorschlag, den ich machte, etwas auszusetzen. Aber ich ließ mich nicht beirren und reichte meine Anträge immer wieder ein. Die meisten Professoren geben nach drei- bis viermal auf, aber ich kann sehr hartnäckig sein, wenn ich etwas erreichen will, und ich versuchte es siebzehnmal. Das Komitee machte uns zur Bedingung, die Einwilligung der Patienten einzuholen, die nachstehende Erklärung unterschreiben mußten: »Ich bin mir bewußt, daß Akupunktur Nerven- und Organschäden sowie Entzündungen verursachen und ein lebenswichtiges Organ verletzen kann, daß bei Kollabieren der Lunge ein Krankenhausaufenthalt und beim Abbrechen einer Nadel ein chirurgischer

Eingriff notwendig sein kann.« Es wurden unglaubliche künstliche Hemmschwellen für unsere Patienten errichtet, was verrückt war, denn in den acht Jahren, in denen wir ca. sechs Millionen Akupunkturnadeln in die Körper der Patienten gesteckt hatten, war keine einzige Komplikation eingetreten. Zeigen Sie mir eine vergleichbare medizinische Technik, die bei sechs Millionen Anwendungen einen derart geringen Risikofaktor hat! Wir waren aber gehalten, unseren Patienten diesen Informationszettel zu geben.

Ich mußte jedenfalls meine bisherige Hypothese aufgeben, da etwas anderes als Hypnose vor sich ging. Neben unserem Untersuchungslabor errichteten wir eine klinische Abteilung, um den Patienten wirklich helfen zu können. Wir untersuchten sie genau nach dem westlichen Medizinmodell, stellten unsere Diagnose und waren damit sicher, daß sie unter Osteoarthritis oder Trigeminusneuralgie litten, denn wir wollten ausschließen, daß die offenkundigen Symptome andere Krankheiten verdeckten. Anschließend brachten wir unsere Patienten zu den Akupunkteuren. Zu unserem größten Erstaunen stellten wir fest, daß sie gut und gründlich arbeiteten. Wir übergaben ihnen Patienten mit chronischer Arthritis, Migräne und Cluster-Kopfschmerzen. Alle diese Krankheiten sprachen auf die Behandlung wirklich ausgezeichnet an.

H.M.: Haben Sie in Ihrer Abteilung versucht, die Medikamente zu reduzieren, die zur Zeit der Behandlung von den Patienten eingenommen wurden?

D.B.: Lassen Sie mich etwas weiter ausholen. Wir legten unserer Analyse fünf Variable zugrunde, um das subjektive Phänomen Schmerz zu messen. Die Patienten registrierten ihr subjektives Schmerzempfinden auf einer Skala von 1–10, außerdem gaben wir qualifizierbare Variablen wie stechend, schneidend, beißend im Gegensatz zu hämmernd, kitzelnd, juckend an, hinzu kamen die Schwere, die Dauer und die Häufigkeit der Schmerzen, aber immer vom subjektiven

Standpunkt des Patienten aus betrachtet. Außerdem benutzten wir noch eine Menge von funktionalen Variablen: Beispielsweise stellten wir bei Patienten mit Kreuzschmerzen zusätzliche Fragen, deren Ziel es war zu ermitteln, ob der Patient seine Socken und Schuhe anziehen, seine Fußnägel schneiden, Treppen steigen, Auto fahren konnte. Unser dritter Punkt galt der Aktivität. Wieviele Stunden wurden täglich im Bett oder liegend verbracht als Folge des Schmerzes, zu Hause, bei der Arbeit oder sonstwo? Unsere vierte Variable war die Medikamenteneinnahme. Ungefähr 85 Prozent der Patienten nahmen zu Beginn der Behandlung schmerzstillende Medikamente ein, etwa sieben Prozent auch nach der Behandlung. Viele Patienten wechselten während der Behandlung von Schmerzmitteln zu Psychopharmaka wie trizyklische Antidepressiva. Wir stellten einen erheblichen Rückgang im Arzneimittelverbrauch fest.

Zum Schluß stellten wir die Frage: »Glauben Sie, daß Ihnen die Behandlung geholfen hat?« Einige Patienten, die signifikante Verbesserungen in den ersten vier Variablen gezeigt hatten – wie qualitative Veränderungen, Abnahme der Häufigkeit, Schwere, Intensität, Verbesserung der Funktionen, Rückgang des Medikamentengebrauchs, Zunahme der Aktivitäten –, beantworteten die Frage mit ›Nein, es tut genauso weh wie zuvor‹.

Außerdem bemerkten wir beispielsweise, daß zwei Patienten, die an Osteoarthritis an den Knien litten und deren Röntgenaufnahmen vom pathologischen Standpunkt aus vollkommen übereinstimmten, völlig verschiedene Reaktionen zeigten. Dem einen Patienten ging es nach der Behandlung unglaublich gut, der andere spürte überhaupt keine Besserung. Da ich immer glaubte, daß man mehr von seinen Niederlagen als von seinen Erfolgen lernt, zeigten mir die genannten Fälle, daß Schmerz ein komplexeres Phänomen ist als nur die Pathologie eines arthritischen Punktes oder nur eine Nervenirritation oder eine Alterskrankheit.

Ich begann mich immer mehr dafür zu interessieren, warum ein Patient positiv auf Akupunktur reagiert und der andere nicht. Um dies herauszufinden, mußte wir eine Reihe von verschiedenen Variablen aufstellen. Wir hatten uns bereits eingehend mit Akupunktur befaßt und viele ander Forschungszentren in den USA zu ähnlicher Arbeit angeregt. Nach fünf bis sechs Jahren Forschung auf dem Gebiet der Akupunktur schien uns die Zeit reif für eine Ausweitung unseres Forschungsprogramms; denn erstaunlicherweise war das grundlegende Problem des Schmerzes immer noch unzureichend erforscht und behandelt. 1974 begann ich an der Universität von Los Angeles für die Errichtung einer Schmerzklinik (»Pain Control Unit«) zu kämpfen, um mich mit einem interdisziplinären Team grundlegend mit dem Phänomen Schmerz im Zusammenhang auch mit psychologischen Erklärungsmustern zu befassen.

H. M.: *In Ihrem Buch entwickeln Sie ein Selbsthilfeprogramm für Schmerzpatienten, in dem betont wird, daß man nicht gegen die Schmerzen, sondern mit den Schmerzen arbeiten, nicht die Krankheit, sondern den Menschen behandeln soll. Die aktive Teilnahme des Patienten am Heilungsprozeß ist für Sie von großer Bedeutung. Sie kritisieren an der westlichen Medizin, daß sie zuviele »Wiederanpassungstechniken« benutzt, anstatt sich um eine mögliche Haltungsänderung der Patienten zu bemühen. Was verstehen Sie unter Wiederanpassungstechnik?*

D. B.: Meine Auffassung von Schmerz unterscheidet sich in zwei wesentlichen Punkten von der vieler Kollegen. Viele begreifen den Schmerz ausschließlich in seiner Gegenständlichkeit, wie beispielsweise Schmerzen an der Hand, Rückenschmerzen usw. Aber Schmerz ist genausowenig gegenständlich auszumachen wie Genuß. Wenn Sie etwas essen, das Ihnen gut schmeckt, sagen Sie auch nicht: ›Ich habe viel Vergnügen in meinem Mund, das Vergnügen geht jetzt meine Kehle hinunter und breitet sich immer mehr in meinem Inneren aus.‹ Das klingt doch ziemlich lächerlich. Aber genauso sprechen die Leute über Schmerz. Schmerz ist vielmehr eine Interpre-

201

tation einer komplexen Abfolge von Ereignissen und ist Wahrnehmung, Erkenntnis, Gefühl und Motivation zugleich.

Meine Kollegen unterscheiden zwischen akutem und chronischem Schmerz. Dabei definieren sie den akuten Schmerz als einen solchen, der von selbst in einem bestimmten Zeitraum vergeht. Wenn Sie sich den Knöchel verstauchen, gehen Sie zum Orthopäden und lassen sich behandeln; dieser verschreibt Ihnen ein Medikament, das Sie vom Schmerz befreit, während Ihr Körper von selbst heilt. In solchen Fällen sagen die Ärzte, Schmerz sei ein Symptom dafür, daß im Körper etwas nicht richtig funktioniert, aber daß der Schmerz eine sehr nützliche und notwendige Erfahrung sei.

Bei chronischen Schmerzen sind meine Kollegen der Meinung, es handle sich um einen völlig anderen Prozeß. Sie gehen davon aus, daß eine Heilung nicht von selbst eintritt, sondern daß die Schmerzen allenfalls schlimmer werden. Als Grenze werden sechs Monate angesetzt. Demzufolge sollen chronische Schmerzen kein Symptom, sondern eine Krankheit an sich darstellen, denn sie haben keinen nützlichen Zweck. Das ist der größte Unsinn, den ich je gehört habe. Schmerz ist Schmerz, ob er nun chronisch oder akut ist, er ist immer ein Symptom. Ich verstehe unter Symptom den Versuch des Körpers, sich selbst zu heilen. Nehmen wir das Beispiel des Fiebers: Der Körper erhöht seine Temperatur, um die eindringenden Mikroorganismen besser bekämpfen zu können. Meine Betroffenheit über unsere zeitgenössische Medizin bezieht sich auf ihre Auffassung von Symptomatik, die dazu benutzt wird, Symptome auszulöschen. Ivan Illich weist in seinem Buch *Die Nemesis der Medizin* darauf hin, daß der Ausdruck »pain killer« nicht übersetzt werden kann. Heißt es »Schmerztöter« auf deutsch?

H. M.: Nein, man benutzt nur den Ausdruck »Schmerzmittel«, im Sinne von Schmerzerleichterung.

202

D. B.: Also auch nicht »pain killer«. Ich bin der Meinung, daß dieser Ausdruck sehr militaristisch ist, die Symptome werden vernichtet, aber, wie ich vorher schon betonte, die Symptome sind nicht unsere Feinde, sondern unsere Freunde, unser Körper versucht sich auf diese Art selbst zu heilen. Man könnte sich die Absurdität der herkömmlichen Auffassung von Schmerz mit folgendem Bild vor Augen führen: Sie fahren mit Ihrem Auto gerade einen steilen Berg hinauf, da leuchtet die Ölsignallampe auf. Sie fängt an zu flimmern. Sie sagen: ›Die verdammte Lampe ärgert mich und lenkt mich vom Fahren ab.‹ Aber sie hört nicht auf zu flimmern, und Sie protestieren: ›Mir paßt das nicht!‹ Dann nehmen Sie einen Schraubenzieher, zertrümmern die Öllampe damit und sagen: ›So, jetzt ist es aber bedeutend besser!‹ Langfristig ist es aber durchaus nicht in Ihrem Interesse, die Signallampe zu zerstören. Als Arzt behandeln Sie Patienten mit schweren Erkrankungen, nehmen Sie ihre Krankengeschichte auf, und alle Symptome die anfangs auftauchten, sind jetzt verdeckt und werden nicht mehr bemerkt.

H. M.:Die Möglichkeit der Veränderung ist nur dann gegeben, wenn die persönliche Wahrnehmung für alle Unterschiede offen ist. Ein wesentlicher Teil Ihres »Erziehungsprogramms« besteht darin, die Menschen dazu zu bringen, ihren Körper wieder in seiner Vielschichtigkeit sowohl der Körperempfindungen als auch gleichzeitig ablaufender Gedanken zu erforschen und wahrnehmen zu lernen.

D. B.: Und genau das tut ein Symptom. Alle Organismen haben ein Warnsystem. Krankheit ist das wesentliche Signal für uns Menschen. Deshalb ist Schmerz auch nicht unser Feind, sondern unser Freund, denn er zeigt, wie es um unser Überleben bestellt ist. Der Psychologe Abraham Maslow, einer meiner Lehrer, pflegte zu sagen, daß alles in der Welt sich verändert oder stirbt. Nichts existiert ewig, und so verläuft unser Leben. Wir machen immer wieder Prozesse der Veränderung durch, und wenn wir uns diesen verweigern, gehen wir zugrunde. Schmerz und Freude sind gute Führer durch diesen Veränderungsprozeß.

Meines Erachtens sind chronische Schmerzen durch den Unwillen des Patienten charakterisiert, sich zu verändern. Diese Menschen leiden unter Verlust-, Trennungsschmerzen oder Kummer. Damit unterliegen sie der gleichen Dynamik oder dem gleichen Prozeß, unabhängig davon, ob es sich um emotionale, soziale oder körperliche Erscheinungen handelt.

Die Psychologen behaupten, daß es vier Stadien von Verlust gibt. Im ersten Stadium wird der Verlust *geleugnet*: ›Das ist mir nicht passiert, das kann gar nicht passieren, ich werde es schon wieder in Ordnung bringen.‹ Im zweiten Stadium folgen *Ärger* und Zorn: ›Warum ich? Ich verdiene das nicht. Es ist einfach nicht fair und richtig!‹ Im dritten Stadium kommen Traurigkeit, Depression und *Trauer* hinzu. Im vierten Stadium tritt *Anpassung* an die neue Situation ein, und man bewegt sich weiter. Menschen mit chronischen Schmerzen sind meiner Meinung nach auf eine typische Art und Weise in einem der ersten drei Stadien steckengeblieben. Sie stecken in Verleugnung, Ärger und Kummer fest und sind nicht bereit, das Alte loszulassen und sich auf das Neue zuzubewegen. Wenn der Arzt ihnen etwas verschreibt, damit sie sich besser fühlen, indem er den Schmerz auslöscht, tut er ihnen damit keinen Gefallen. Denken Sie nur an einen Patienten mit zu hohem Blutdruck, der blutdrucksenkende Mittel erhält, oder an jemanden, der unter großer Ängstlichkeit leidet und Tranquilizer bekommt, oder an jemanden, der Schlafstörungen hat und dem Schlaftabletten verschrieben werden – für sie alle gilt die Frage nach der Bedeutung des Symptoms. Welche Nachricht soll übermittelt werden? Was wird dadurch verdeckt? Warum ist der Blutdruck so hoch? Warum herrscht so große Ängstlichkeit? Warum kann einer nicht einschlafen? Was muß verändert werden, und warum lenkt das Symptom die Aufmerksamkeit auf gerade diese Teile des Körpers?

H. M.: Die Frage nach dem »Warum« war in den letzten 150 Jahren in der Forschung auf die körperlichen Ursachen gerichtet und nicht auf die symbolische Bedeutung von Symptomen...

D. B.: Da stimme ich Ihnen zu, deswegen ist die Behandlung der Symptome auch eine von Ärzten entwickelte Strategie (iatrogen). Der Prozeß der Veränderung ist meiner Meinung nach die wesentliche Grundlage des Lebens, wobei alle gesundheitlichen Probleme als ein Teil dieses Veränderungsprozesses gesehen werden müssen. Wir Gesundheitsexperten sind dann am besten, wenn wir *nicht* versuchen, jemanden zu heilen oder zu behandeln, denn ich glaube nicht, daß es »Heiler« gibt – ich habe noch nie jemanden geheilt!

H. M.: Meine Kritik an bestimmten Teilen der »Holistic Health«-Bewegung stößt sich an Ausdrücken wie »totale Gesundheit«, »optimale Gesundheit«, »Super-Gesundheit« – Ausdrücken, die eine Ideologie von Gesundheit zu entwickeln versuchen.

D. B.: Ich stimme Ihnen zu. Diesen Gedankengängen folgt auch Ivan Illich, wenn er sagt, daß Gesundheit nicht totale Freude, Vergnügen oder Ekstase ist, sondern vielmehr von der Fähigkeit abhängt, mit Vergnügen, Freude und Schmerz umzugehen, denn Schmerz sei ein Teil der Gesundheit. Nicht wir, die Medizinspezialisten, bewirken die Heilungsprozesse, wir sind eher Katalysatoren in diesem Prozeß. Wir schaffen einen Rahmen, in dem Heilung stattfinden kann. Die Patienten selbst können Einfluß nehmen auf die eigene Heilung. Im Mittelpunkt aller Heilung steht Veränderung.

H. M.: In Ihrem Buch beschreiben Sie diese Unterstützung des Selbstheilungsprozesses als ein vollständiges System von Metakommunikation. Sie betrachten nicht nur den körperlichen Prozeß, sondern achten gleichzeitig auf die symbolische Bedeutung von Sprache und Schmerz. Sie arbeiten dabei u. a. mit non-verbalen, selbsthypnotischen Strategien wie

Imagination und Entspannung, die sich auf die Qualitäten der linken Gehirnhälfte beziehen. Welche Erfahrungen in der Schmerzbehandlung machen Sie mit diesen Techniken?

D. B.: Mein Interesse an einer weitergehenden Erforschung von Schmerzerfahrung begann mit der Beobachtung, daß viele Menschen zwar über Schmerzen klagen, daß diese für sich aber nicht das Hauptproblem sind. Das Hauptproblem für die Patienten ist nämlich das Leiden. Schmerz ist ein sehr nützliches und hilfreiches Symptom, daß wir zwar nicht freiwillig wählen würden, aber er ist ein großartiger Lehrer. Schmerz ist nicht unser Feind – das Leiden ist es. Leiden ist die Reaktion des einzelnen auf Schmerz; oder in traditionelleren psycho-physiologischen Begriffen ausgedrückt: Unter Leiden verstehen wir den Unterschied zwischen Schmerzsensibilität und Schmerztoleranz. Ich habe die Erfahrung gemacht, daß ich die Schmerzsensibilität nicht reduzieren kann. Wenn beispielsweise jemand Schmerzen hat, da eines seiner Gelenke nicht mehr von Knorpel umgeben ist, weiß ich nicht, wie ich ihm helfen kann, damit der Knorpel nachwächst. Aber ich kann die Schmerztoleranz des Betroffenen bis zu dem Punkt erhöhen, an dem der Gelenkschmerz nicht mehr stört. Damit kommen wir zu den Endorphinen. Endorphine haben nichts mit Schmerzsensibilität, sondern ausschließlich mit Schmerztoleranz zu tun. Wenn wir dem Patienten eine Morphiumspritze geben, sind die Schmerzen zwar noch da, aber er leidet nicht mehr darunter. Auf diesem Weg kam ich also zu der Erkenntnis, daß das Leiden der eigentliche Feind ist, da es zeigt, wie der einzelne mit Schmerz umgeht. Das Leiden hindert uns am Schlafen, Essen, Arbeiten und damit an einem produktiven Leben. Das Ziel unserer Arbeit besteht nicht in der Tilgung des Schmerzes, sondern darin, den Patienten zu helfen, ihr Leiden zu überwinden.

Aus der orientalischen Medizin lernte ich, auf den Gebrauch von Metaphorik und den Umgang mit der Bildersprache zu achten. Die orientalische Medizin ist in ihren Aussagen der modernen theoretischen Physik sehr ähnlich, wie Capra sagt. Ich fand heraus, daß viele Patienten eine verzerrte Wahrnehmung der Realität und vor allem ihrer Krankheit hatten. Sie empfanden die Schmerzen als eine Katastrophe, als ein ungeheuerliches Unglück, und sie litten dementsprechend darunter.

Fragen Sie einen Physiker, was Realität ist, so wird er Ihnen sagen, daß sie doppeldeutig ist und von Ihrer speziellen Lebenssituation, Ihrem jeweiligen Standpunkt abhängt. Daran sehen Sie, daß es sich nicht nur um ein Problem der theoretischen Physik handelt, sondern auch um ein psychologisches. Nehmen wir das Beispiel von zwei Freunden, die sich streiten. Sie sprechen mit beiden über ihre verschiedenen Positionen und versuchen zu vermitteln. Wer ist im Recht? Sie haben beide recht und unrecht, es hängt von ihrem Standpunkt ab.

Wenn jemand seine Schmerzen als fürchterliches Unglück begreift, dann hat diese Einstellung meiner Meinung nach auch einen bestimmten physiologischen Effekt auf den Körper. Sagen die Vertreter der herkömmlichen Schulmedizin zu ihren Patienten: »Wir können nichts mehr tun, Sie müssen mit Ihren Schmerzen leben«, so wird ihnen die Ausweglosigkeit ihrer Situation bewußt. Ich habe festgestellt, daß die meisten Menschen die Fähigkeiten des eigenen Nervensystems nicht maximal nutzen, um ihre Schmerzen zu kontrollieren. Unsere wichtigste Aufgabe besteht darin, unsere Patienten zu lehren, mit ihren Schmerzen umzugehen und ihren Standpunkt gegenüber der Krankheit zu verändern. Diese Veränderung wirkt physiologisch auf die Fähigkeit des Körpers, die Schmerzen zu kontrollieren, und die Toleranzschwelle erhöht sich, wenn wir mit ihrem Glauben und ihren Erwartungen arbeiten. Bereits bevor wir über Endorphine Bescheid wußten, pflegte ich zu den Patienten zu sagen: »Sie verbrachten die letzte Zeit in der Schmerzschule, und der Schmerz hat die ganze Zeit versucht, Ihnen etwas zu vermitteln, etwas in Gang zu bringen. Wenn Sie die Botschaft verstanden und Ihre Lektion gelernt haben, ist es an der Zeit für Sie, weiterzumachen und unter veränderten Prämissen Ihr

Leben zu leben. Oder wie oft müssen Sie noch in der Prüfung durchfallen und wie lange noch in der Schmerzschule bleiben?«

H. M.: »*Es ist das Leben, das schmerzt.*« *Verbundenheit oder Isolation, der soziale und kulturelle Kontext des einzelnen und der Bedeutungsgehalt des persönlichen Schmerzes sind weitere wichtige Ebenen in diesem Zusammenhang.*

D. B.: Gewiß, das ist sozusagen das dritte Gesetz der Psychologie. Wenn mir einer sagt: ›Mein Leben ist schrecklich wegen des Schmerzes, ich kann deshalb nicht arbeiten, dieses oder jenes nicht tun‹ so antworte ich ihm.: ›Die Ursache Ihres Schmerzes besteht darin, daß Ihr Leben schrecklich ist. Sie genießen Ihr Leben nicht, sie unternehmen nichts, das Spaß macht und Sie bereichert; deshalb leiden Sie.‹

Schmerz ist nicht die Ursache, sondern das Ergebnis. Deswegen steigt die Schmerztoleranz, wenn im Serum Spaß und Freude ihre Wirkung tun; denn nicht nur das Serumcholesterin ist von Bedeutung. Wir veranlassen manche unserer Patienten, sich mindestens viermal am Tag umarmen zu lassen oder selbst andere zu umarmen, auszugehen, und der »Freudespiegel« steigt dementsprechend an. Wir versuchen, sozial, emotional und geistig bedingten Schmerz zu erleichtern, geben Anregungen, Unterstützung zur Veränderung von Lebenssituationen. Das Ergebnis dieser Behandlung ist eine deutliche Verbesserung der Schmerztoleranz, der Arthritis, der Kopfschmerzen unserer Patienten.

H. M.: *Bateson wies darauf hin, daß Bedeutung nur im Zusammenhang entsteht. Der persönliche Kontext, wie Familien mit blockierter Kommunikation, kann nur als Ganzes begriffen und verändert werden, so wie Schmerz nur durch eine grundlegende Änderung in der Kommunikation erreicht werden kann.*

D.B.: Es ist weitaus wichtiger herauszufinden, was ein Mensch nicht mehr tun soll, als das, was er tun müßte. Oft stehen wir unbewußt dem eigenen Heilungsprozeß im Weg, und ich glaube, daß unsere Kollegen diese Blockierung manchmal unwillkürlich verstärken, indem sie nur auf medizinische Art darauf eingehen. Schmerz existierte lange bevor es Ärzte gab. Während der Evolution hat der menschliche Organismus einige sehr wirksame Selbstheilungsmechanismen entwikkelt, und unsere Rolle besteht darin, diese Mechanismen zu unterstützen und zu optimieren. Statt dessen blockieren wir oft den Heilungsprozeß. Ich staune immer wieder aufs neue, wieviel wir von den Tieren lernen können. Wenn diese sich verletzen, suchen sie einen sicheren, geschützten und ruhigen Platz und legen sich einfach hin. Dies erlaubt dem Körper, alle seine metabolischen, psychischen, psychologischen und sonstigen Kräfte für den Heilungsprozeß zu mobilisieren, und läßt eine Regeneration des Körpers zu. Was machen wir aber mit verletzten Menschen? Ich will die Nützlichkeit von diagnostischen Tests und chirurgischen Eingriffen nicht abstreiten, aber der verletzte Organismus wird dabei einem immensen Streß ausgesetzt.

H.M.: *Die Entdeckung der Endorphine als Grundstoff des Selbstverteidigungssystems des Körpers gegen Schmerz veränderte notwendigerweise die Richtung unserer Forschungen. Was ist bisher über die Endorphine bekannt, welche Möglichkeiten gibt es, ihre Produktion durch nicht-invasive Eingriffe anzuregen?*

D.B.: Was wir heute über Endorphine und ihren Einfluß auf die Schmerzerfahrung wissen, ist sicher nur der Anfang von neuen Erkenntnissen über die Arbeitsweise des Nervensystems. Unsere Begriffe davon sind noch grobe Vereinfachungen. Von den Endorphinen wird die Schmerzempfindung nicht blockiert, sondern nur die jeweilige Schmerztoleranz erhöht. Norman Cousins und ich haben oft intensiv über dieses Thema diskutiert und kamen zu der Ansicht, daß es im

Körper ein System geben muß, das mit dem Prozeß der Hoffnung eng verbunden ist. Positive Erwartung und Heilungsglaube – wie der Placeboeffekt demonstriert – bewirken oft einen Heilungsprozeß. Wahrscheinlich gibt es eine biochemische Substanz, vielleicht im Immun-Entzündungssystem, die die Makrophagen der T-Zellen unbeweglich macht. Aber wir wissen zur Zeit noch nichts über den genauen biochemischen Aufbau. Ich glaube, daß es eine ähnliche Verbindung gibt, wie diejenige der adrenokortikalen Steroide und Korticoide mit Streß. Vermutlich gibt es noch eine Reihe anderer biochemischer Veränderungen im Körper, die mit psychologischen Phänomenen zusmmenhängen.

Ein neues Forschungsfeld hat sich herauskristallisiert, die »Neuroimmunopsychoendokrinologie«. Sie befaßt sich mit der Erforschung der Beziehungen zwischen den endokrinen Systemen, Nervensystemen, Immunsystemen und den Konzepten der Psychologie sowie mit der Frage, wie positive Erwartung das Immunsystem beeinflussen kann. Außerdem beschäftigen sich Wissenschaftler mit den verschiedensten Arten von hormonellen Gleichgewichtsstörungen, worunter nicht nur Schilddrüsenerkrankungen fallen, sondern auch eine Reihe von gynäkologischen Gleichgewichtsproblemen, wie zum Beispiel zwischen dem Follikel stimulierenden Hormon (FSH) und dem luteinisierenden Hormon (LH). Untersucht wird das gesamte Immun- und Hormonsystem in seinen jeweiligen Interaktionen mit den psychologischen Prozessen, die im Nervensystem ablaufen.

In diesem neuen Wissenschaftszweig wird nicht von der traditionellen Trennung von Körper und Geist ausgegangen, sondern davon, daß Bewußtsein einen Körper hat, wie Körper ein Bewußtsein.

H. M.: Wie sehen die Reaktionen der medizinischen Verbände in bezug auf Ihre Arbeit und Forschung aus? Halten Sie es für möglich, daß Ihre Verfahren in die offizielle medizinische Behandlung und Ausbildung aufgenommen werden? Wie sehen Sie die Dynamik zwischen den ständig zunehmenden

Selbsthilfegruppen und der Macht des traditionellen medizinischen Systems?

D. B.: Diesbezüglich bin ich vorsichtig optimistisch. Ich bin ein Befürworter der Medizin und der wissenschaftlichen Methode. Wahrscheinlich bin ich sogar stärker betroffen über einen versponnenen Praktiker, der Schmerzen im Unterleib oder einen sich entwickelnden Tumor falsch diagnostiziert, als über die gut dokumentierten und veröffentlichten Fehldiagnosen und Behandlungen meiner Kollegen.

Ich pflege im Scherz zu sagen, wenn ich anstelle von Akupunktur »Percutane Nervenstimulation« gesagt und eng an das medizinische Modell angelehnt unsere Untersuchung gemacht hätte, wäre sie wahrscheinlich bedeutend einfacher als Behandlungsmethode von den Orthopäden, Neurologen usw. akzeptiert worden. Aber es ist sozusagen eine politische Angelegenheit. Ich erkläre Ihnen gleich, was ich damit meine. Wir hatten gerade eine Studie über Akupunktur und Bronchialasthma beendet. Der einzige Grund für die Asthma-Untersuchung bestand darin, quantifizierbare Daten über Plethysmographie zu erhalten. Wir verglichen reale und vorgetäuschte Akupunktur mit Isoproterenol, aufgelösten Salzen oder substanzfreien Mitteln und kamen zu verblüffenden Resultaten. Wir veröffentlichten unsere Ergebnisse, waren aber nicht in der Lage zu erklären, warum Akupunktur die bronchialen Systeme hemmte. Unsere Untersuchung wurde nicht anerkannt, weil wir nicht beweisen konnten, warum Akupunktur die Substanz x freisetzt, die wie Isoproterenol die bronchialen Systeme hemmt. Obwohl wir unsere Ergebnisse in den *Annals of Allergy* veröffentlichten und die Untersuchung mit Mitteln der obersten Bundesbehörde für Gesundheit (National Institute of Health) und der Universität von Los Angeles finanziert wurde, haben die Versicherungsgesellschaften sie nicht anerkannt. Die Versicherungen lehnten es ab, die Akupunkturbehandlung, die aufgrund unserer Forschungsergebnisse angewandt wurde, zu bezahlen. Wenn man aber behaupten kann, daß Endorphine eine Wirkung auf Schmerz ausüben und Akupunktur die Freisetzung von Endorphinen stimuliert, dann werden die Behandlungskosten für Akupunktur als Schmerzkontrolle bezahlt. Es ist eine politische Angelegenheit.

Als Fakultätsmitglied der UCLA war ich bedauerlicherweise gezwungen, oft mehr Zeit für Politik als für Patientenbehandlung und Forschung aufzubringen. Ich hoffe, daß sich dieser Zustand bald ändert. Man stellt eine immer größer werdende Bereitschaft fest, die soeben angesprochenen Wege zwar nicht als Alternative zur Schulmedizin, aber als unterstützende und begleitende Behandlungsmethoden zu betrachten. Es wäre gut, wenn die Behandlungsmethoden in die Medizin integriert würden, denn immer mehr Patienten suchen Chiropraktiker, Naturheilkundler, Herbalisten u. ä. auf, die sie ihren Wünschen entspechend behandeln. Langfristig werden die Ärzte immer weniger Patienten haben.

H. M.: Wir sind erzogen worden, alles perfekt zu machen. Wenn nun jemand Ihr Buch liest und es ihm nicht gelingt, einige der dort beschriebenen Übungen nachzuvollziehen, wird er sich dann nicht noch hilfloser fühlen als zuvor?

D. B.: Mit meinem Buch wollte ich in erster Linie zum Ausdruck bringen, daß kein Problem hoffnungslos ist. Wenn nicht allen damit geholfen werden konnte, heißt es nicht, daß nirgendwo Hilfe zu finden ist. Meine Absicht war es, einen ungewöhnlichen oder alternativen Weg zu zeigen, um Hilfe zu finden. Es ist aber sicher nicht der einzige und notwendigerweise für jeden gültige Weg.

H. M.: Ständig wächst die Zahl neuer Techniken und Möglichkeiten der Behandlung. Wie kann man vermeiden, daß die Patienten zu Versuchsobjekten dieser Techniken und damit überbehandelt werden, das heißt, nicht ihrer jeweiligen Situation angemessen?

D. B.: Früher war ich davon überzeugt, jeden Patienten richtig einschätzen und mit der richtigen Therapie versorgen zu können: Der eine braucht Akupunktur, der andere Biofeedback,
wiederum ein anderer einen Ernährungsplan, aber heute
halte ich dieses Vorgehen für unsinnig. Wichtig ist nur, dem
richtigen Patienten den richtigen Therapeuten zu geben.
Behandlung ist einem psychotherapeutischen Prozeß sehr
ähnlich, wie mein Freund und Kollege William Glasser
feststellte. Die zuverlässige Unterstützung von seiten der
Freunde, des Ehepartners, der Kollegen und des Arztes ist als
das erste und wichtigste Element einer wirkungsvollen Therapie zu betrachten. Zum zweiten betont er die Bedeutung
von Strategie, Planung, Betrachtung von Möglichkeiten oder
Alternativen. Damit gemeint ist die Stimulierung der rechten
Hemisphäre, um selbst Alternativen zu entwickeln – nicht
nur auf der Ebene des rational logischen Gedankenprozes-
ses. Es ist wichtig, das bestimmte Substrat oder den Kataly-
sator zu finden, um diese Erfahrungen zu optimieren.

Das bedeutet aber mehr, als bloß den richtigen Weg zu
finden, weil noch zahlreiche andere Faktoren in diesen Prozeß hineinwirken.

Manchmal sind die Patienten einfach noch nicht bereit,
die Schmerzschule zu verlassen, sie haben noch nicht begriffen, was sie in die Schmerzschule geführt hat. Und es ist nicht
in ihrem Interesse, sie zum Schulabschluß zu zwingen, bevor
sie selbst und ihre Therapeuten die eigentliche Krankheit erkannt haben.

(1984)

DIETER KALLINKE
Leiden am Schmerz in Deutschland: Von der Ablehnung und Austreibung eines verkannten Freundes.

»Als was immer uns der Schmerz erscheint, ob wir ihn als Symptom oder Syndrom verstehen, ob wir ihn als Warner oder Heimsuchung begreifen, er ist ein Urphänomen, ist an den Menschen gebunden, einfach weil unser Leben verletzlich ist.«
(Siegfried Lenz)

»There's no way to be alive and avoid pain and loss and suffering. It's all part of life. Most serious diseases call into question the way you live and what's important. There ist a whole reshifting of values.«
(Naomi Remen)

»Mit körperlichen Schmerzen fertigzuwerden, wenn sie länger dauern, ist gewiß etwas vom Schwierigsten. Die Heldennaturen wehren sich gegen den Schmerz, suchen ihn zu leugnen und beißen die Zähne zusammen, in der Art der römischen Stoiker, aber so hübsch diese Haltung ist, so neigen wir doch dazu, an der Echtheit der Schmerzüberwindung zu zweifeln. Meinerseits bin ich mit starken Schmerzen immer am besten fertiggeworden, wenn ich mich nicht gegen sie gewehrt habe, sondern mich ihnen überlassen habe, so wie man sich einem Rausch oder Abenteuer überläßt.«
(Hermann Hesse)

1. Ein persönlicher Rückblick: Zehn Jahre in der Schule der Schmerzen

Als Anfang der achtziger Jahre Helmut Milz mit David Bresler (s. S. 196 ff.) sprach, traten in Deutschland die schon damals bestehenden Einrichtungen zur Schmerzbehandlung aus ihrem Mauerblümchendasein hervor. Sie begannen über ihre Erfahrungen zu berichten und den daraus abgeleiteten Bedarf an Schmerztherapie vor allem mit US-amerikanischen Daten zu untermauern.

Vor den Augen der zunächst ungläubigen medizinischen Community marschierten plötzlich Heerscharen von Patienten auf, die zuvor der Aufmerksamkeit entgangen zu sein schienen.

Gewiß waren in Lehrbüchern der Differentialdiagnostik immer auch Kopf-, Brust- und Oberbauchschmerzen, Schmerzen im Bereich der Extremitäten und der Wirbelsäule sowie der Gefäße und Nerven etc. vorgekommen. Diese insbesondere durch ihre Schmerzhaftigkeit in Erscheinung tretenden Zustände hatten aber eher eine Teilmenge in einer Fülle von anderen klinischen »Leit-Symptomen« dargestellt. Nun aber sollte es zu einer Veränderung des Fokus kommen: Nicht typische Beschwerden oder typische klinische Anfälligkeiten sollten Blick und Handeln des Klinikers leiten, sondern das Schmerzhafte an diesen Beschwerden. Nur so könne man der vernachlässigten Population von »chronischen Schmerzpatienten« gerecht werden.

Auch von einer Fülle psychischer Auffälligkeiten bei sogenannten Schmerzpatienten und ihrer »Schwierigkeit« war die Rede, die sich einem psychoanalytischen Zugang eher entzögen. Diese Schmerzpatienten wollten mit ihren Schmerzen ernst- und angenommen werden, weshalb ein verhaltenstherapeutischer Ansatz mehr verspräche.

Auf diesem Hintergrund lud mich 1983 die Schmerzambulanz einer deutschen Universität ausdrücklich als verhaltenstherapeutisch orientierten Arzt zu einer kontinuierlichen konsiliarischen Mitarbeit ein, die bis auf den heutigen Tag fortbesteht.

In der Auseinandersetzung mit Hunderten dieser Schmerzpatienten haben sich mir eine Reihe von Fragen gestellt, die ich am Ende meines Erfahrungsberichts nennen möchte.

1.1 Die heterogene Klientel einer Schmerzambulanz

Als ich mich auf das Abenteuer Schmerztherapie einließ, hatte ich bereits über zehn Jahre psychotherapeutisch gearbeitet und dabei auch viele Patienten behandelt, die man heute als Schmerzpatienten bezeichnen würde.

Dennoch vertiefte ich mich vorsichtshalber noch einmal in die damals vorliegende Schmerzliteratur, *last not least* in Fordyces Klassiker, der die sogenannten operanten Aspekte von »chronischem Schmerz und (chronischen) Krankheiten« hervorhob, d.h. das Schmerz*verhalten* bzw. das Krankheits*verhalten*.* Tatsächlich beobachtete ich in der Schmerzambulanz einen über die Jahre hinweg schwankenden, aber stets erheblichen Anteil von Patienten mit chronifizierten psychosomatischen und psychiatrischen Erkrankungen, die sich – abgesehen davon, daß sie die somatischen Anteile ihrer Beschwerden als Schmerzen vortragen – nicht wesentlich von anderen ambulanten psychiatrischen und psychosomatischen Patienten unterscheiden.

Mit einigem Abstand betrachtet, meinte ich an den Patienten der Schmerzambulanz die Schattenseiten unserer Medizin zu erkennen, die bei einem kleinen Prozentsatz ihrer Patienten Unglaubliches leistet, die Mehrzahl jedoch so sehr »mit links« betreut, daß die Betroffenen entweder in chronifiziertem Zustand das System, dem sie die Treue halten, mit ihren lästigen Klagen »heimsuchen« oder »mit den Füßen abstimmen«, d.h. ihr Heil woanders suchen (Eisenberg u.a.). Bei genauerer Betrachtung der vielen Leidensgeschichten, die ich zu hören bekam, fiel mir auf, daß die Leidtragenden meist viele Wochen lang von gewissenhaften, organmedizinisch orientierten Ärzten auf mögliche strukturelle oder sonstwie mechanisch wirksame Ursachen ihrer Beschwerden untersucht worden waren, um zu erfahren, was ihnen *nicht* fehlt.

Eine *positive* Diagnose, also eine Aussage darüber, was ihnen fehlt, oder gar einen Hinweis darauf, was andere oder sie selbst für

---

* Viele Autoren, die sich mit der Verhaltenstherapie nicht gut auskennen, scheinen Fordyces »operant pain« für eine eigene Schmerzkategorie zu halten. – Im Rückblick auf die Patienten, die ich 1987 in Fordyces Abteilung sah, glaube ich dagegen, daß Fordyce beim Schreiben seines Buches seine als *behindert* anzusehenden Patienten vor Augen hatte und nicht, was sonst noch alles unter dem Namen »chronischer Schmerzpatient« läuft. Ähnlich konnte ich übrigens durch persönlichen Augenschein gut nachvollziehen, warum Blumer und Heilbronn bei ihren 1000 bis zum Jahre 1987 nachuntersuchten Schmerzpatienten, mit einem großen Anteil von behinderten Arbeitern, auf die diagnostische Kategorie einer »dysthymen Schmerzstörung« als einer besonderen Variante der Depression Wert legen.

sich tun könnten, hatten die wenigsten erhalten. Mit Sicherheit waren aber spätestens im Gefolge der organmedizinischen Diagnostik jene sechs Monate vergangen, nach denen die Beschwerden nach übereinstimmender Ansicht der Gesellschaften zum Studium des Schmerzes den Zustand eines chronischen Schmerzsyndroms angenommen haben sollen, das als Krankheit eigener Art mit allen Mitteln der westlichen, östlichen und naturheilkundlich orientierten Medizin sowie der sogenannten Verhaltensmedizin auszutreiben sei.

In diese Falle geraten nach meiner Beobachtung vor allem:

— Patienten mit »funktionellen Störungen aus den psychiatrisch / psychosomatischen bzw. orthopädischen Fachgebieten (d. h. mit psychosomatischen Muskelverspannungen, larvierten Depressionen, körperlichen Fehlhaltungen etc.).

— Patienten mit relativ ausgeprägten Beschwerden bei geringfügig erscheinender Organpathologie, bei denen oft eine »psychische Überlagerung« in Betracht zu ziehen ist, also u. a. die Möglichkeit, daß die Beschwerden im biographischen Kontext des Patienten eine Akzentuierung erfahren bzw. eine psychologische Funktion angenommen haben.

— Patienten mit vorausgegangenen Operationen, bei denen zwar ein sekundär mechanisches Problem (z. B. ein Bandscheibenvorfall) beseitigt worden ist, wohingegen die primär ursächlichen körperlichen Fehlhaltungen bzw. die mit somatischen Beschwerden einhergehende depressive Verstimmung (Hasenbring) fortbestehen.

— Patienten, die mit Hilfe der modernen Medizin zwar schwerste Traumen überlebt haben, ohne jedoch zu wissen, wie sie mit den resultierenden Defektzuständen sinnvoll weiterleben sollen. Zunächst gilt also alle Aufmerksamkeit dem reinen Überleben. Wenn dies gesichert ist, müssen sich die Betroffenen allerdings der nächsten schmerzlichen Wahrheit stellen, daß sie sich nämlich von vielen lieben Lebensgewohnheiten und -perspektiven für immer verabschieden müssen. In der Rehabilitationspsychologie spricht man von Menschen, die noch mitten im Prozeß der Behinderungsbewältigung stehen und dabei ein stark depressives Bild von Trauer, Ärger, Hoffnungslosigkeit und Schmerzen bieten.

— Patienten mit Zuständen aus einer der oben genannten Kategorien, die in Reaktion auf ihre fortbestehenden Beschwerden aufhören, vormals befriedigenden Aktivitäten nachzugehen, darüber zunehmend depressiver werden und in diesem Zustand über Schmerzen an jenen Stellen klagen, an denen sie Verletzungen erlitten haben.

Schon diese impressionistische Schilderung dürfte verdeutlichen, daß viele dieser Patienten dringend Linderung ihrer Beschwerden brauchen, um überhaupt wieder Hoffnung schöpfen zu können (die Schmerzambulanz als »Hauptverbandsplatz« des wenig änderungswilligen medizinischen Systems). Aber ebenso deutlich dürfte es sein, daß in vielen der genannten Fälle eine symptomatische Schmerzbehandlung zu kurz greift, nämlich immer dann, wenn es um die Therapie von Störungen geht, mit denen sich die Schulmedizin zwar schwertut, die aber prinzipiell ursächlich behandelbar sind.

Ich will dies im folgenden am Beispiel der Psychotherapie von primär psychogenen Schmerzsyndromen bzw. der psychotherapeutischen Behandlung von »psychisch überlagerten« körperlichen Zuständen weiter verdeutlichen.

1.2 Die Diagnose und psychotherapeutische Behandlung von psychisch verursachten bzw. beeinflußten Schmerzzuständen

Im Rückblick auf einige Hundert psychotherapeutische Erstinterviews (unter psychiatrischen, neurosenpsychologischen und verhaltensanalytischen Gesichtspunkten) bzw. auf die große Zahl von selbst oder in Delegation durchgeführten Verhaltenstherapien bei sogenannten Schmerzpatienten habe ich folgendes Bild gewonnen: Viele Patienten können sich einer psychologischen Betrachtung ihrer Beschwerden öffnen, wenn ihnen ihre psychotherapeutischen Gesprächspartner ein wenig entgegenkommen (Erstinterview in der Schmerzambulanz, Anhören der Leidensgeschichte, Betasten der schmerzhaften Körperpartien, teilnahmsvolle Fragen nach dem allgemeinen Befinden insbesondere zur Abklärung einer depressiven Verstimmung, Frage nach einer Streßabhängigkeit der Beschwerden, Frage nach Zeiten bzw. Situationen, in denen die Beschwerden zuerst auftraten bzw. in denen sie derzeit besonders stark sind oder in den Hintergrund treten etc.).

Der hier befürwortete verhaltensanalytische Ansatz geht vom

vordergründigen Symptom, d. h. dem Schmerz, aus (wodurch sich der Schmerzpatient mit seinen Leiden angenommen fühlt), um dann in dem Maße »in die Tiefe«, d. h. zu den ursächlichen Pathomechanismen, vorzudringen, wie es dem (»somatisierenden«) Patienten zum jeweiligen Zeitpunkt möglich ist.

Mit diesem Vorgehen gelingt es meist in 50–70 Minuten, die psychologische Funktion der Schmerzen so in einfache Worte zu fassen, daß sich auch der Patient auf diese Sichtweise einlassen kann (z. B. »Ihr Kopf ist augenscheinlich der einzige, der sagt: ›Nun ist es aber genug‹ bzw.: ›Wann darf ich auch mal an mich denken?!‹/ ›Warum kannst du nicht auch mal fünfe gerade sein lassen?‹«). Ob der betroffene Patient dann auch bereit ist, in die »Schmerz-Schule« (Bresler, s. o. bzw. 1979) zu gehen, ist noch einmal eine ganz andere Frage. Denn schließlich muß der Patient den Mut und die Kraft entwickeln, sich für seinen Teil von vorherrschenden gesellschaftlichen Vorstellungen zu lösen (sich fürs »Häusle« und fürs Auto »totarbeiten« oder leben?/tun, was die anderen erwarten, oder gesunden Egoismus zeigen etc.).

Last not least müssen sich viele der depressiven Patienten mit Schmerzen der leidigen, von Schmerzspezialisten meist theroretisch wie praktisch unglücklich thematisierten Frage nach dem Prä oder Post von Depressionen bei Schmerzzuständen stellen, die Bresler (1979: 424) atemberaubend gut auf den Punkt gebracht hat: »Machen wirklich meine Schmerzen das Leben unerträglich, oder ist es mein Leben, das die Schmerzen unerträglich macht?« Womit nichts weniger als die Frage angeschnitten ist, ob der damit konfrontierte Patient den Mut findet, sein Leben in zentralen Bereichen neu zu ordnen (Remen, s. o.).

In keinem der genannten Fälle sind die (»chronischen«) Schmerzen etwas um jeden Preis Auszuschaltendes. Sie sind recht ähnlich wie beim akuten Schmerz mahnende Hinweise darauf, daß das Leben des Betroffenen aus dem Gleichgewicht geraten ist. Hinsichtlich der Handhabung von »psychisch überlagerten«, also teilweise organisch verursachten Schmerzen bin ich mir immer noch nicht ganz schlüssig. Allemal bewährt sich in theoretischer Hinsicht das multifaktoriell orientierte, pragmatische Konzept der psychosomatischen Medizin: Chronischer Streß (durch mangelnde psychosoziale

Kompetenz, Verluste, Trauer etc.) wirkt sich psychophysiologisch an einer individuell bestimmten Schwachstelle aus, beim Patienten mit einer Fehlhaltung des Bewegungsapparates also z. B. im Kreuz oder sonstwo am Rücken. Aus diesem Blickwinkel ist es sicher nützlich, psychotherapeutisch am Abbau des für die Auslösung der Rückenschmerzen ursächlichen psychophysiologischen Stresses zu arbeiten. Nicht weniger sinnvoll ist es, wenn der Patient für den Spannungszustand seiner Muskeln sensibler wird und lernt, sich aktiv zu entspannen, bevor es zu Schmerzen kommt (Progressive Muskelentspannung nach Jacobson, Biofeedback etc.). Einem erwachsenen Menschen unserer Region, der stundenlang unbeweglich an einem PC arbeitet, sollte es sicher auch nicht schaden, wenn er etwas von der Bewegungsvielfalt und -anmut zurückgewinnt, die er noch als Schulanfänger hatte (Selbsterfahrung mit der Feldenkrais-Methode, mit Hanna-Somatic Education oder anderen Systemen zur Schulung der Körperwahrnehmung).

Mit zunehmender eigener Selbsterfahrung in körpertherapeutischen Verfahren kann ich aber immer weniger davon absehen, daß die vielen selbstunsicherern Zeitgenossen, mit denen ich psychotherapeutische Gespräche führe, auch als verkrampfte und selbstunsichere Körper vor mir sitzen bzw. sich – wenn sie wegen Schmerzen bei erschöpfungsdepressiven Zuständen in die Sprechstunde kommen – verzweifelt dagegen wehren, daß ihre im Antrieb gestörten Körper vornüber zusammensinken wollen und dabei Schmerzen in den an der Abwehr dieses Impulses beteiligten Muskeln des Oberkörpers entwickeln.

Bei solchen Beobachtungen wird mir immer wieder von neuem deutlich, daß wir ja nicht Körper mit Seelen sind, sondern Leiber (oder in Hannas Terminologie: Soma), die »ich« zu sich sagen, über ihre Gefühle sprechen und ihre Körper mehr oder weniger gut wahrnehmen können und behandeln.

Bei allen Vorbehalten, die ich gegenüber monistischen Erklärungsansätzen in der Pathologie habe, werde ich immer neugieriger auf neo-reichianische oder ganzheitliche psychoanalytische Behandlungsansätze, wie sie Canzler kürzlich vorgetragen hat. Und wenn ich mich frage, woher meine Offenheit dafür kommt, dann fällt mir vor allem meine Begegnung mit dem »White crane Silat« in

Indonesien ein. Dieses System der Selbstverteidigung hat zunächst einmal ausschließlich mit dem Erlernen von elementaren motorischen Verhaltensmustern zu tun. Aber ich habe nie in meinem Leben tiefergehende psychologische Selbsterfahrung gewonnen als bei meinem Bemühen, einige relativ einfache Abfolgen von Schritten zu erlernen. Nie hat sich meine Körperhaltung und, untrennbar davon, mein »Selbstbewußtsein« so rasch, so fühlbar und für andere unübersehbar verändert wie in jenen Wochen Körperarbeit in drückender tropischer Hitze.

Auf der Grundlage dieser Erfahrungen und des Zeugnisses meiner Lehrer habe ich keinen Grund, daran zu zweifeln, daß diese Schule einige Hundert komplexe und nur mit großem Einsatz erlernbare Bewegungsmuster entwickelt hat, von denen sie ihren fortgeschrittenen Schülern genau jene »verordnet«, die für die Bearbeitung ihrer jeweiligen persönlichen »Schwächen« geeignet erscheinen: eine Art »große« Psychotherapie ohne Worte?! Möglicherweise sind also der oft beklagte Haltungsverfall bei unseren Zeitgenossen und die Rumlümmelei vieler junger Menschen mehr als die Folge von ergonomisch schlecht gestalteten Arbeitsplätzen und auch mehr als eine Folge von durchgemachten Scheuermannschen Erkrankungen.

Auch ohne diesen visionären Ausblick auf mögliche, wahrhaft ganzheitliche Behandlungsansätze bei schmerzhaften Zuständen des Bewegungsapparates läßt sich aber m. E. schon heute feststellen, daß Schmerzpatienten mit psychogenen Schmerzsyndromen, die sich auf einen *psychotherapeutischen* Prozeß einlassen, ihre Schmerzen bald nicht mehr als ein sinnloses, zu beseitigendes Übel erleben, sondern als einen Warner und Freund, der unbequeme Wahrheiten aufzeigt (wie es sich für einen wahren Freund gehört!).

Eine solche verhaltenstherapeutische Kurztherapie für Schmerzpatienten folgt, vereinfacht, folgendem Grundmuster:

– Fortführung der im Erstgespräch begonnenen Verhaltensbeobachtung: Protokolle über die Frequenz und Intensität der Schmerzen;

– Fortführung der funktionalen Verhaltensanalyse: Registrierung der Umstände, unter denen die Schmerzen stärker bzw. schwächer werden;

– Betrachtung der Schmerzen im Lebenskontext des Patienten; dadurch:

– weniger Aufmerksamkeit für die Schmerzen selbst durch Fokussierung auf die Lebensumstände, die die Schmerzen auslösen oder beeinflussen (»Ablenkung«?!);

– Anleitung zur besseren Bewältigung von Lebenssituationen, denen der Patient nicht gewachsen ist und die – über Streß – zu Schmerzen bzw. zu einer Zunahme der Schmerzen führen (Erlernen von Verfahren der Selbstentspannung, Förderung von Eigeninitiative und Selbstsicherheit etc.);

– Deutung immer noch vereinzelt auftretender Schmerzen als Erinnerung an noch nicht bewältigte Probleme (wodurch die früher als feindlich erlebten Schmerzen zu Mahnern werden).

Ich komme zunehmend zu der Auffassung, daß derartige Lernprozesse nicht nur für Patienten mit chronifizierten, psychisch determinierten Schmerzzuständen möglich sind (s. u.).

2. Fragen, die mir im Zusammenhang mit Schmerz und Schmerztherapie gekommen sind

2.1 Definitorisches: »der« Schmerz/akuter vs. chronischer Schmerz/chronische Schmerzpatienten etc.

In Schmerzambulanzen erscheinen Patienten mit Beschwerden, deren Ausprägungsgrade von hypochondrischen Selbstwahrnehmungen und störenden Dysästhesien bis hin zu schwersten posttraumatischen Schmerzzuständen reichen. Ich frage mich, ob die angeblich einheitsstiftenden Termini »der Schmerz« bzw. »der chronische Schmerz« hier Klarheit bringen.

Schmerzspezialisten reden von »dem Schmerz«. Dies mag ein brauchbares Konzept für die physiologische Schmerzforschung sein. *Nach meiner Erfahrung sind jedoch die meisten schmerzhaften Beschwerden bei genauerem Hinsehen außerordentlich variabel.* Der Begriff »der Schmerz« suggeriert aber etwas Stabiles und subsumiert voreilig eine Fülle von intra- und interindividuell verschiedenen Schmerzzuständen. Ich spreche lieber von Beschwerden oder Schmerzen. Diese Unterscheidung ist nicht nur von akademischem, sondern von heuristischem Wert: durch die Analyse der Variabilität der Beschwerden lassen sich nämlich entscheidende Ansätze für eine ursächliche Schmerzbehandlung und Selbsthilfe ableiten (falls dies erwünscht ist).

Weiterhin unterscheiden Schmerzspezialisten zwischen akuten und chronischen Schmerzen, obwohl oft schon die sorgfältige organmedizinische Diagnostik jenen Sechs-Monate-Zeitraum in Anspruch nimmt, der angeblich aus akuten Beschwerden chronische Schmerzen macht. Ist diese zeitlich orientierte Unterscheidung wirklich sinnvoll? Oder muß in einem bestimmten Zeitraum etwas Besonderes passieren, damit aus einem akuten oder häufig wiederkehrenden schmerzhaften Zustand etwas von dem wird, was der Begriff »chronischer Schmerz« suggeriert?

2.2 Die Chronifizierung von schmerzhaften Beschwerden

Wenn die definitorisch oft bemühte Sechsmonatsfrist überhaupt einen Sinn hat, dann könnte sie den groben zeitlichen Rahmen dafür abgeben, in dem viele Menschen darüber in Panik und, längerfristig, oft völlig »neben die Spur« geraten, daß die westliche Medizin ihr Heilsversprechen, Krankheit, Leid und Tod zu bannen, nicht einlösen kann.

Die zugrundeliegende Lebensanschauung vieler Zeitgenossen und zeitgenössischer Ärzte läuft, kurz gesagt, darauf hinaus, daß lustvolle Erfahrungen um jeden Preis zu mehren und unlustvolle um jeden Preis zu mindern seien.

Die Auswirkungen dieses ungezügelten Strebens nach »Glück« sehen wir in den ärztlichen Sprechstunden. Die Auswirkungen der korrespondierenden »Algophobie« (wie dies Buitendijk m. E. zutreffend genannt hat) spiegeln sich wider im Verbrauch von Schmerzmitteln bis hin zur Sucht bzw. in der Verzweiflung jener Individuen, die unter Schmerzen leiden, gegen die kein Heilmittel zu helfen scheint.

Wenn »Algophobie« mehr als eine geistreiche Wortschöpfung ist, dann sollten wir der bei uns vorherrschenden phobischen Ver-

meidung von Schmerzen therapeutisch durch das verhaltenstherapeutische Konzept der Konfrontation mit dem ängstlich Gemiedenen beikommen können: durch den Verzicht auf Analgetika, die
überdies auf Dauer oft selbst Schmerzen verursachen können, bzw.
durch das Zulassen von Schmerzerfahrungen (wie dies noch bei Na-
turvölkern üblich ist, die zwar nur eine primitive medizinische Versorgung haben, aber unsere Schmerzprobleme nicht kennen!).

Dies ist weit mehr als eine kreative Assoziation: In unseren Breiten *leiden* viele Menschen schon unter verhältnismäßig geringfügi-
gen schmerzhaften Körperwahrnehmungen, einfach weil sie gelernt
haben, daß solche Mißempfindungen nicht nötig seien. Mehr noch:
Ich habe den Eindruck gewonnen, daß viel von der Stärke sogenannter chronischer Schmerzen daher rührt, daß Patienten angesichts ihrer unbeherrschbar erscheinenden Beschwerden »mit Gott
und der Welt zu hadern beginnen«, also durch Verzweiflung, zeit-
raubende Therapiekontakte und die damit einhergehende Vernachlässigung ihrer normalen Aktivitäten in einen Zustand geraten
können, den Bresler im Auge hat, wenn er seine Patienten fragt:
»...oder macht Ihr Leben Ihre Schmerzen so unerträglich?«

Ich denke also, daß es für die Chronifizierung schmerzhafter Beschwerden entscheidend ist, ob und in welchem Ausmaß ein Patient
auf inadaptative Versuche der Schmerzbewältigung zurückgreift
und *leidet*, weil er z. B. verzweifelt gegen seine Schmerzen ankämpft
(an dieser Stelle setzt übrigens die kognitive Verhaltenstherapie mit
großem Erfolg an) bzw. sein früheres normales Leben »vergißt«,
während er sich ganz der Diagnostik und Behandlung seiner
Schmerzen widmet und darüber in Depressionen und ein dumpfes
Leiden an seinen Schmerzen versinkt.

In dieser Beobachtung fühle ich mich in zweifacher Weise bestätigt:

1. Kabat-Zinn (1987) berichtet über viele hundert Patienten, die
er (zunächst zu meinem Erstaunen) erfolgreich durch Schmerzkon-
frontation im Rahmen von mehrwöchigen Yoga- und Meditationsübungen behandelt hat.

2. Da ich weder die ungewöhnliche Bereitschaft der von Kabat-
Zinn beschriebenen Patienten, sich an einem solchen Experiment zu
beteiligen, noch die außerordentlichen Effekte derart unspezifischer

Interventionen glauben konnte, nahm ich vor einigen Jahren an einem längeren Meditations-»Retreat« teil, um die Achtsamkeitsmeditation (Vipassana) zu erlernen.

Trotz meiner Feldenkrais-orientierten Vorbereitung auf längeres unbewegtes Sitzen geriet ich bei den fortgeschrittenen Übungen (z. B. mindestens 45 Minuten zu sitzen, ohne die Haltung zu verändern oder die Augen zu öffnen) in unerträgliche Schmerzzustände. Nach einigen Tagen verblaßten meine Schmerzen aber zu unbedeutenden sensorischen Ereignissen, als es mir nämlich gelang, sie als solche gelassen zu betrachten, d. h. sie »anzunehmen« (wovon in unserer christlich geprägten Kultur zwar viel die Rede ist, ohne daß die praktische Bedeutung solcher Verheißungen irgendwann erfahrbar gemacht würde!).

Aus diesem Abenteuer nahm ich die im Einzelfallexperiment praktisch validierte Erfahrung mit, daß es von entscheidender Bedeutung ist, zwischen *Schmerzen* (als sensorischen Ereignissen) und *dem Leiden an Schmerzen* zu unterscheiden.

2.3 Theoretische Konzepte zum Verständnis / zur Erforschung und Behandlung von Schmerzen

Schmerztherapeuten unserer Zeit sind augenscheinlich verliebt in die Gate-Control-Theorie. Sie ist in der Tat ein einfaches Modell, um das komplexe Schmerz-Geschehen abzubilden. Sie ist aber auch ein verführerisches Modell, aus dem man überwiegend pragmatische, interdisziplinäre Behandlungsansätze zur *symptomatischen* Schmerzbehandlung ableitet.

Ich bevorzuge das klassische psychosomatische Krankheitsmodell, das auf die *Schmerz*-Wahrnehmung einerseits und die *Reaktion* auf die wahrgenommenen Schmerzen andererseits abhebt (Ramsay) bzw. das Modell von Bresler und Rossman, die ebenfalls zwischen *Schmerzen* als sensorischer Erfahrung und dem *Leiden an Schmerzen* unterscheiden. Diese Ansätze lassen deutlicher werden, daß »der Schmerz« durchaus Gegenstand der physiologischen Forschung bzw. der schmerztherapeutischen Schmerzausschaltungen sein mag, das betroffene Individuum aber unabhängig davon ent-

225

scheidenden Einfluß darauf hat, ob und wie es seine Schmerzen erlebt und für sich nutzt (vgl. Pascal, der noch um »den rechten Gebrauch der Krankheiten« beten konnte!).

2.4 Diagnostik in der Schmerztherapie

2.4.1 Das Elend mit der Diagnostik funktioneller Störungen
In jeder heilkundlichen Kultur bekommen Krankheiten einen Namen, eine Diagnose. In der Praxis der westlichen Medizin gibt es verbindliche Namen vor allem für die umschriebene Gruppe von Krankheiten »mit organischem Substrat«. Der große Rest läuft unter Namen, die fast keiner ernst nimmt, ist namenlos bzw. wird mit einer Vielzahl verschiedener Namen bezeichnet, über die kein Konsens besteht.

Psychosomatische Dysfunktionen und *psychiatrische* Störungen, die mit körperlich erlebten Beschwerden einhergehen, sind typische Beispiele für die erstgenannte Gruppe von Krankheiten, für die es zwar inzwischen ein elaboriertes System von Diagnosen gibt, das aber von den meisten Nicht-Spezialisten ignoriert wird.

So geraten streßbedingte (psychosomatische) muskuläre Anspannungssymptome (Hadler) oder die muskulären Korrelate von zumeist neurotischen Erschöpfungsdepressionen (Hasenbring) zu organischen Krankheiten.

Ein häufiges, für die Rolle der Schmerztherapie im Gesamtsystem der Medizin paradigmatisches und im Hinblick auf die Qualitätssicherung in der Medizin besonders entmutigendes Beispiel sind die larvierten Depressionen, bei denen organbezogene Beschwerden sehr viel deutlicher in Erscheinung treten als psychopathologische. Sie verführen den Arzt geradezu dazu, beharrlich nach körperlichen Krankheitsursachen zu suchen.

Mit der Zeit (psychosomatische Patienten brauchen z. B. nach Zielke und Mark sieben bis zehn Jahre, um in eine psychosomatische Fachklinik zu gelangen) trägt der Patient seine Beschwerden immer penetranter, schließlich als quälende Schmerzen vor, bis er in eine Schmerzambulanz gerät, in der, wenn er Glück hat, ein depressiver Zustand, nicht selten mit Suizidalität, festgestellt wird.

Aber da sind auch noch jene Patienten, deren Leiden nicht einmal einen Namen haben. Ich denke an Menschen, die durch ein Trauma oder eine entstellende Operation (z. B. Mastektomie) in einen Zustand geraten sind, der durch Schmerzen im Operationsgebiet und eine meist unbewußte körperliche Schonhaltung (Hand und Arm werden schützend vor den operierten Bereich gehalten) bei einem depressiv gefärbten Störungsbild in Erscheinung tritt. Sie bedrängen ihren Arzt, daß da doch noch etwas sein müsse, das der Behandlung bedarf. Die Ärzte wiederum verneinen dies und heben hervor, daß der Patient allen Grund hat, über das Behandlungsergebnis glücklich zu sein. Übersehen werden in solchen Fällen zwei typische funktionelle Schmerzursachen – die in sich schmerzhafte Schonhaltung und eine die Schmerztoleranz senkende depressive Verstimmung.

Ein gewisses Gespür für derartiges namenloses Leid konnte ich 1987 in der Schmerzklinik in Seattle beobachten, wo man solchen Patienten hausintern die Diagnose eines »disuse-syndroms« gab, was einen Schmerzzustand bezeichnet, der aus der Schonhaltung herrührt und der auch nur durch Mobilisierung dieser Schonhaltung und unter Schmerzen zu behandeln sei.

Eine verwirrende Vielfalt von Diagnosen und Erklärungsansätzen gibt es bei den häufigen regionalen Schmerzsyndromen im Bereich des muskulo-skelettalen Systems. Handelt es sich hier überhaupt um krankheitswertige Störungen (Hadler, Jensen u. a.)? Sind es somatische Krankheiten mit großer Spontanheilungstendenz, die – außer in den eher selteneren Fällen eines nachgewiesenen Bandscheibenvorfalles o. ä. – keinesfalls länger als einige wenige Tage mit Ruhe behandelt werden sollten (so Deyo, 1986, im Hinblick auf Lumbalgien)? Oder sind es in psychischen Streßsituationen auftretende passagere konversionsneurotische Erscheinungen, die eine diesbezügliche Aufklärung, keinesfalls aber eine Therapie erhalten sollten (Sarno)? Oder sind es die von Selye vergessenen muskulären Reaktionskomponenten des allgemeinen Streßsyndroms, denen Zeitgenossen mit täglichen Dehnungsübungen entgegenwirken sollten (Hanna)? Handelt es sich bei chronischen »bandscheibenbedingten Schmerzen« um somatische Korrelate einer mittelgradigen Depression (Hasenbring)? Oder sind es eher somatische Fehlhaltungen (Kügelgen)/Dysbalance-Zustände zwischen posturalen und phasischen Muskeln (Laser)? Oder sollten wir eher an Triggerpunkte denken (Travell und Simons)? Sind Triggerpunkte die mit Schmerzen einhergehende Krankheit selbst, oder sind sie nur Symptome, die in einem größeren Zusammenhang zu bewerten sind? Was soll der Kliniker tun angesichts mehrdeutiger Diagnosen und fehlender Belege für die Wirksamkeit der häufigsten Behandlungsmethoden (Deyo, 1991)?

Diese Liste von Fragen ließe sich noch lange fortsetzen. Aber es dürfte schon jetzt deutlich geworden sein, daß unsere Medizin derzeit lieber mit großem Eifer akademisch interessante, aber seltene Erbkrankheiten aufklärt, während sie sozialmedizinisch erdrükkende Gesundheitsprobleme kaum zur Kenntnis nimmt und sich damit abfindet, daß schmerztherapeutische Idealisten zumindest Erste Hilfe leisten (d. h. sich als Stabilisatoren des medizinischen Gesamtsystems mißbrauchen lassen).

Allen bisher abgehandelten diagnostischen Problemkonstellationen ist gemeinsam, daß sie nach der üblichen somatischen Ausschlußdiagnostik übrig bleiben, keine positive Diagnose erhalten und häufig zu Problemfällen chronifizieren. Bleibt abschließend hinzuzufügen, daß die schmerztherapeutische Diagnostik (Schmerz analyse) zwar Hinweise für die (symptomatische) Erste Hilfe durch den Schmerztherapeuten geben, keinesfalls aber die beschriebenen, an die Schmerzambulanzen delegierten Defizite des medizinischen Systems auflösen kann.

2.4.2 Chronische Schmerzsyndrome als Behinderung

Mit der vorherrschenden kategorialen Unterscheidung zwischen akuten und chronischen Schmerzen scheint es der Gilde der Schmerztherapeuten gelungen zu sein, unter dem Oberbegriff »chronische Schmerzen« »ihre Claims abzustecken«. Die darunter subsumierten Beschwerdebilder sind jedoch augenscheinlich alles andere als homogen.

Da gibt es Schmerzsyndrome, bei denen der Eingriff des Experten rasch anhaltende Erleichterung bringt. Bei anderen scheint zumindest intuitiv in den Blick zu kommen, daß das Symptom »chronische Schmerzen« in etwas Depressives eingebettet ist. In solchen

Fällen kommt es häufig zur pragmatischen Kombination von Schmerzmitteln und Thymoleptika (und sei es auch nur wegen eines zentral-analgetischen Effektes, der letzteren Substanzen nachgesagt wird!).

Eine diagnostische Unterscheidung zwischen einer primär depressiven Erkrankung mit als körperlich wahrgenommenen Schmerzen bzw. einer reaktiven Depression im Gefolge solcher Schmerzen wird zumeist nicht getroffen. Erst recht übersehen wird, wenn länger unter Schmerzen leidende Patienten ein komplexes depressives Bild entwickeln, das durch Schmerzen, Resignation, Hilflosigkeit und Rückzug aus wichtigen öffentlichen und privaten Rollen geprägt ist.

Besonders für solche Fälle werden interdisziplinäre Schmerzkonferenzen oder Schmerzkliniken empfohlen. Tatsächlich sind die betroffenen Patienten aber mit der Zeit zu Behinderten geworden, bei denen Maßnahmen der medizinischen und beruflichen Rehabilitation indiziert sind (was aber nur selten, wie etwa bei Blumer und Heilbronn bzw. bei von Korff thematisiert wird).

2.5 Schmerztherapie

Die Linderung von Schmerzen gilt seit Jahrtausenden als eine zentrale Aufgabe des Arztes. Ihre »Ausschaltung« erwartet freilich erst eine moderne algophobische Gesellschaft, die ungestört am »Tanz ums goldene Kalb« teilnehmen und vom Ende möglichst nichts wissen will. Und eben diese Gesellschaft findet ihre schmerztherapeutischen Hilfstruppen, die ihr selbst und ihrer Medizin schmerzliche Wandlungsprozesse zu ersparen verheißen.

Nicht genug damit, daß sie, die Schmerztherapeuten, ernste Gefahrensignale, anhaltende Schmerzen für sinnlos und beseitigenswert erklären. Sie sagen ihnen geradezu den Krieg an. Oder warum sonst gestattet ein verdienstvoller Schmerzforscher seinem Verleger, eines seiner Bücher (Wall und Jones) unter dem Titel *Defeating Pain* mit dem Untertitel »The war against a silent epidemic« und einem zentralen Kapitel dieses Buches mit der Überschrift »Fighting against pain« auf den Markt zu bringen? Daß man sich diesem

Thema auch ganz anders annähern kann, zeigen die Lebenserinnerungen eines amerikanischen Arztes, der sich viel um Leprakranke bemüht hat. Bei ihnen lernte er die schrecklichen Folgen einer fehlenden Nociception so eindringlich kennen, daß er seine Memoiren unter den Titel *Pain – the gift nobody wants* – stellte und allen seinen westlichen Patienten sagt: »Nimm Schmerzen als eine Mitteilung Deines Körpers, der Dir etwas Lebenswichtiges sagen will« und dabei »die Sprache des Schmerzes benutzt, weil er so am besten Deine Aufmerksamkeit findet«. Und was tut dieser Chirurg, bevor er eine Schmerztablette einnimmt? Er versucht seine Ohren zu spitzen: »Hat der Schmerz ein typisches Muster? Kommt er zu bestimmten Zeiten des Tages, der Nacht oder des Monats? Sieht es so aus, als hätte er etwas mit meinem Beruf oder meinen Beziehungen zu tun? Wie wirkt sich das Essen aus? Habe ich vorher, dabei oder danach Schmerzen? Hängt er mit der Verdauung zusammen? Mit dem Wasserlassen? Sieht es so aus, als hätten Körperhaltung oder besondere Anstrengungen einen Einfluß? Macht mir etwas in der Zukunft Angst, oder bin ich mit Erinnerungen an Vergangenes beschäftigt? Habe ich finanzielle Sorgen? Hege ich Groll oder Ärger gegen jemanden – weil er vielleicht teilweise an meinen Schmerzen schuld ist? Hadere ich mit Gott?

Ich kann versuchen, besser mit den Schmerzen zurecht zu kommen. Was wäre, wenn ich beim Schlafen ein anderes Kissen nähme bzw. mich auf einen Stuhl anstatt auf eine Couch setzen würde? Wie wär's mit einer Stunde mehr Schlaf? Wie reagiere ich auf bestimmte Nahrungsmittel – Fette, Süßigkeiten, Gemüse? Was spricht mich an, was stößt mich ab? Über alle derartigen Zusammenhänge mache ich mir Notizen.«

Diese Übung habe ihm viele Arztbesuche erspart. »Ich bin selten für den Schmerz selbst dankbar, aber fast immer für das, was er mir sagt. Ich kann mich darauf verlassen, daß mein Schmerz so nachdrücklich wie möglich auf mein Wohl aus ist. Meine Aufgabe ist lediglich, den Empfehlungen zu folgen« (Brand und Yancey, S. 222 und 227 f.).

Dieses Vorgehen eines Chirurgen kommt sehr in die Nähe der Arbeit eines Psychotherapeuten, der den Stellenwert von Schmerzen im Kontext des täglichen Lebens zu verstehen und zu beeinflussen sucht und dabei Schmerzen wie wohlgemeinte Appelle eines Freundes auffaßt. Und wie erweisen wir uns der Freundschaft eines Freundes als würdig? Indem wir ihm zumindest aufmerksam zuhören bzw. mit ihm Zwiesprache halten.

Da mag schon das bloße Zuhören, die bloße Aufmerksamkeit Wunder wirken, z. B. bei der gelassenen Betrachtung des sensorischen Schmerzereignisses in seiner Verlaufsgestalt bei der Meditation (Kabat-Zinn, 1991, Levine).

Wahrscheinlich ist es schon heilsam, wenn der vorwiegend auf äußere Ereignisse fokussierte Zeitgenosse endlich wieder einmal »zu sich kommt«, »sich auf sich besinnt«, weshalb wohl Lerner »Krankheit« als »die westliche Form der Meditation« bezeichnet.

Aber mit Freunden kann man auch sprechen. Dies tun wir auch, wie selbstverständlich, mit unseren Schmerzen. Da wir sie aber zumeist nicht als Freunde, sondern als Feinde wahrnehmen, pflegen wir sie freilich zu beschimpfen oder gar zu verwünschen (wogegen die kognitive Verhaltenstherapie erfolgreich angeht).

Dabei können wir mit unseren Freunden auch konstruktiv reden; indem wir ihre Rolle »mit dem Kopf« zu verstehen versuchen (Verhaltensanalyse) oder in entspanntem Zustand einen Einfall / ein Bild zu ihrer Rolle zulassen und mit diesem Bild reden (Rossman). Wer schließlich sein Schmerzproblem noch »rechts-hemisphärischer« angehen will, kann gleich mit Bresler versuchen, in Entspannung »seinen inneren Ratgeber« erscheinen zu lassen, um sich mit ihm über die Botschaft seiner Schmerzen auszutauschen. So unglaublich es klingen mag: Bresler (persönliche Mitteilung) ist zuversichtlich, auf dieser Basis eine neue Kurztherapie für Schmerzpatienten entwickelt zu haben.

Was sich auch immer von alledem einlösen läßt: Wir sollten nicht müde werden, Schmerzen zu lindern. Aber danach beginnt die eigentliche diagnostische und therapeutische Aufgabe.

Empfohlene Literatur

Blumer, D. and Heilbronn, M.: »Depression and Chronic Pain«. In: **Cameron, O. G., ed.,** *Presentations of Depression*. John Wiley & Sons, New York etc., 1987: 215–235.

Brand, P. and Yancey, P.: *Pain. The gift nobody wants*. Harper Collins, New York, 1993.

Bresler, D. E. and Trubo, R.: *Free yourself from Pain*. Simon and Schuster, New York, 1979.

Buytendijk, F. J. J. *Über den Schmerz*. Huber, Bern, 1948.

Canzler, P.: *Das Kreuz mit dem Rücken – Zur Psychosomatik der Körperhaltung*. Psychoanalyse im Widerspruch (Institut für Psychotherapie Heidelberg – Mannheim e. V.), 1990; 3: 6–20.

Deyo, R. A. et al.: »How many days of bed rest for acute low back pain?« In: *The New England Journal of Medicine*, 1986; 315: 1064–70.

Deyo, R. A.: »Fads in the treatment of low back pain« (Editorial). In: *The New England Journal of Medicine*, 1991; 325: 1039–40.

Deyo, R. A.: »Magnetic resonance imagining of the lumbar spine«. (Editorial) In: *The New England Journal of Medicine*, 1994; 331: 115 f.

Eisenberg, D. M. et al.: »Unconventional Medicine in the United States – Prevalence, Costs, and Patterns of use«. In: *The New England Journal of Medicine*, 1993; 338: 246–52.

Fordyce, W. E.: *Behavioral methods for chronic pain and illness*. Mosby, Saint Louis, 1976.

Hadler, N. M.: »To be a patient or a claimant with a Musculoskeletal Illness«. In: **Hadler N. M., ed.:** *Clinical Concepts in Regional Musculoskeletal Illness*. Grune and Stratton, Orlando etc., 1987.

Hanna, T.: *The body of life*. A. A. Knopf, New York, 1987.

Hanna, T.: *Beweglich sein – ein Leben lang*. Kösel, München, 1990.

Hasenbring, M.: *Chronifizierung bandscheibenbedingter Schmerzen*. Schattauer, Stuttgart – New York, 1992.

Hesse, H.: *Mit der Reife wird man jünger. Betrachtungen und Gedichte über das Alter*. Insel, Frankfurt/Main, 1990: 36.

Jensen, M. C. et al.: »Magnetic resonance imagining of the lumbar spine in people without back pain«. In: *The New England Journal of Medicine*, 1994; 331: 69–73.

Kabat-Zinn, J. et al.: »Four-Year Follow-up of a Meditation-Based Program for the Self-Regulation of Chronic Pain: Treatment-outcomes and Compliance«. In: *The Clinical Journal of Pain*, 1987; 2: 159–173.

Kabat-Zinn, J.: *Gesund und streßfrei durch Meditation. Das grundlegende Übungsbuch zur Entspannung, Streßreduktion und Aktivierung des Immunsystems*. Scherz, Zürich, 1991.

Kallinke, D.: »Chronische Schmerzpatienten«. In: **Greifeld, K., Kohnen, N. und Schröder, E., Hrsg.:** »Schmerz – interdisziplinäre Perspektiven«. Sonderheft der Zeitschrift *Curare*. Vieweg, Braunschweig/Wiesbaden, 1989: 17–21.

Korff, M. von: »Epidemiological and Survey Methods: Chronic Pain Assessment«. In: **Turk, D. C. and Melzak, K., eds.**: *Handbook of Pain Assessment.* The Guildford Press, New York, London, 1992: 391–408.

Kügelgen, B., Hillenmacher, A.: *Problem Halswirbelsäule.* Springer, Berlin etc., 1989: V.

Laser, T.: »Muskuläre Dysbalance – ein neues Syndrom oder Verlegenheitsdiagnose?« In: *Arzt und Krankenhaus* 1994; 1.

Laser, T.: *Lumbale Bandscheibenleiden.* Zuckschwerdt: München, 1994.

Lenz, S.: *Über den Schmerz* (Rede anläßlich der Verleihung der Ehrendoktorwürde, Jerusalem 1993). Hoffmann und Campe, Hamburg, 1993: 7.

Lerner, M.: »Healing«. In: **Moyers, B.**: *Healing the mind.* Doubleday/Bantam, New York, 1993: 334

Levine, S.: *Who dies? – An investigation of conscious living and conscious dying.* Chapter 10: »Working with pain«. Anchor Books. Doubleday, New York, London etc., 1973, 114–145.

Pascal, B.: »Prière pour demander à Dieu le bon usage des maladies«. In: *Pensées et opuscules.* Le Bonne Compagnie, Paris, 1947: 75–88.

Ramsay, R. A.: »The understanding and teaching of reaction to pain«. In: *Bibliotheca psychiatrica* 1979; 159: 114–140.

Remen, R. N.: »Wholeness«. In: **Moyers, B.**: *Healing and the mind.* Doubleday/Bantam, New York, 1993: 359.

Rossman, M. L.: *Healing yourself. A step-by-step program for better health through imagery.* Walker and Company, New York, 1987.

Sarno, J. E.: *Healing back pain. The Mind-Body connection.* Warner Books, New York, 1991.

Travell, J. G. and Simons, D. G.: *Myofascial Pain and Dysfunction.* The Trigger Point Manual. Williams and Wilkins, Baltimore/London, 1983.

Wall, P. D. and Jones, M.: *Defeating Pain.* Plenum, New York and London, 1991.

Zielke, M. und Mark, N.: »Effizienz und Effektivität psychosomatischer Behandlungen«. In: *Praxis der Klinischen Verhaltensmedizin und Rehabilitation* 1989; 7: 132–147.

(1994)

LEBENSBEDROHENDEN ERKRANKUNGEN HEILSAM BEGEGNEN

»Wir sehen wieder hin auf Menschen und Natur – mit einem verlangenderen Auge: wir erinnern uns wehmütig lächelnd, daß wir einiges in bezug auf sie jetzt neu und anders wissen als vorher, daß ein Schleier gefallen ist, – aber es *erquickt* uns so, wieder die *gedämpften Lichter des Lebens* zu sehen und aus der furchtbaren, nüchternen Helle herauszutreten, in welcher wir als Leidende die Dinge und durch die Dinge hindurch sahen. Wir zürnen nicht, wenn die Zaubereien der Gesundheit wieder zu spielen beginnen, – wir sehen wie umgewandelt zu, milde und immer noch müde.«
(Friedrich Nietzsche: Morgenröte)

»Aber es scheint Zeiten zu geben, in denen die Bedrohung durch Krebs den Beginn des Lebens bedeutet. Die Suche nach sich selbst, die Entdeckung des Lebens, das zu leben dem innersten Bedürfnis entspricht, kann eine der stärksten Waffen gegen die Krankheit sein.«
(Lawrence LeShan: Psychotherapie gegen den Krebs)

Obwohl durch Fortschritte der naturwissenschaftlichen Medizin inzwischen viele Krebsarten, wenn sie rechtzeitig entdeckt werden, relativ gut behandelbar sind, hat die Diagnose »Krebs« nichts von ihrer Bedrohlichkeit verloren. Krebserkrankungen gelten im öffentlichen Verständnis als heimtückisch, sich schleichend und unerwartet ausbreitend und auch mit schwersten Waffen kaum zu bekämpfen. Sie verkörpern die latente Drohung eines kontinuierlich fortschreitenden, qualvollen Krankheitsverlaufs mit möglichem Siechtum und vorschnellem Tod. Radikale Operationen, Medikamente mit starken Nebenwirkungen und hochdosierte Strahlentherapie werden von der Medizin zu ihrer Behandlung eingesetzt. Über die Frage der notwendigen Radikalität der Operationen finden heute innerhalb der Medizin intensive und kontroverse Auseinandersetzungen statt. »Organerhaltende« Operationen, wie sie etwa der Hamburger Gynäkologe Peter Scheidel durchführt und propagiert, finden inzwischen, durch epidemiologische Daten gestützt, innerhalb der operativen Fächer der Medizin breitere Resonanz. Molekularbiologische und gentechnische Forschungen scheinen darüber hinaus für die Zukunft neue Behandlungsmöglichkeiten bei Karzinomerkrankungen zu versprechen.

Für die naturwissenschaftlich-technische Erforschung und Behandlung von Krebserkrankungen werden enorme finanzielle Mittel eingesetzt. Die psychologischen und psychosozialen Hilfen für Menschen, die mit Krebserkrankungen leben müssen, werden bisher relativ wenig gefördert und entwickelt. Bei den Betroffenen und ihren Angehörigen dominiert weitgehend das Gefühl des Ausgeliefertseins an die ärztlichen Experten. Viele Kranke wenden sich in ihrer Not komplementären Heilverfahren, oft auch zweifelhaften Wunderheilern zu. Es mangelt nicht an Ratgebern der unterschiedlichsten Art und Qualität für Krebspatienten. Woran es jedoch mangelt, ist eine sorgfältig recherchierte und geprüfte Zusammenstellung angemessener Möglichkeiten der Hilfe und der Wahl für die Menschen, die mit diesen Krankheiten ein verändertes Leben führen müssen.

Während der letzten 15 Jahre hat sich Michael Lerner mit bewundernswerter Akribie und hohem persönlichen Engagement der Entwicklung differenzierter Informationen über Hilfs- und Handlungsmöglichkeiten für Krebspatienten gewidmet. Dabei untersuchte er sowohl Verfahren der Schulmedizin als auch unkonventionelle oder alternative Heilmethoden. In einer Vielzahl von Expertenseminaren hat Lerner diese Fragen mit Onkologen, Psychologen, Kultur- und Sozialwissenschaftlern, Anthropologen und Vertretern anderer Disziplinen erörtert. Er hat mehrere Dutzend Zentren für komplementäre und alternative Krebstherapie auf der ganzen Welt besucht und kritisch begutachtet. Seit mehr als zehn Jahren führt er zusammen mit seinen Kollegen von »Commonweal« sogenannte »Cancer retreats« durch. Dort treffen sich Menschen mit unterschiedlichen Krebserkrankungen zu einem gemeinsamen einwöchigen Austausch mit Experten verschiedener Disziplinen. Neben die ausführlichen Informationen über konventionelle und unkonventionelle Behandlungsmöglichkeiten treten gemeinsame gruppentherapeutische Aktivitäten sowie Informationen über Möglichkeiten anderer Ernährung, Yoga und Imaginationsverfahren. Die »Cancer retreats« sollen Möglichkeiten zur Auseinandersetzung mit dem eröffnen, was der Psychoonkologe Lawrence LeShan »die eigene Melodie singen lernen« genannt hat.

Michael Lerners Arbeit verbindet scharfen Verstand mit tiefem Mitgefühl. Seine Art der Darstellung von Hilfsmöglichkeiten vermittelt Respekt für die jeweils besondere Situation, in der sich ein an Krebs erkrankter Mensch befindet. Er ist bestrebt, den erkrankten Menschen eine informierte Wahl zu ermöglichen, damit sie für sich und ihrer Lage entsprechend die besten Therapiemöglichkeiten sowohl aus dem Bereich der Schulmedizin als auch von komplementären Heilverfahren finden können. Die Wege, welche die einzelnen danach für sich gehen, können sehr unterschiedlich sein. Nach Lerners Erfahrung sind verbesserte Heilungsprozesse dann zu erwarten, wenn sie auf einem klaren Empfinden der Betroffenen für ihre eigenen Teilnahme- und Kontrollmöglichkeiten in ihrer Auseinandersetzung mit der Krankheit aufbauen. Er betont: »Geben Sie sich selbst die Erlaubnis zu hoffen.«

Seine Arbeit erörtert detailliert die Unterschiede zwischen einer

»Behandlung« als medizinischer Methode, die dabei helfen soll, die Krankheit zu kurieren, und »Heilung«, die für ihn ein innerer Prozeß ist, durch den der menschliche Organismus, als Leib, seine eigene Genesung sucht – physisch, geistig, emotional und spirituell. Er sieht Behandlung als einen notwendigen Teil von Heilung. Ganzheitliche Medizin ist sich der wesentlichen Rolle der Selbstheilungskräfte eines Patienten bewußt. Sie ist bestrebt, den Kranken zu ermutigen, seine eigenen Kräfte zur Heilung zu stärken. Heilungsprozesse orientieren sich nicht ausschließlich an möglicher Lebensverlängerung, sondern vor allem an einer authentischen Verbesserung der Lebensqualität. Sie sind Bewegungen zur tieferen Verbindung mit dem Leben. In seiner Darstellung von Heilungsprozessen macht Lerner die sinnvolle Unterscheidung zwischen allgemeingültigen und speziellen, auf die Besonderheit des jeweils betroffenen Menschen hin orientierten Bedingungen. »Bei unserer Arbeit bei ›Commonweal‹ laufen wir weder davon, noch versuchen wir, Schmerz und Leiden vorschnell reparieren zu wollen. Statt dessen hören wir zu.«

Die Stärke der Schulmedizin liegt in ihren Kenntnissen und diagnostischen Darstellungen körperlicher Prozesse von Krankheit. Ganzheitliche Medizin befaßt sich sowohl mit den körperlichen Prozessen der Krankheit als auch mit der menschlichen Erfahrung einer Krankheit, also der Erkrankung. Die Schulmedizin richtet ihre Aufmerksamkeit in erster Linie auf die Bekämpfung von Schmerzen. Ganzheitliche Medizin ist sowohl mit der Linderung von Schmerzen als auch mit der menschlichen Erfahrung des Schmerzes, mit seinem Leiden, befaßt. Schulmedizin richtet ihre Aufmerksamkeit auf den biologischen Prozeß der Behandlung. Ganzheitliche Medizin befaßt sich sowohl mit dem biologischen Prozeß der Behandlung als auch damit, was körperlich, seelisch, emotional und spirituell angesichts der Krankheit veränderbar ist, also mit Heilungsprozessen. In seinem Buch schreibt Michael Lerner: »Information kann uns helfen, Pläne für eine informierte Wahl zu entwikkeln. Der Heilungsprozeß kann so etwas wie ein innerer Kompaß sein, der uns lehrt, diese Pläne richtig zu lesen. Heilung hilft uns zu entdecken, welcher Weg für uns als der richtige erscheint. Heilung ermutigt uns, uns nach oben zu bewegen, zu höheren und integrativen Ebenen von Bewußtheit, zu neuem Mut, zur Ausdehnung – wenn auch nicht immer zur Verlängerung – unseres Lebens und dazu, mehr zu den Menschen zu werden, die wir sein möchten.« Die Ergebnisse seiner 15jährigen Forschungsarbeit werden unter dem Titel *Choices in healing* vom renommierten Massachusetts Institute of Technology (MIT) veröffentlicht. Während Michael Lerner von der Notwendigkeit spricht, den »Tod zu entgiften«, verwendet Rudi Rijke den Ausdruck des »gesunden Sterbens«. Angesichts der großen Schwierigkeit der Medizin, über den Tod und das Sterben zu sprechen, sind diese Arbeiten von vorbildlich differenzierter Offenheit. Noch heute verlangen, nach einem Bericht des *New England Journal of Medicine*, nur drei von 126 amerikanischen medizinischen Hochschulen von den Studenten einen Pflichtkurs über Tod und Sterben. Die Situation an deutschen Universitäten ist ähnlich. Mit der Vermeidung und Verdrängung des Themas Tod und Sterben verleugnet die Medizin eine ihrer vornehmsten Aufgaben, die Wertschätzung und Ermöglichung eines friedlichen Todes. Ohne auch diese Fragen zu erörtern und ethisch zu vermenschlichen, bleibt die Diagnose Krebs, trotz der schärfsten Waffen der Schulmedizin und der wundersamsten Versprechungen mancher Alternativen, vielfach ein irrationales Schreckgespenst.

Michael Lerner ist klinischer Psychologe und Politologe. Er hat an der Yale-Universität unterrichtet und lehrt jetzt an der San Francisco Medical School. Sowohl sein Bemühen um praktische Hilfen als auch seine intensiven Forschungsarbeiten zur Krebstherapie wurden mit einem der höchsten amerikanischen Forschungspreise, dem McArthur Award, belohnt. Lerner ist Mitherausgeber von *Advances*, der angesehensten amerikanischen Zeitschrift im Bereich von Mind-body-Health. Daneben engagiert er sich in einer Reihe von anderen Projekten, die sich mit Fragen der Ökologie und mit Schulprogrammen für delinquente Jugendliche befassen.

Rudi Rijke hat als Arzt seit Mitte des vorigen Jahrzehnts zusammen mit einigen anderen Kollegen das »Institut für ökologische Gesundheitspflege« in Rotterdam aufgebaut. Ein wesentlicher Teil der Ar-

beit dieses Instituts besteht in der Auseinandersetzung mit psychotherapeutischen und psychosozialen Hilfsmöglichkeiten im Fall
von Krebserkrankungen. Auf der Basis des psychotherapeutischen
Modells der Psychosynthese von Roberto Assagioli arbeiten Rijke
und seine Kollegen an der Entwicklung authentischer Bewältigungsmöglichkeiten für Karzinompatienten. Sie führen dazu regel-
mäßige Patientenseminare durch. Gleichzeitig arbeiten sie mit Ärzten und Therapeuten daran, deren drohende Überlastung (»burn
out«) durch die tägliche Arbeit mit Krebspatienten zu vermeiden.
Rijke hat vielfach für die WHO als Berater bei Gesundheitsförde-
rungsprojekten fungiert. In seinem kürzlich gehaltenen Vortrag mit
dem Titel »Gesundheit als menschliche Erfahrung« wendet er
sich an einen fiktiven Patienten, der wegen einer Krebserkrankung
zu ihm kommt. In differenzierter Weise berichtet er über seine »sa-
lutogenetische« Suche nach möglicher Gesundheit. Sachlich und
bescheiden stellt er seine Erfahrungen und sein Wissen über außer-
gewöhnliche Krebspatienten dar. Er vermeidet jedes unnötige Versprechen und falsche Hoffnungen. Ähnlich wie Lerner stehen für
Rijke Fragen des Heilungsprozesses im Mittelpunkt.

Empfohlene Literatur:

Achterberg, Jean: *Die heilende Kraft der Imagination.* Scherz, Bern, 1985.
Becker, H.: *Psychoonkologie,* Springer, Heidelberg, 1990.
Kaplun, Annett (Hrsg.): *Health promotion and chronic illness – discovering a
new quality of health.* WHO Regional Publications, European Series, Nr. 44,
1992.
Lerner, Michael: *Choices in healing.* MIT-Press, Boston, 1994.
Lerner, Michael: »Emerging forces in cancer care«. In: *Health promotion and
chronic illness.* WHO-European Series, Nr. 44, 1992.
LeShan, Lawrence: *Diagnose Krebs. Wendepunkt und Neubeginn.* Klett-Cotta,
Stuttgart, 1993.
LeShan, Lawrence: *Psychotherapie gegen den Krebs.* Klett-Cotta, Stuttgart,
1982.
Milz, Helmut / Kallinke, Dieter: »Selbsthilfegruppen – Eine Waffe gegen
Krebs?« In: *Psychologie heute,* 17. Jahrgang, Heft 8, 1990.
Rijke, Rudi: *Health as a human experience.* Erschienen im Selbstverlag, Insti-
tuut voor ekologische Gezondheidszorg, Bentincklaan Nr. 21-A, 3039 KG
Rotterdam, Holland.

Rijke, Rudi/Rijke-de Vries, Johanna: »Health Promotion for Health Professionals«. In: *Health Promotion and chronic illness*. WHO Regional Publications, Europe, Nr. 44, 1992.

Siegel, Bernhard: *Prognose Hoffnung*. Econ, Düsseldorf, 1988.

Simonton, Carl und Stephanie: *Wieder gesund werden. Eine Anleitung zur Aktivierung der Selbstheilungskräfte für Krebspatienten und ihre Angehörigen*. Rowohlt, Reinbek, 1982.

Spiegel, David, et al.: »Effects of psychosocial treatment on the survival of patients with metastatic breastcancer«. In: *Lancet*, 2/1989: 888–891.

Spiegel, David: »A psychosocial intervention and survival time of patients with metastatic breastcancer«. In: *Advances*, Volume 7, Nr. 3, 1991.

MICHAEL LERNER
Integrierte Krebstherapie: »Wir sollten stärker die
Erfahrungen von ›gesunden‹ Krebskranken prüfen.«

*H. M.: Ihr besonderes Engagement gilt Krebserkrankungen und de-
ren multikausalen Entstehungsbedingungen. Wie sehen Ihre
Erfahraungen auf diesem Gebiet aus?*

M. L.: In den letzten Jahren habe ich etwa dreißig alternative oder
integrierte Krebstherapiezentren in Europa, Nordamerika
und Mexiko besucht und darüber einen Bericht geschrieben.
Ich gehe von folgenden Grundannahmen aus:

1. Es gibt kein Allheilmittel gegen Krebs, weder von alternativen noch ihnen nahestehenden Therapien.

2. Es liegen keine wissenschaftlichen Daten vor, auf deren
Grundlage die Bewertung des eher bescheidenen Beitrags der
alternativen und ihnen verwandten Therapien in Richtung
Lebensqualität oder verlängerter Lebensdauer der Patienten
möglich wäre.

3. Viele Patienten bestätigen, daß sie vom Nutzen der alternativen Therapien überzeugt sind.

4. Auf höchster wissenschaftlicher Ebene findet eine Annäherung zwischen den moralisch hochstehenden und verantwortlichen Krebstherapeuten aus der alternativen Medizin und progressiven Vertretern der Schulmedizin statt. Zugleich kann man beobachten, daß die ernsthaften alternativen Therapeuten, die alternativen Quacksalber und das kon-
servative Ärzteestablishment sich gegenseitig befehden.

Aus diesen Kriterien ergab sich für mich folgende Einschätzung, die von anderen Wissenschaftlern geteilt wird: Menschen verschiedenster Art entscheiden sich für die alternativen Krebstherapien, viele von ihnen sind äußerst motiviert.
Die Patienten, die zu den Krebstherapiezentren reisen, sind
entweder völlig verzweifelt oder sehr motiviert, oder beides.

Betrachtet man hundert Krebskranke, die ein Krebszentrum aufsuchen, dessen Schwerpunkt der Therapie auf Ausgewogenheit von Ernährung und Stoffwechsel basiert, so erleben vielleicht zehn Patienten eine Verschlechterung, achtzig dagegen eine subjektive Besserung ihres Zustands, die sich über eine Zeit von ein bis zwei Tagen, über viele Monate oder gar über Jahre hinweg erstrecken kann. Die restlichen zehn erfahren eine bemerkenswerte objektive wie subjektive Veränderung ihres Krankheitszustands. Ich will damit aber nicht sagen, daß diese Erfolgszahlen höher liegen oder die Therapie effektiver ist als in der konventionellen onkologischen Praxis. All dies stellt natürlich eine grobe Vereinfachung des Problems dar; wir haben noch keinerlei wissenschaftliche Grundlagen und machen keinen Unterschied zwischen den vielfältigen Krebsformen.

Was mich ernsthaft interessiert, ist weder eine alternative noch konventionelle, sondern eine integrale Krebstherapie, die als ein Prozeß zu verstehen ist, in dessen Verlauf die Betroffenen nach eingehender Information eine vernünftige, ihrem Fall angemessene Therapie wählen können. Diese integrale Krebstherapie stellt eine Kombination der verschiedenen alternativen und konventionellen Therapien dar, sie kann aber auch entweder rein alternativ oder rein konventionell sein; das hängt jeweils von dem betroffenen Menschen und seiner Situation ab.

Ich unterscheide drei verschiedene Arten von Menschen, die sich für die integrale Therapie entscheiden. Die erste Gruppe besteht aus außergewöhnlichen Krebspatienten, die sich in ihrem Kampf gegen den Krebs voll engagieren und ihre Krankheit nicht einfach einem anderen überantworten. Hervorzuheben sind ferner diejenigen, die im Verlauf ihrer alternativen Therapie intensive Gesundheitsförderung betrieben haben, so daß dies »gesunde Krebskranke« wurden. Darunter verstehe ich jene Patienten, die zwar immer noch Krebs haben, aber die eine tiefgreifende Verbesserung ihrer subjektiven Symptome erfahren, eine höhere Lebensqualität erreichen, weniger Schmerzen leiden und ein anderes Ver-

243

hältnis zum Tod entwickeln. Gleichzeitig geht es ihnen auch durch die konventionelle Therapie besser. Zur dritten Gruppe gehören die, die den Krebs überleben und mit oder ohne Therapie gesund wurden. Sie stellen jedoch eine Minderheit dar. Für mich sind die »gesunden Krebskranken« ein bedeutenderes klinisches Phänomen als die zuletzt genannte Gruppe.

Meines Erachtens müssen klinische Studien auf eine ganz andere Art betrieben werden als bisher. Dabei sollte man den Placebo-Effekt als Bestandteil des Forschungsvorhabens verstärkt in die Therapie integrieren. Lassen Sie mich das am Beispiel von Brustkrebs erläutern. Einer klinischen Untersuchung zufolge werden die Brustkrebspatienten in zwei Gruppen unterteilt. Eine Gruppe gibt die Krankheit einfach in die Hände des Arztes, ohne den eigenen Lebensstil zu verändern; die andere ist an einer intensiven Gesundheitsförderung sowohl in physischer als auch in psychischer Hinsicht sehr interessiert. Die Untersuchung geht von der Hypothese aus, daß Patienten, die zu einer intensiven Gesundheitsförderung bereit sind, wahrscheinlich auch länger leben als diejenigen, die die Behandlung ihrer Krankheit ausschließlich dem Arzt überlassen. Sogar die angesehene Zeitschrift *Hospital Practice* empfiehlt mittlerweile, klinische Untersuchungen über den Zusammenhang von post-menopausaler Brustkrebsbehandlung und fettarmer Ernährungsweise durchzuführen. Interessant an diesem Vorschlag ist, daß von seiten der traditionellen klinischen Praxis eine makrobiotische Diät zur postmenopausalen Krebsbehandlung empfohlen wird, während gleichzeitig Claude Peppers Komitee die makrobiotische Diät im US-Kongreß als Quacksalberei denunziert. Hier haben wir es mit einem ähnlichen Phänomen wie dem bereits angesprochenen zu tun: Auch hier wird die Methode stillschweigend von der traditionellen Medizin übernommen.

Wir sollten an die Erfahrungen des »gesunden Krebskranken« anknüpfen und den anderen Krebskranken eine gesundheitsfördernde Lebensweise empfehlen, ihre Entscheidung aber nicht erzwingen und ihnen offen sagen, daß es keine Garantie für eine Besserung gibt, daß aber ein gesünderes Leben wahrscheinlich eine langfristige Steigerung sowohl der Lebensqualität als auch der Lebensdauer zu ermöglichen hilft. Wenn sich diese veränderte Einstellung zu Krebs im allgemeinen verbreitet und es offensichtlich wird, daß mittels einer bestimmten Ernährungsweise Krebserkrankungen vorgebeugt werden kann, was selbst das »National Cancer Institute«, die »American Cancer Society« und die »National Academy of Sciences« heute behaupten, dann bahnt sich eine Möglichkeit zu einem neuen, sinnvolleren Verhalten in unserer Industriegesellschaft an. Meiner Meinung nach findet heutzutage in der öffentlichen Gesundheitsversorgung eine Umwälzung statt, die der des 19. Jahrhunderts auf dem Gebiet der Hygiene bzw. Bekämpfung der Infektionskrankheiten gleichkommt. Zwei Impulse gehen von dieser Revolutionierung aus: Angeregt wird zum einen die persönliche Gesundheitsförderung unter Einbeziehung der verschiedenen Yoga-Theorien, zum anderen die Verbesserung der Umweltbedingungen.

Mit Absicht erwähne ich die Yoga-Theorie. Sie geht davon aus, daß es viele Wege zu Gott, Ganzheit oder Gesundheit gibt. Jeder soll den Weg wählen, den er für angemessen hält. Man kann im Leben verschiedene Krankheiten, Neurosen oder Probleme mit vielfältigen Erscheinungsformen haben, deshalb kann es auch nicht nur eine Lösung für die spezifische Krankheit geben, unter der man leidet. Die Lösung hängt davon ab, welcher Yogi-Weg für einen selbst der geeignetste ist. Diese Betrachtungsweise eröffnet grundsätzlich verschiedene Perspektiven für die eigene Gesundheitsförderung.

Sicherlich gibt es Elemente der Gesundheitsförderung, die von jedem angewandt werden können, aber einige sind nur auf bestimmte Individuen zugeschnitten. So werden sich von Fall zu Fall verschiedenartige Beziehungen zwischen dem Therapeuten und dem Patienten ergeben; ebenso wird unausbleiblich eine grundlegende Änderung der Betrachtungsweise und Behandlungsmethoden der verschiedenen Erkrankungen eintreten. Vieles wird sich umkehren. Sucht ein Patient mich in Zukunft auf, dann bin ich insbesondere daran interessiert zu erfahren, was der Patient selbst als Hilfe für sich betrachtet.

H. M.: *Dieser Prozeß setzt eine Änderung unserer Vorstellungen über die physiologischen und biochemischen Vorgänge im menschlichen Körper voraus. Wir gingen bislang zu selbstverständlich davon aus, daß wir über eine wissenschaftliche Kontrolle des Körpers verfügen, aber dieses Modell hat sich zusehends als unzulänglich herausgestellt. Bisher haben wir die Fähigkeiten jedes einzelnen zur Selbstheilung und die Möglichkeit zur Stimulierung dieser Fähigkeiten unterschätzt. Darin liegt meiner Meinung nach die Zukunft der medizinischen Behandlung.*

M. L.: Gleichzeitig wird sich die Stärke und Dynamik der Schulmedizin zeigen.

(1984)

RUDY RIJKE
Lernprozesse mit Krebskranken: »Manche erfahren
erstaunliche Entwicklungen, erleben mehr Vitalität
und neue Qualitäten von Beziehungen.«

Angesichts einer ernsten Krebserkrankung machen manche Menschen eine erstaunliche Entwicklung durch, die ihnen ein neues
Gefühl von Lebendigkeit und Individualität erschließt und ihre Beziehungen vertieft. Diese Entwicklung macht das Leben nicht nur
kostbarer und lebenswerter, sie scheint auch den Krankheitsprozeß
positiv zu beeinflussen, so daß manche auch längere krankheitsfreie
Intervalle erleben – eine partielle oder vollständige Rückbildung der
Tumoren ohne entsprechende Therapie.

Wendepunkte

In ihren eigenen Schilderungen können Krebspatienten häufig einen
bestimmten Augenblick benennen, den sie als Wende in ihrer Lebensgeschichte empfanden:

> Sie war fünfundvierzig, als sie zum drittenmal in ihrem Leben
> eine Krebsdiagnose bekam. Und sie wußte genau, wann das an-
> gefangen hatte. Sie wußte, daß ihre Eierstöcke befallen waren,
> und ließ sich auf eventuelle Metastasen untersuchen. Ihr Haus-
> arzt besuchte sie daheim, um ihr die Befunde mitzuteilen.
>
> »Er kam herein, setzte sich in den Sessel, nahm die Zeitung in
> die Hand, die dort lag, und sagte, ohne mich auch nur anzuse-
> hen: ›Diesmal ist es ernst.‹ Ich saß da am Tisch, und mir wurde
> vollkommen klar, daß ich Metastasen hatte. Ich ließ diesen Ge-
> danken wirklich zu, und ich wußte, daß ich diesmal wirklich
> etwas unternehmen mußte. Nur was, das wußte ich nicht.«
>
> »Kurz bevor ich zu dieser Party ging, ließ ich mich noch aufs
> Bett fallen, so müde war ich. Und ich ließ einfach das Gefühl zu,
> *wie* erschöpft ich war. Plötzlich ging mir auf, wie sehr ich das

Opfer meines Lebens war, meines so wunderbaren, schönen Lebens, ein Opfer meiner Jugend, ein Opfer dieser Krebskrankheit, ein Opfer der Therapie, ein Opfer all der Normen unserer Gesellschaft, und ich spürte, daß ich die Wahl hatte.«

Sie erwischte sich bei dem Gedanken: »Ich sollte mir was Neues zum Anziehen kaufen, aber wozu, ich sterbe ja doch bald.« An dieser Stelle hielt sie betroffen inne, und ihr wurde bewußt, daß da noch etwas Tieferes in ihr war. Und sie spürte, daß sie die Wahl hatte.

Von solchen Menschen höre ich oft, vor diesem Wendepunkt, vor der Erfahrung, ein Opfer zu sein, hätten sie gelebt, wie es »halt üblich« oder »normal« sei, aber in der Rückschau komme es ihnen vor wie das Leben einer »Marionette«. Und das waren in der Regel erfolgreiche Menschen, als Hausfrauen, als Lehrer, als Manager und so weiter. Sie hatten immer geglaubt, ihr Leben selbst zu bestimmen – bis zu diesem Augenblick, den sie als einen Wendepunkt beschrieben.

Fragt man solche »außergewöhnlichen Krebspatienten« (Bernhard Siegel), wie Krebskranken geholfen werden könne, dann antworten sie für gewöhnlich, sie würden den Kranken fragen, ob er gern leben möchte, und wenn ja, warum; und sie würden weiterbohren, bis sie eine zufriedenstellende Antwort bekämen. Irgendwie erscheint eine solche Konfrontation ihnen notwendig, um die gewohnten Bahnen des Denkens und Fühlens verlassen zu können und zu tieferen Schichten des eigenen Innern, einem tieferen Ich-Gefühl, vorzudringen.

Ein tieferes Ich-Gefühl

Das ist offenbar die entscheidende Voraussetzung, um neue Quellen der Vitalität, Kraft und Weisheit in sich selbst zu entdecken: Gerade in der Opfer-Erfahrung stößt man auf ein tieferes Ich und sieht sich dadurch vor eine Wahl gestellt. Ein Opfer zu sein heißt keineswegs, daß man sich auch wie ein Opfer verhalten muß, daß man jammert und einem lauter Böses widerfährt. Wir können auch guten Dingen

– einer wunderbaren Jugend, einem erfüllten Berufsleben, einer liebevollen Beziehung – zum Opfer fallen, wenn unser Leben davon
bestimmt ist. Um wirklich zu erleben, daß wir die Wahl haben, ist es
offenbar notwendig, über unsere alten Überzeugungen und Normen hinauszuwachsen.

Eine Frau sagte: »Wissen Sie, diesen Sommer war ich in der Ver-
don-Schlucht in den südfranzösischen Alpen. Ich bin ganz bis zur
Sohle runtergeklettert und mußte dabei denken: ›Ja, so ist das:
Du mußt bis auf den Grund deiner selbst, du mußt in gewissem
Sinne alles verlieren, um dich zu finden.‹ Als ich dann unten war,
sah ich nach oben. Ganz hoch oben, weit über der Stelle, von der
aus ich abgestiegen war, stand eine Kirche. Und mit meinem eben
gefundenen neuen Ich stieg ich dann wieder auf und wollte ganz
nach oben bis zu dieser Kirche. Ich habe sie noch nicht erreicht,
aber ich bin weit gekommen.«

Einem zweiundfünfzigjährigen Manager wurde die Diagnose
eines bösartigen Pleuramesothelioms (Brustfelltumor) mitge-
teilt, für das es keine Therapie gibt. Der Arzt drängte auf eine
Eröffnung des Brustkorbs, um wegen der schwerwiegenden
Konsequenzen die Diagnose zu verifizieren.

Der Mann sagte: »Ja, aber nicht jetzt.« (Der Chirurg wollte
den Eingriff so bald wie möglich vornehmen, denn der Tumor
war sehr groß, und wenn die Diagnose sich als falsch erwies,
konnte vielleicht mit schnellen Maßnahmen noch etwas erreicht
werden.)

»Darüber muß ich mir erst klar werden«, sagte der Patient. Er
berichtete mir, er sei dann nach Hause gegangen und habe seiner
Frau und den beiden (großen) Söhnen gesagt, er werde mit dem
Zelt nach Südfrankreich fahren, und sie könnten mitkommen,
wenn sie ihn in Ruhe ließen.

Sie fuhren also zusammen, und er verbrachte die folgenden
vier Wochen größtenteils allein. Dann kam er zu einer Entscheidung. (Ausschlaggebend, möchte ich hinzufügen, scheint hier zu
sein, wer da Klarheit gewann und zu einer Entscheidung kam.)
Wieder zu Hause, ließ er die Brustkorberöffnung vornehmen,
und es zeigte sich, daß die Diagnose zutraf. Er stellte sich auf eine

spezielle Diät ein und begann mit dem Bau eines kleinen japanischen Gartenhauses – ganz allein, niemand durfte ihm zu nahe kommen. Das ging etwa ein Jahr so, und in dieser Zeit bildete sein Tumor sich vollständig zurück. Vier Jahre später trat der Krebs erneut auf, und diesmal starb der Patient.

Ein Kampf für das Leben

Solche Menschen sagen häufig, nach der Entdeckung dieses tieferen Ich sei ihnen die Energie und Stärke zugewachsen, ihr eigenes Leben zu leben. Das ist im allgemeinen anfangs ein Ringen, ein Kampf – ein Kampf freilich für das Leben und nicht gegen den Krebs oder den Tod. Sie sagen, das erlebte Leben, die Erfahrung von Gehalt und Sinn in ihrem Leben, sei ihnen wichtiger als seine Dauer. Und manchmal fällt der Kampf für das Leben mit dem Sterben zusammen.

Ich besuchte eine sechsundzwanzigjährige Frau mit Zungenkrebs, der sich in den Kehlkopf ausbreitete und nicht zu therapieren war. Sie war in diesem großen Krebskrankenhaus und erzählte mir, sie habe weder Freunde noch Verwandte. Ich sollte zusehen, ob ich helfen könne, denn sie hatte große Schmerzen, und die üblichen Schmerzmedikamente sprachen bei ihr nicht an. Von Kissen gestützt in ihrem Bett liegend, Schmerz und Angst in den Augen, so traf ich diese zarte junge Frau an. Sie fragte mich, ob ich ihr helfen könne, und ich sagte, ich wisse es nicht. Ich erklärte ihr, daß ich den Menschen normalerweise dazu verhelfe, sich ihrer inneren Erfahrung, ihres tieferen Ich bewußt zu werden, und das sei vielfach eine Hilfe für sie. Ich fragte sie, was sie sich wünsche, und ließ nicht locker. Während ich sie befragte – zugleich bewegt von dem Gedanken, ob mein Vorgehen richtig oder unnötige Grausamkeit sei –, bauten sich Spannungen auf. Sie wurde ärgerlich und sagte plötzlich: »Ich weiß, was ich mir wünsche. Bevor ich sterbe, will ich wissen, was Leben ist.«

Diese Antwort brachte mich etwas aus der Fassung, und ich wollte schon fragen, was sie damit meine, unterließ es dann aber.

In den nächsten Monaten sah ich sie alle vierzehn Tage einmal, und wir plauderten ein wenig, ich zumindest. Sie verlor ihre Stimme und mußte aufschreiben, was sie sagen oder fragen wollte. Oftmals, bevor ich ihr Zimmer betrat, fragte ich mich, ob das alles überhaupt einen Sinn habe. Aber sie sah von Mal zu Mal besser aus, obwohl ihr Krebs eindeutig immer weiter wuchs. Schon nach unserem zweiten Treffen hörte ich nie wieder ein Wort über Schmerz oder Angst. Dann eines Tages fand ich ihr Zimmer leer, als ich die Tür öffnete. Sie war nicht da. Einen Augenblick lang stand ich ratlos und verloren da in dem Gedanken, daß sie vielleicht schon gestorben war, dann hörte ich von der anderen Seite des Korridors her einen heiseren Laut. Zum erstenmal sah ich sie außerhalb ihres Bettes, und sie trug ein wunderschönes langes Kleid. Sie strahlte vor Freude und Glück und schrieb mir auf ihren Block: »Ich weiß, was Leben ist!«

Ich wußte nichts zu sagen. Sie gab mir zum erstenmal einen Kuß, wir verabschiedeten uns, und zehn Tage später hörte ich, daß sie gestorben war.

Der Tod, so scheint es, ist nicht der Feind, vielmehr gibt die Konfrontation mit ihm uns Gelegenheit, unsere eigene Tiefe zu entdekken und unser Leben wirklich selbst in die Hand zu nehmen.

(1994)

ENERGETISCHE MUSTER DER CHINESISCHEN HEILKUNDE ERFORSCHEN

»Der Mensch, wenn er ins Leben tritt,
ist weich und schwach,
und wenn er stirbt,
ist er hart und stark.

Darum sind die Harten und Starken
Gesellen des Todes,
die Weichen und Schwachen
Gesellen des Lebens.

Darum:
Sind die Waffen stark, so siegen sie nicht.
Sind die Bäume stark, so werden sie gefällt.
Das Starke und Große ist unten.
Das Weiche und Schwache ist oben.«
(Laotse, Tao te King)

»Plane das Schwierige da, wo es noch leicht ist!
Tue das Große da, wo es noch klein ist!«
(Laotse, Tao te King)

Chinesische Medizin hat in den letzten zwei Jahrzehnten auch bei uns erheblich an Anerkennung und Aufmerksamkeit gewonnen. Sie bleibt jedoch für die westliche Medizin in vielerlei Hinsicht ein Rätsel, wenn nicht gar ein Ärgernis. Inzwischen liegen mehr als 20000 Publikationen allein zum Bereich der Akupunktur vor. Jährlich kommen in spezialisierten weltweiten Zeitschriften ca. 2500 weitere hinzu. Akupunktur ist aber nur ein Aspekt der traditionellen chinesischen Medizin. Sie umfaßt außerdem ein großes Wissen der Kräuterheilkunde, Massagetechniken, meditative Bewegungsübungen und eine differenzierte Systematik zur Balance des allgemeinen Lebensstils. Traditionelle chinesische Medizin ist in sich ein komplexes medizinisches System, das auf einigen fundamental anderen Grundlagen aufbaut als die westliche Medizin.

Die Herausforderungen, die sie an die westlichen Wissenschaften stellt, liegen vor allen Dingen darin, daß diese traditionelle chinesische Medizin auf einer uns nicht geläufigen Vorstellung der Organisation des menschlichen Körpers beruht. Zwar teilen traditionelle chinesische und westliche Medizin ähnliche Beschreibungen der menschlichen Anatomie. Beide unterscheiden Muskeln von Knochen, Arterien von Venen, das eine Organ vom anderen. Aber die traditionelle chinesische Medizin unterscheidet sich von der westlichen darin, daß sie mit »Meridianen« arbeitet, also Kraftlinien, die als Kreislaufsysteme den menschlichen Körper systematisch vernetzen. Zwölf Hauptmeridiane bilden eine kontinuierliche Schleife, durch die nach dem chinesischen Konzept eine Lebensenergie mit der Bezeichnung »Qi« zirkuliert. Man hat dies annähernd mit Energie oder Fluß zu übersetzen versucht.

Ohne genaueres Verständnis kennt bei uns heute fast jeder das traditionelle Zeichen der chinesischen Medizin, die Yin-Yang-Monade. Yin und Yang werden als elementare Polarkräfte aller Lebensprozesse, also auch des menschlichen Körpers, dargestellt. Sie verbinden diesen in kontinuierlicher Weise mit dem umgebenden Kosmos. Unter den Kategorien Yin und Yang werden eine Vielzahl unterschiedlicher Eigenschaften systematisiert. Diese können universaler Natur sein, wie etwa zusammenziehen oder ausdehnen, absteigen oder aufsteigen, kalt oder heiß, wässerig oder trocken, innen oder außen, schwer oder leicht. Auf der physiologischen Ebene werden Yin und Yang verschiedene spezifische Körpereigenschaften zugeordnet, wie etwa dem Yin die Schöpfung von Blut, Lymphe, Hormonen, Schleim, Urin etc. oder dem Yang die Prozesse von Kreislauf, Ausscheidung, Peristaltik, Pulsaktion, Atmung etc. Darüber hinaus werden mit ihrer Hilfe verschiedene konstitutionelle Persönlichkeitsmuster dargestellt, wie etwa Yin mit geringer Energie, lethargisch, blaß, schwache Stimme, kälteanfällig etc. oder Yang als starke Energie und Hyperaktivität, als das Angefüllte oder als laute Stimme. Auch verschiedene diagnostische Parameter werden durch Yin und Yang zugeordnet, wie etwa Mangel oder Überschuß, chronisch oder akut, innen oder außen. Da sich diese polaren Grundkräfte sowohl in der Natur als auch im menschlichen Organismus wiederfinden, läßt sich das Wechselspiel von Mensch, Umwelt und Mitwelt ebenfalls in dieser Systematik darstellen. Fünf Grundkräfte, die mit Holz, Feuer, Erde, Metall und Wasser umschrieben werden, befördern, behindern oder ergänzen sich in detailliert und differenziert entwickelten Abläufen.

Die Erstellung von Diagnosen erfolgt in der traditionellen chinesischen Medizin entsprechend dieser Systematik. Die westliche und die traditionelle chinesische Diagnose eines Leidens können erhebliche Unterschiede aufweisen. So kann sich etwa nach der traditionellen chinesischen Medizin die gleiche Krankheit in verschiedenen Symptomen manifestieren, oder das gleiche Symptom kann bei verschiedenen Menschen Ausdruck unterschiedlicher Krankheiten sein.

Die Stärke der chinesischen Medizin liegt vor allem in der Behandlung funktioneller Störungen, von Krankheiten also, bei denen mit westlichen diagnostischen Mitteln keine eindeutige anatomische oder physiologische Ursache gefunden werden konnte; dazu zählt vor allem der Schmerz. Allerdings kann mit den Methoden der traditionellen chinesischen Medizin auch die Behandlung spezifischer Erkrankungen durchaus erfolgreich sein.

Obwohl Emotionen nicht wie in unserer psychologischen Sichtweise isoliert von körperlichen Phänomenen verstanden werden, spielen sie in der traditionellen chinesischen Diagnostik und Physiologie eine erhebliche Rolle. »Vereinfacht«, schreibt Yves Requena, der seit über 20 Jahren als Arzt, Akupunkteur und Kenner der chinesischen Medizin arbeitet, »kann man sagen: Die Chinesen glauben, daß Ärger die Vernunft dominiert; Vernunft die Furcht kontrolliert; Furcht die Freude auslöscht; Freude dazu beiträgt, Traurigkeit und Gehemmtheit zu überwinden; Traurigkeit und Selbstkontrolle den Ärger besiegen. Jedes dieser menschlichen Grundgefühle ist mit einer spezifischen Meridianfunktion verbunden.« So kann es in der traditionellen chinesischen Medizin zu der für uns ungewöhnlichen Behandlung von vermeintlich psychischen Störungen mit Hilfe der Akupunktur kommen. Die Stärkung des Nierenmeridians ist dabei gleichzeitig eine Stärkung seiner seelischen Einflußbereiche. Thomas Ots hat in seinen Arbeiten kritisch auf die Beziehungen zwischen dem spezifischen kulturellen und sozialen Hintergrund Chinas und dem daraus erwachsenen unterschiedlichen Verständnis von Gefühlen hingewiesen. Die kontextuellen, kulturspezifischen Dimensionen prägen auch Wahrnehmungen und Gefühle. Dies wird um so deutlicher daran, daß wir in der chinesischen Medizin nicht nur unterschiedliche spezifische Diagnosesysteme vorfinden, sondern auch ein anderes Verständnis des Körpers, wie es sich etwa im Konzept des »Qi« ausdrückt. Körperliche Wahrnehmungen und Gefühle sind in ein unterschiedliches semantisches Netzwerk einer anderen Kultur eingebettet. Die unterschiedlichen Annäherungen der traditionellen chinesischen Medizin an Krankheiten können unser westliches Verständnis von Somatisierungsstörungen, also körperlichen Erscheinungen, für die sich keine eindeutigen organischen Ursachen ausmachen lassen, erheblich befruchten.

Die Interpretation körperlicher Wahrnehmungen, Gefühle und Empfindungen ist auch eine aktive Schöpfung kultureller Bezugsmuster. Daß die Körperwahrnehmungen der chinesischen Kultur einen anderen Raumbezug haben, hat der Verhaltensforscher August Nitschke nachgewiesen. Er schreibt, daß chinesische Bewegungsweisen, wie etwa das T'ai-chi ch'üan, die eigene Person nur berücksichtigen, »um ihr beizubringen, wie sie auf ihre Umgebung achten kann; denn das ist das Ziel. ...Es ist eine Welt, in der man wach und aufmerksam die Umgebung beachtet. Deren Bewegungen sind wichtig, nicht die eigenen. ...Im T'ai-chi ch'üan werden die Räume miteinbezogen. Für Chinesen haben Räume einen Charakter, auf den der Mensch zu achten hat. Das gilt bis in den Alltag.«

Verschiedene Aspekte der chinesischen Medizin wie Akupunktur, T'ai-chi ch'üan oder Qigong haben bei uns rasch an Popularität gewonnen. Ärztegesellschaften haben sich gebildet, um Akupunkturausbildungen zu organisieren und deren Standards zu kontrollieren. Dies ist notwendig und gut. Es birgt aber auch Konflikte in sich, die Thomas Ots in seinen ethnologischen Arbeiten zur Bedeutung des Qigong in China herausgearbeitet hat – die zwischen Dogma und schöpferischem Dialog, zwischen verordnetem Körpergefühl und empfundener Leiblichkeit. Das Angebot an chinesischen Therapiemethoden und Methoden zur Selbsthilfe ist breit und für den hiesigen Laien nur schwer zu durchschauen. Dies gilt auch für die Vielzahl der an Volkshochschulen angebotenen Kurse. Mir scheint wichtig, daß wir uns bei den Begegnungen mit verschiedenen Methoden der chinesischen Heilkultur auch auf die Stärken unserer westlichen Traditionen besinnen, nämlich auf kritische Analyse und Reflexion. Wir sollten die Stärken und Schwächen der verschiedenen Heilkulturen für uns und für unseren Lebenskontext prüfen und sie mit Verstand und Ausgewogenheit anwenden. Wo chinesische Heilkultur nur als esoterische Exotik, ohne Konzept und Reflexion angewandt wird, kann sie im Fall von schweren Erkrankungen durchaus erheblichen Schaden anrichten.

Hal Balin ist Internist, Kardiologe und langjähriger Praktiker der traditionellen chinesischen Medizin. Er praktiziert zusammen mit anderen Kollegen auf einem Hausboot in der San Francisco Bay. Er zeichnet sich durch kritischen Verstand, menschliche Wärme und seine Offenheit im Vergleich zwischen beiden Systemen aus.

Thomas Ots ist ein Wanderer zwischen verschiedenen Kulturen. Ursprünglich als Gynäkologe und Geburtshelfer ausgebildet, studierte er mehrere Jahre in China traditionelle chinesische Medizin und beforschte sie kritisch vor Ort. Er absolvierte ein zusätzliches Studium der Ethnologie und promovierte an der Universität Hamburg mit einer Arbeit zum Qigong. An der Harvard University sammelte er 1988/89 als »Visiting Fellow« Erfahrungen in der amerikanischen Medizinanthropologie. Seit vielen Jahren praktiziert er Akupunktur und Qigong. Er unterrichtet im Rahmen der Deutschen Ärztegesellschaft für Akupunktur. Sein Interesse gilt psychosomatischen und psychosozialen Aspekten von Gesundheit und Krankheit. Zur Zeit bildet er als Professor für Sozialmedizin/Anthropologie in Görlitz SozialarbeiterInnen aus.

Empfohlene Literatur:

Beinfield, Harriet und Korngold, Ephraim: *Between heaven and earth. A guide to chinese medicine.* Ballantine Books, New York, 1991.

Fulder, Stephen: *Tao der Medizin.* Sphinx, Basel, 1985.

Kaptchuck, Ted: *The web, that has no weaver – understanding chinese medicine.* Congdom & Weet, New York, 1983.

Needham, Joseph: *Wissenschaft und Zivilisation in China.* Band 1. Suhrkamp, Frankfurt/Main, 1984.

Nitschke, August: »Bewegte Körper in fremden Räumen und Zeiten«. In: *Deutsche Krankenpflegezeitschrift* 03/1993.

Ots, Thomas: *Medizin und Heilung in China.* Reimer, Berlin, 1990.

Ots, Thomas: »The angry liver, the anxious heart and the melancholic spleen«. In: *Culture, Medicine and Psychiatry*, Vol. 14/1990: 21–58.

Ots, Thomas: *Der stille Körper, der laute Leib.* Dissertation Ethnologie, Universität Hamburg, 1991.

Requena, Yves: »Acupunctures challenge to western medicine«. In: *Advances*, Volume 3, Nr. 2, Spring 1986.

Unschuld, Paul: *Medizin in China. Eine Ideengeschichte.* C. H. Beck, München, 1980.

HAL BAILIN
Der Versuch einer west-östlichen Synthese: »Ich folge der chinesischen Praxis, ohne jedoch das westliche Medizinmodell aus den Augen zu verlieren.«

H.M.:Sie sind ein anerkannter Arzt für Innere Medizin, begreifen sich aber gleichzeitig als ein lebenslanger Student der chinesischen Medizin. Können Sie uns etwas über Ihre Entwicklung, die Widersprüche und Erfolge Ihrer Arbeit mitteilen?

H.B.: Mein Interesse an der chinesischen Medizin entsprang meinem Bedürfnis, Lücken in meiner traditionellen westlichen Medizinausbildung zu schließen. Ich schätze die westliche Medizin weiterhin sehr. Was mir allerdings in ihrer praktischen Anwendung fehlte, war eine persönliche Befriedigung. Ich glaube, daß der Grund für diese Unzufriedenheit eine Kommunikationsstörung zwischen meinen Patienten und mir war, die ich nicht zu überwinden vermochte, entgegen der Überzeugung meiner Kollegen, die behaupteten, mein Verhältnis zu den Patienten sei besonders gut.

Die chinesische Medizin war in der Lage, meine Fragen und Bedürfnisse auf mehreren Ebenen zu beantworten. Eine davon ist die Berührung der Patienten, ohne Instrumente zu benutzen oder sie gezielt abzuklopfen. Durch ihre Art der Berührung wird die Kommunikation vertrauter und unmittelbarer. Die oft bestehende Angstbarriere zwischen Arzt und Patient wird eher durchbrochen, die gesamte Interaktion wird menschlicher. Ich halte die Chinesen für sehr klug; ich weiß zwar nicht, ob sie die Pulsdiagnose bewußt zur Kontaktaufnahme verwenden, aber sie stellt sofort eine größere Vertrautheit her. Ich halte nach altem Brauch die Hand meines Patienten, denn darüber erfolgt die Kontaktaufnahme genauso intensiv wie über die Pulsdiagnose.

*H. M.:Bei der Untersuchung des Patienten verläßt sich die chinesi-
sche Medizin stärker als die westliche auf die Sinneswahr-
nehmungen. Können Sie uns von Ihren Erfahrungen berichten?*

H. B.: Man muß festhalten, daß es heute unterschiedliche Formen
der Ausübung westlicher Medizin gibt. Wenn Sie Sir W. Os-
lers oder Snappers Ausführungen folgen, stellen Sie fest, daß
auch die westliche Medizin ein anderes Verhältnis zum Körper haben kann. Wenn ich meinem damaligen Professor
Snapper einen Patienten vorstellte, wollte er nicht nur über
die Laborbefunde informiert werden. Ihm lag daran zu erfahren, wie die Diagnose aufgrund der Krankengeschichte
und der körperlichen Untersuchung zustande gekommen
war. Dieses Vorgehen entsprach in gewisser Hinsicht demjenigen der chinesischen Medizin. Später fand ich heraus, daß
Snapper der erste westliche Medizinprofessor an der Pekin-
ger Universität war und sicher viel von den Chinesen gelernt
hatte.

Wenn man in unseren alten medizinischen Lehrbüchern
blättert, erkennt man, daß oft ähnliche Aspekte wie in der
chinesischen Medizin betont werden. Farben, Geräusche,
Gefühle, Gerüche sind für die chinesischen Ärzte wichtig. Sie
benutzen ständig ihre Nase, was bei unseren jungen Medizinern Ekel hervorruft. Die Patienten baden heute oft, bevor
sie zum Arzt gehen, und dem Arzt gehen dadurch viele für die
Diagnose wichtige Anhaltspunkte verloren. Da die chinesische Medizin über ein eigenes System der Einordnung ver-
fügt, kann sie sich bei der Diagnose auf diese unmittelbaren
Eindrücke verlassen.

*H. M.:Die traditionelle chinesische Medizin basiert auf der indukti-
ven und synthetischen Art der Erkenntnis. Darin unterscheidet sie sich wesentlich von der westlichen Medizin, die von
kausaler und analytischer Erkenntnis ausgeht. In der chinesischen Medizin finden wir keine der westlichen Medizin vergleichbare anatomische Organaufteilung. Die zwölf »Or-*

*gane« der chinesischen Medizin werden durch ihre assoziati-
ven Funktionen, Relationen und Interaktionen definiert.
Welche Art von Diagnose verwenden Sie üblicherweise?*

H. B.: Ich folge der chinesischen Praxis, ohne jedoch das westliche
Medizinmodell aus den Augen zu verlieren, gehe also zwei-
gleisig vor. Wenn ich das einleitende Gespräch mit einem
Patienten führe, ordne ich die gewonnenen Informationen
nach zwei Gesichtspunkten. Dabei stelle ich fest, daß mein
Vorgehen immer mehr von den Methoden der östlichen Medizin bestimmt wird, der ich aufgrund ihrer Direktheit mehr
vertraue. Wenn ich Patienten berühre oder Informationen
aus ihren Körpergeräuschen, ihrer Hautfärbung und ihren
Gefühlen erhalte, dann werden diese Wahrnehmungen für
mich immer wichtiger. Die westlich geprägten Informationen sind zwar noch da, treten aber in den Hintergrund.
Wenn ich mit meinen Patienten rede, dann sind ungefähr 90
Prozent meiner Ausdrücke der chinesischen Medizin ent-
lehnt.

Kommen die Patienten mit einer spezifischen Diagnose zu
mir, dann bemühe ich mich, sie zu entspezifizieren. Die Diagnose einer spezifischen rheumatischen Herzerkrankung ist
sicher wichtig, aber ich bemühe mich als erstes, den Patienten von diesem Krankheitsetikett zu lösen, weil es eigentlich
über den Patienten selbst nichts aussagt. Ich sage ihm nicht,
daß ich die Diagnose für falsch halte, sondern versuche, seine
Aufmerksamkeit auf den ganzen Körper zu lenken und nicht
nur auf den kleinen Teil, der vielleicht nicht mehr funktioniert.

H. M.: *Die westliche Medizin geht im Gegensatz zur chinesischen
Diagnose von der Trennung von Körper und Geist aus. Wie
verfahren Sie?*

H. B.: Ich nehme diese Trennung oft zu meiner eigenen Klärung,
aber benutze sie nicht gegenüber meinen Patienten. Wenn
ein Patient an einer Krankheit leidet, die als Mitralklappen-

prolapssyndrom (Barlowsyndrom) diagnostiziert wurde, dann wird er dazu neigen, vom medizinischen Modell in eine bestimmte Richtung gedrängt, sein ganzes Leben dieser Krankheit unterzuordnen. Die Möglichkeiten der Heilung und des Medikamentengebrauchs werden dem Patienten vorgeschrieben, und wenn dadurch keine Besserung eintritt, muß man möglicherweise einen chirurgischen Eingriff vornehmen. Diese Behandlung mag ihre Richtigkeit haben, aber sie ist allein nicht ausreichend. Warum trat gerade diese Krankheit ein? Werden Arbeitsunfähigkeit oder erhebliche Einschränkungen des gewohnten Lebensrhythmus durch sie bedingt? Häufig bezweifle ich die Notwendigkeit solcher Folgen. Man muß vielmehr dem Patienten verständlich machen, daß seine Krankheit eine Begleiterscheinung seines gesamten Lebens ist, die in diesem bestimmten Augenblick die größte Aufmerksamkeit auf sich lenkt und die man allerdings ernst nehmen sollte. Die Krankheit ist ein Warnzeichen des Körpers. Oft erkläre ich metaphorisch meinen Patienten, daß eine Krankheit die Funktion des roten Ölwarnlichts im Auto hat. Wenn es aufleuchtet, muß man anhalten, um zu vermeiden, daß der Motor kaputtgeht. Ein Krankheitssymptom erfordert die gleiche Aufmerksamkeit.

H. M.: *Ist diese Erklärung nicht zu mechanisch? Das Ölwarnlicht im Auto zeigt an, daß etwas repariert werden muß; der menschliche Körper funktioniert aber nicht wie eine Maschine – der gesamte Körper muß ein neues Gleichgewicht finden.*

H. B.: Dieser Einwand ist entscheidend. Aber ob Auto oder Körper, bei beiden ist es wichtig, daß man anhält. Entweder muß man Öl nachfüllen oder den eigenen Lebensstil überprüfen; denn offensichtlich macht man irgend etwas falsch, sonst würde weder das Alarmlicht aufleuchten noch sich ein Symptom zeigen. Wenn Sie einem traditionellen Schulmediziner sagen, daß Ihr Alarmlicht brennt, wird er Ihnen Antibiotika verschreiben, um das Symptom zum Abklingen zu bringen.

Aber allein durch die Einnahme des Medikaments wird die Maschine unseres Körpers nicht wieder ins Lot gebracht. Nach weiteren tausend Meilen werden Sie erneut eine Panne haben.

H. M.: *Bei der chinesischen Medizin geht es nicht nur darum, ein spezifisches Gleichgewicht wiederherzustellen, sondern um die Harmonie und Disharmonie des gesamten Lebens eines Menschen.*

H. B.: Wenn zehn Patienten mit der gleichen Diagnose kommen, dann bedeutet das für die chinesische Medizin nicht, daß der Prozeß, der zu dem spezifischen Krankheitssymptom geführt hat, bei allen gleich ist. Ein Patient wird sein Symptom meiner Meinung nach eher verstehen, wenn es ihm anhand der »fünf Elemente« (Feuer, Wasser, Erde, Metall, Holz) erklärt wird. Bei der Behandlung gehen die chinesischen Ärzte nicht eingleisig vor. In die Untersuchung und Behandlung beziehen sie die psychologische, physikalische und spirituelle Ebene mit ein, um das spezifische Problem zu lösen. Das kann mit Akupunktur, Massage, Diät und vielen anderen Techniken erfolgen; wichtig ist dabei, den Patienten zu motivieren, aktiv an der eigenen Genesung mitzuwirken. Die Akupunkturnadeln öffnen meiner Meinung nach nur den blockierten Energiekreislauf. Das Nervensystem ist wie eine Schalttafel, in der etwas den Stromfluß blockiert hat. Ohne die einzelnen diesbezüglichen Theorien zu kennen, glaube ich, daß es sich um einen elektromagnetischen Prozeß handelt; die Nadeln bringen die Energien wieder in Fluß. Die Patienten fühlen sich besser, und die Symptome verändern sich. Wenn sich ein Symptom auf Dauer verändert hat, ist es ein gutes Zeichen. Ob die Veränderung zu Beginn zum Besseren oder Schlechteren erfolgt, spielt erst einmal keine Rolle, die Hauptsache ist, daß eine Veränderung möglich ist.

H. M.: *David Bresler hat darauf hingewiesen, daß diese Betrachtungsweise mit den Theorien der modernen Physik überein-*

*stimmt, denenzufolge der jeweilige Standpunkt des Beob-
achters die Einschätzung des Gegenstands beeinflußt. Die
traditionelle chinesische Medizin geht bei ihrem Modell von
Energieflüssen und deren Gleichgewicht aus. Die westliche
Medizin orientiert sich an Organen. Zur Behandlung Ihrer
Patienten nutzen Sie beide Blickwinkel. Durch diese Erfah-
rungen haben Sie ein anderes Verständnis für Zivilisations-
krankheiten wie Herzattacken, Alkoholismus, Depression,
Hypertension bekommen. Würden Sie uns Ihr verändertes
Verständnis erläutern?*

H. B.: Wenn wir die kardiovaskulären Erkrankungen wie Hypertension, Schlaganfall, Koronarerkrankungen betrachten,
stellen wir fest, daß sich in den letzten Jahren auch der Standpunkt der westlichen Medizin verändert hat. Sie geht nicht
mehr ausschließlich von erbbedingter Veranlagung aus, sondern berücksichtigt zunehmend die Ernährungsweise, den
Lebensstil, die Folgen des Rauchens, den Streß, das Gewicht
und andere Faktoren. Man spricht von bestimmten Persön-
lichkeitsprofilen bei Herzkrankheiten wie z. B. Typ A-Verhalten – dies stellt eine gewisse Annäherung an die chinesische Medizin dar. Bei allen kardiovaskulären Erkrankungen
geht die chinesische Medizin davon aus, daß sie mit dem
»Element« des Feuers zusammenhängen. Feuer ist mit Liebe,
Wärme, persönlichen Beziehungen, Kommunikation, Wahrnehmung, Verstehen, Humor, der Art zu sprechen und zu
hören, der Fähigkeit der Aufnahme verbunden. Es umfaßt
den gesamten Bereich der zwischenmenschlichen Beziehungen, ohne die wir nicht leben können. Aus chinesischer Sicht
entwickeln wir folglich bei Störungen im Bereich des »Ele-
ments« Feuer jene Symptome, die im Westen mit Herzerkrankungen allgemein umschrieben werden.

H. M.: *Nach dem chinesischen Modell besteht eine Verbindung
zwischen der »Leber«, die nicht als anatomische, sondern als
funktionelle Einheit verstanden wird, und Wut und Ärger.
Viele Menschen, die ihr Leben lang Alkohol getrunken ha-*

ben, bekommen keine Leberzirrhose, andere dagegen schon nach relativ kurzfristigem Alkoholmißbrauch. Welche Erklärungen gibt es nach dem chinesischen Modell dafür?

H. B.: Vom chinesischen Standpunkt aus betrachtet, ist vor allem die Handhabung von Wut und Ärger wichtig, weil diese Emotionen Funktionen der »Leber« sind. Manche Menschen brauchen den Alkohol bisweilen, um besser planen, beurteilen, entscheiden zu können; andere benötigen ihn, um diese Aktivitäten bewußt zu blockieren. Es ist eher wahrscheinlich, daß diejenigen eine Leberzirrhose bekommen, die den Alkohol brauchen, um die Funktion der »Leber« zu aktivieren. Ich glaube nicht, daß diejenigen, die Alkohol benutzen, um ihre Aktivitäten ein wenig zu dämpfen, zwangsläufig eine Leberzirrhose bekommen. Es würde sich lohnen, eine genauere Studie darüber anzustellen. Wenn man versucht, Erregungen wie Ärger und Wut zu unterdrücken, werden diese internalisiert und fressen im übertragenen Sinn die Leber auf. Außerdem berücksichtigen die Chinesen in diesem Zusammenhang die Funktion der Sinnesorgane, vor allem der Augen, denn Alkohol trübt bekanntermaßen den Blick, das Urteil und das Bewußtsein des Menschen. Auch die Muskeln werden durch Alkohol geschwächt.

H. M.: *In den letzten Jahren ist eine stärkere Hinwendung zur ganzheitlichen Medizin im Gespräch. Welche Rolle spielt die chinesische Medizin bei der ganzheitlichen Betrachtung? Welche Bedeutung haben dabei Akupunktur oder die chinesische Kräuterheilkunde?*

H. B.: Die chinesische Medizin hat zur Veränderung des bisherigen Behandlungsmodells beigetragen. Viele Ärzte und Patienten sind aus verschiedenen Gründen von ihr angezogen, da sie in der westlichen Medizin etwas vermissen, das sie oft nicht genau bezeichnen können. Das westliche Medizinmodell wird sich durch die Einflüsse der chinesischen Medizin verändern.

H. M.: *Wie stellen Sie sich die Integration beider Systeme vor, die eine Änderung der Gesundheitsversorgung zur Folge haben könnte? Würde diese Integration ein besseres Verständnis der vorhandenen Selbstheilungskräfte fördern?*

H. B.: Ja, sicher. Für mich ist es nicht so sehr eine Frage der Technik als vielmehr der Ausbildung der Ärzte. Würden die Ärzte und das übrige medizinische Personal zum Beispiel die Lehre der »fünf Elemente« kennen oder über Akupunktur informiert sein, auch wenn sie selbst diese Methoden nicht anwenden, so würden sie ein größeres Verständnis für die Krankheiten ihrer Patienten aufbringen. Die westliche Medizin ist nicht an und für sich schlecht. Schlecht ist, daß sie kaum einen persönlichen Kontakt zuläßt. Wenn ein Patient zu einem Arzt geht, erwartet er, daß dieser sich um ihn kümmert. Er braucht jemanden, dem er Vertrauen entgegenbringen kann und der ihm Mittel an die Hand gibt, um die Heilung in die Wege zu leiten.

(1983)

THOMAS OTS
Leben als Ganzheit, nicht irgendeine Medizin, erhält gesund: »Aber die chinesische Medizin bietet den Patienten Wege zur Eigenaktivität an, welche die moderne Medizin nicht mehr kennt.«

Prolog: Die Tücke liegt im Detail

Von der Ferne betrachtet, erscheint einem ein Berg oft wie ein einziger, still daliegender Stein. Kommen wir näher heran, so erkennen wir Schluchten, Täler, Zinnen, Überhänge und Risse: so langsam kommt der Berg in Bewegung. Treten wir dann ganz nah an ihn heran, so verschwindet der Berg vollständig und seine Textur tritt in den Vordergrund: Wir sehen, wie das Gestein von Adern unterschiedlicher Farbe und Dicke durchwoben wird, und wir erhalten so eine Ahnung davon, in welchem Kampf sich hier einst verschiedenste Sorten von Stein zusammengerauft haben.

So ähnlich geht es dem Ethnologen. Je länger er »im Feld« ist, desto mehr sieht er die einzelnen Menschen und nicht mehr die Ethnie als Block; und desto unähnlicher werden sie seinem Vor-Urteil, desto brüchiger, dafür aber auch vielgestaltiger und lebendiger wird sein zuvor kunstvoll konstruiertes Bild.

Ganz so geht es auch dem transkulturell arbeitenden Arzt. Sein Bild des fremden Medizinsystems – zumal wenn dieses für ihn ein Sehnen, eine Hoffnung auf Glück darstellt – ist zunächst mit dicken Strichen und weitgehend monochrom gemalt. Alles hat seine Ordnung und seinen tiefen Sinn; nichts ist dem Zufall überlassen. Doch in der Behandlungssituation erweisen sich viele theoretisch-philosophische Leitgedanken, die zuvor Ordnung, Sinn und Sicherheit versprachen, als untauglich: die Natur kümmerts oft einfach nicht. Der Mensch scheint etwas komplizierter gewebt zu sein, als er es sich selber vorstellen kann. Doch um diese Erfahrung zu machen, muß man wach sein, lernfähig bleiben und sich ent-täuschen lassen wollen. Dennoch gibt es Unzählige, die in der lebendigen Natur immer das wiederfinden, was kluge Köpfe zuvor ausgeheckt haben.

Mit unserer westlichen Auffassung von der traditionellen chinesischen Medizin verhält es sich ebenso. Kaum einer der westlichen Akupunktur-Lehrbuchverfasser verzichtet in der Einleitung darauf hinzuweisen, daß die chinesische Medizin ein »in sich geschlossenes« oder gar »widerspruchfreies« System darstelle, daß man ohne Kenntnis der chinesischen Philosophie – was, bitte schön, ist das? – und der Theorien von Yin und Yang, *Qi* und den Fünf Wandlungsphasen gar nicht diagnostizieren oder gar therapieren könne. Doch in den eigentlichen Praxiskapiteln ist dann zumeist sehr wenig hiervon wiederzufinden. Oft schimmert durch das Geschriebene so etwas wie ein schlechtes Gewissen hindurch. Doch dieses ist ganz unnötig. Eher schon wäre Reue angesagt ob der ewig wiederholten Beteuerungen von der Wichtigkeit der Theorie.

Erfahrungsheilkunde

Um es kurz zu machen: Auch die chinesische Medizin ist wie jedes andere Medizinsystem primär eine Erfahrungsheilkunde. Sie beruht keineswegs auf einer philosophisch-theoretischen Grundlage. Wie dies für jedes andere Medizinsystem gilt, wurden auch in China bestimmte Erfahrungen (empirische Funde) gemacht und diese dann im Geist der vorherrschenden sozialen Theorien gedeutet. Erst später – vor allem während der Song-Dynastie – bemühte man sich, durch theoretische Deduktion natürliche Prozesse bestimmen und voraussagen zu können (hierüber hat der Medizinhistoriker Paul Unschuld vortreffliche Aussagen gemacht). Und hierbei kam es in China – ebenso wie in anderen Kulturen – zu bestimmten Kontroversen, Brüchen, aber auch notwendigen Kompromissen, zu einem Nebeneinander sich eigentlich widersprechender Theorien. Betrachten wir die Theorie der »Fünf Wandlungsphasen«, so erkennen wir, daß es sich hier primär um ein Konglomerat von Gedanken handelt, das den Lauf der Welt und die Vernetzung derselben erklären soll. Dieses Ordnungsmodell besaß in China über zwei Jahrtausende seine Gültigkeit. Und genau aus diesem Grunde konnte es sich auch so lange in der Medizintheorie halten. Doch wer wagte ernsthaft zu behaupten, daß eine Theorie, die die lebendige Vielfalt der Natur – oder wie es der chinesische Begriff *wanwu* ausdrückt (»die zehntausend Dinge«) – auf die Zahl »fünf« reduziert, widerspruchsfrei in die Regulationsmechanismen der Natur eingreifen könne! Nun, so mußte es sich eben ergeben, daß sich in China wie auch anderswo die ärztliche Praxis mal weniger und mal mehr von der Theorie unterscheidet.

Ich habe in China viele Ärzte der traditionellen chinesischen Medizin kennengelernt und erlebte, daß etliche bei demselben Patienten zwar eine ähnliche Diagnose stellten, daß sie sich aber in ihren therapeutischen Schlüssen deutlich unterschieden. In einem »in sich geschlossenen, widerspruchfreien System« dürfte dies eigentlich nicht der Fall sein. Hier ist der Unterschied zwischen Medizinsystem und Medizintheorie angebracht. Die Theorie mag zwar eindeutig und geschlossen sein, nicht aber das System, d. h. die eigentlichen Heilungsbemühungen. Der polnische Erkenntnistheoretiker Ludwik Fleck wies vor über 50 Jahren darauf hin, daß ein »geschlossenes System keiner Neuerung unmittelbar zugänglich« ist und damit die Fähigkeit zur Innovation verliert und stirbt. Zum Glück fanden chinesische Ärzte der letzten zwei Jahrtausende immer wieder Wege, sich der Umklammerung durch die Medizintheorie zu entziehen und dadurch das System – und vor allem die Patienten! – am Leben zu erhalten. Wenn ich meinen Lehrern in Peking sagte, daß ich mir diesen oder jenen von ihnen ausgewählten Akupunkturpunkt theoretisch nicht ableiten könne, antworteten sie mir, daß sie diese Therapiemethode im Schrifttum eines bestimmten antiken Arztes gefunden hätten, oder sie hätten sie von ihrem alten Lehrer übernommen, oder noch einfacher: dieses Vorgehen habe sich eben als praktisch und wirkungsvoll erwiesen. Im übrigen würde sich schon ein theoretischer Bezug finden lassen, ich sollte am folgenden Tag noch einmal nachfragen.

Soviel zur notwendigen »Schelte« gegenüber denjenigen, die oft ein überzogenes, ja »heiliges Bild« von der traditionellen chinesischen Medizin vermitteln und sie dadurch unglaubwürdig machen. Die chinesische Medizin hat wie alle Medizinsysteme ihre Stärken, Schwächen und Grenzen. In *Medizin und Heilung in China* habe ich einige Beispiele – auch von Fehldiagnosen – vorgestellt. Mehr ist an dieser Stelle hierzu nicht zu sagen.

Von der Sozialhygiene zur Gesundheitsförderung

Auf den folgenden Seiten geht es nun darum, für den Anlaß dieses Buches wichtige Aspekte der chinesischen Medizin herauszuarbeiten, denn ich glaube, daß sie uns Wege einer Gesundheitsförderung weisen kann, die nicht nur den Menschen in das Zentrum ihrer Bemühungen stellt, sondern die den Menschen als Subjekt, als Verändernden, und nicht mehr als Objekt, als zu Verwaltenden, begreift. Kein geringerer als Rudolf Virchow hat in Deutschland den Gedanken der »Sozialmedizin«, der »öffentlichen Gesundheitspflege« propagiert. Und natürlich verließ er sich dabei auf das zu seiner Zeit gerade modern werdende medizinische Krankheitsmodell: den von Bakterien angegriffenen Menschen. Aber Virchow war gleichzeitig Revolutionär. Bei seiner 1848 durchgeführten Untersuchung der Typhus-Epidemie in Oberschlesien hatte er sich vor Ort überzeugen können, daß Ausbreitungsgrad und Schwere dieser Krankheit nicht nur eine Eigenschaft der Bakterien war, sondern von den sozialen (»künstlichen«) Bedingungen und dem Gesundheitszustand der Betroffenen abhing. Wie sollten in Zukunft solche Epidemien zu vermeiden sein? Seine Antwort lautete: »Bildung mit ihren Töchtern Freiheit und Wohlstand.« Und da Bildung, Freiheit und Wohlstand als Voraussetzung für Gesundheit an den Menschen nicht von außen herangetragen werden, sondern da diese Güter von den Betroffenen selbst erstritten werden müssen, engagierte sich Virchow in der 48er Revolution. Doch die spätere Sozialmedizin verlor den Menschen als Subjekt seiner eigenen Geschichte wieder aus den Augen. Sie verkam zu einer reinen Sozialhygiene und erschöpfte sich weitgehend in staatlichen Verordnungen, sie wurde zu einer verstaubten Amtsmedizin, mit der das Individuum nichts gemein hatte. Als dann gar durch die Verbesserung der Lebensverhältnisse einerseits und die Entwicklung der Antibiotika die zuvor so gefährlichen Infektionskrankheiten gegen Mitte dieses Jahrhunderts weitgehend in die Schranken verwiesen werden konnten, schien die Sozialmedizin am Ende zu sein.

Doch mit der Bezwingung der alten »Volkskrankheiten« wie der Tuberkulose und Pneumonie begann nicht etwa eine Ära der Gesundheit. Alte Volkskrankheiten wurden durch neue abgelöst.

Deutlich zugenommen haben Herz-Kreislauferkrankungen, Karzinome, Rheuma, Knochen- und Gelenkleiden, Allergien, Hauterkrankungen, Diabetes und vielfältige funktionelle und psychosomatische Störungen. Die alten Volkskrankheiten waren überwiegend »verhältnisbedingt«, Armutskrankheiten eben. Viele moderne Volkskrankheiten können dagegen als »Wohlstandskrankheiten« definiert werden. In einem stärkeren Maße als je zuvor ist für sie das Individuum selbst verantwortlich, sie sind »verhaltensbedingt«. Obwohl wir nicht vergessen dürfen, daß es noch viel an den Verhältnissen zu verändern gilt – man denke nur an die vielfältigen Gesundheitsschädigungen durch die zunehmende Umweltverschmutzung und die mit ihr zusammenhängenden Vernichtungen bzw. Vergiftungen unseres Lebensraumes –, ist der Gedanke, daß der einzelne mehr Verantwortung als früher für seine eigene Gesundheit in den Händen hält, nicht zu leugnen. Nicht nur die sogenannten funktionellen und psychosomatischen Störungen, sondern auch Herz-Kreislaufkrankheiten, Karzinome, Diabetes, Allergien, Knochen- und Gelenkleiden etc. sind u. a. Ergebnisse eines bestimmten Lebensstils: Streß, Hektik, Nikotin, Alkohol, Fehl- und Überernährung, Bewegungsmangel, Freudlosigkeit, Unzufriedenheit, Mißmut etc.

Gleichzeitig beobachten wir eine fortschreitende Entfremdung der Menschen der fortgeschrittenen Länder von sich selbst. Die alte Metapher des Körpers als Maschine hat in diesem Jahrhundert noch eine Steigerung erfahren: der Körper als Automobil. Immer mehr Menschen suchen den Arzt auf und verlangen nach einem »TÜV«, dem deutschen Äquivalent der amerikanischen Fehlersuche in einem Automobil, dem »check-up«. Im Sprechzimmer übergeben sie mitsamt ihrem Körper die eigene Verantwortung in die Hände – Entschuldigung: in den Maschinenpark – des Arztes, der nun wieder richten soll, was zuvor zuschanden gefahren worden ist. Natürlich würden die meisten Menschen in einem bewußt geführten Gespräch diese Haltung ablehnen, und dennoch hat sich unbewußt die Vorstellung breitgemacht, daß schadhafte Teile ausgetauscht oder erneuert werden könnten.

In Opposition zu dieser Haltung hat sich in den letzten 25 Jahren eine Laien-Gesundheitsbewegung entwickelt, die versucht, wieder

Kontakt zu diesem entfremdeten Körper aufzunehmen. Diese Gesundheitsbewegung hat viele Facetten; eine davon ist die chinesische Medizin mit ihrem eigenen Körperverständnis. Auf einer anderen Ebene hat an diesem Punkt die »Gesundheitsförderung« angesetzt. Dieser Begriff ist uns durch die Ottawa-Charta der WHO von 1986 bekannt, an der Helmut Milz an führender Stelle mitgewirkt hat. Wandte sich der Gedanke der Gesundheitsförderung primär an die Regierungen der verschiedenen Länder mit dem Ziel einer »Verhältnisprävention«, so hat inzwischen – zumindest in den entwickelten Ländern – der Gedanke der individuellen »Verhaltensprävention« ebenfalls Fuß gefaßt.

Die funktionelle Sichtweise vom Körper

Ohne hieraus einen generellen und tiefgründigen kulturellen Gegensatz zwischen Ost und West ableiten zu wollen, kann man doch vereinfachend feststellen, daß sich die traditionelle chinesische Medizin von der modernen westlichen Medizin dadurch unterscheidet, daß erstere weitaus weniger an den materiellen Substraten des Körpers als an seiner Funktion interessiert ist. Die Betonung auf »moderne« westliche Medizin ist wichtig, da sich medizinhistorisch viele Gemeinsamkeiten zwischen chinesischer und früheren europäischen Sichtweisen zeigen. Erst die medizinische Entwicklung Europas der letzten zweihundert Jahre brachte die entscheidenden Unterschiede. Diese finden Ausdruck in einer vielzitierten chinesischen Aussage: »Die westliche Medizin ist gut für akute, gefährliche und organische Krankheiten, die chinesische dagegen für chronische, funktionelle und damit weniger gefährliche Störungen.« So werden Kinder in China in den seltensten Fällen primär einem traditionellen Arzt vorgestellt, während sich die Alten mit ihren Beschwerden dem traditionellen Arzt oder anderen traditionellen Heilern zuwenden.

Was ist nun eine funktionelle Sichtweise? Nehmen wir das Beispiel eines Patienten, der unter dem rechten Rippenbogen kolikartige Schmerzen erleidet. Der moderne westliche Arzt wird unweigerlich auf eine Gallenkolik tippen, im akuten Anfall Spasmolytika injizieren, den Patienten dann mittels Ultraschall oder Röntgen auf

Gallensteine untersuchen und, sollten diese bestätigt werden, eine operative Entfernung vorschlagen. Damit wäre diese Krankheit dann geheilt. Doch Definitionen von Krankheit variieren transkulturell. Viele unserer Krankheiten stellen in der chinesischen Sichtweise nur ein Symptom eines größeren Symptomkomplexes dar: das Syndrom. Der traditionelle Arzt weiß zwar auch, daß das lokale Geschehen von der Gallenblase ausgeht, aber er wird den Patienten befragen, an welchen Symptomen er weiterhin leidet. Der Patient berichtet dann z. B. von Migräne, Augenflimmern, Blähbauch, häufiger Stuhlverstopfung etc. Und vielleicht stellt sich heraus, daß dem Anfall eine Situation der Erregung vorausgegangen ist. Die wahrscheinliche Diagnose wird die einer »Leberstörung« bzw. die eines blockierten Leber-*Qi (ganqi yujie)* sein. Doch hiermit ist nicht so sehr das Organ Leber gemeint, sondern die Leber steht hier als Metapher für einen emotionalen Komplex von Wut, Zorn und Ärger, vor allem unterdrücktem Ärger, der sich keine »Luft verschafft«. Emotionen äußern sich nicht nur gedanklich, in der cartesianischen *res cogitans*, sondern an verschiedenen Stellen des Körpers durch eine Beeinflussung der normalen Funktionen. Diese psychosomatischen Zusammenhänge haben sich in verschiedenen Kulturen in vielfältigen sprachlichen Bildern niedergeschlagen. So kennen wir »die Laus, die einem über die Leber gelaufen« ist, da »hat sich jemand ein Loch in den Bauch geärgert«, da kann jemand »vor Wut nicht mehr klar sehen« etc. Die traditionelle chinesische Medizin ist derart phänomenologisch orientiert. Und hierin besteht die große Chance für den medizinischen Laien, denn diese Phänomenologie ist für ihn erkennbar und deutbar. Er braucht nur seinen Wahrnehmungen, Empfindungen, Gefühlen und Veränderungen eine gewisse Wachsamkeit entgegenzubringen, um eine Vorstellung davon zu erlangen, was mit ihm – oder besser: in ihm – gerade passiert. Die chinesische »Entsprechungslehre« mit ihrer Zuordnung von Emotionen zu somatischen Veränderungen hilft ihm dann, diese Beobachtungen sinnvoll einzuordnen.

Vom Patienten zum Arzt. Abgesehen davon, daß ihm von der chinesischen Medizin bestimmte Techniken in die Hand gegeben werden, um z. B. mittels Akupunktur in hervorragender Weise Schmerzen zu beeinflussen, wird auch ihm ein neues Bild vom Menschen als Subjekt vermittelt. Indem er angehalten wird, den Patienten ausführlich nach allen möglichen Beschwerden und Symptomen zu befragen, um diese dann in einem spezifischen Raster einer bestimmten Störung zuzuordnen, lernt der Arzt, den »Patienten als Experten für seinen Körper« ernstzunehmen. Diese Funktion ist außerordentlich wichtig, denn in der heutigen Ausbildung werden wir daraufhin trainiert, die Vielfalt der vom Patienten geäußerten Beschwerden eher als störend zu empfinden. Das Dahmersche Lehrbuch der Diagnostik rät dem angehenden Arzt in diesem Sinne, dem Patienten bei der Auswahl der wichtigen Symptome beizustehen, um das »Leitsymptom« herauszufinden. Dieses Leitsymptom wird dann häufig auch zur eigentlichen Diagnose, ein Syndrom wird in seine Einzelteile zerlegt, der Patient erhält Haupt- und Nebendiagnosen. Sind Gallensteine als das eigentliche Übel erkannt, werden sie mitsamt der Gallenblase entfernt. Doch leider leiden nicht wenige Patienten auch nach dieser Operation an den bekannten Beschwerden. Und sie werden daran solange leiden, wie es ihnen nicht gelingt, ihre Emotionalität bzw. ihre emotionale Verarbeitungskraft zu verändern. Eine Medizin, die den Menschen im Sinne des großen deutschen Medizinanthropologen Viktor von Weizsäcker als Subjekt ernst nimmt, braucht den »Patienten als Bündnispartner«, nicht als Objekt, das einer quantifizierenden Analyse unterzogen wird.

Eine weitere wichtige Komponente der chinesischen Medizin für den Arzt besteht darin, daß er den Patienten betrachtet und tatsächlich be-*hand*-elt. Ein Arzt, der seinem Patienten ins Gesicht schaut, der sich die Zunge betrachtet und der über ein bis zwei Minuten den Puls des Patienten fühlt, hat Kontakt aufgenommen. In einer Zeit, wo immer mehr Menschen aus psychosozialer Not den Arzt aufsuchen, ist diese Kontaktphase oft schon ausreichend, um das für ein gutes Arzt-Patienten-Verhältnis notwendige Vertrauen herzustellen. Diese Nähe ist für viele Menschen mehr, als sie in ihrem normalen Leben erhalten, und nicht selten brechen hierdurch Mauern und Panzerungen auf, der Patient »läßt sich gehen« und »schüttet sein Herz aus«. Und tut er dies nicht, dann bietet dieser Kontakt dem aufmerksamen Arzt die Gelegenheit, im Gesicht und im Verhalten des Patienten zu lesen und seinerseits auf ihn zuzugehen.

Der bewußte Körper

Die durch spezifische psychosomatische Zusammenhänge der chinesischen Medizin getriggerte Neu-Wahrnehmung des eigenen Körpers ist nur der erste Schritt. Die chinesische Medizin geht noch weiter. Ähnlich dem Autogenen Training oder auch dem Feldenkrais-Training gibt es Übungen z. B. des *T'ai-chi ch'üan* (Schattenboxen) oder des *Qigong* (Atemtherapie), in denen man lernt, sein *Qi* durch den Körper zu führen und dadurch Körperareale zu spüren und sich ihrer bewußt zu werden. Diese Übungen stellen somit ein hervorragendes Gegenmittel zur Entfremdung vom eigenen Körper dar. Dabei ist es unwichtig, ob das *Qi* real existiert, ob es wirklich innerhalb der Meridiane zirkuliert oder ob es sich hierbei um abstrakte Größen handelt. Das Autogene Training kommt ja auch ohne eine bestimmte begriffliche Bezeichnung der Konzentration, Aufmerksamkeit bzw. Vertiefung aus. Es gibt nur wenige Menschen, die einmal mit *T'ai-chi ch'üan* begonnen haben und nicht immer wieder in ihrem Leben darauf zurückkommen. Gerade in Zeiten großer Anspannung, Hektik und Nervosität besinnen sie sich dieser Methode. Und auch wenn sie die korrekten Schritte der jeweiligen Methode vergessen haben, so bleibt doch immer noch so viel Erinnerung zurück, bestimmte Bewegungsfolgen durchzuführen bzw. neue dazuzugewinnen. Denn nicht die einmal erlernte Form ist entscheidend, sondern das Wissen um die Zusammenarbeit von Bewegung, Atmung und Entspannung. Vor kurzem erlebte ich auf einem kleinen Gesundheitskongreß, daß aus bestimmten Gründen eine aggressive Stimmung entstanden war. Die Teilnehmer saßen verspannt da und kritisierten einander. So erklomm ich die Bühne und riet allen, mit mir gemeinsam einige Minuten *T'ai-chi ch'üan* durchzuführen. Natürlich fanden einige das lächerlich, aber nach einigen Minuten sah ich wieder viele strahlende Augen und lachende Gesichter.

Um Mißverständnisse zu vermeiden: Die chinesische Medizin bewirkt nicht in ihrer Gesamtheit und nicht automatisch eine Bewußtheit und wachsame Eigenaktivität der Patienten. In China fand ich eine ähnliche medizinische »Professionalisierung« vor wie in Deutschland. Man kann sich dem traditionellen Arzt genauso überlassen wie dem der westlichen Medizin. Aber die chinesische Medizin bietet dem Patienten Wege zur Eigenaktivität an, wie sie die moderne westliche Medizin nicht kennt. An anderer Stelle in diesem Buch spricht Hal Bailin davon, daß Akupunkturnadeln nur den blockierten Energiekreislauf öffnen, daß es aber der Patient sei, der diese veränderte Situation für sich in Gesundheit umwandeln müsse. Die mit der chinesischen Medizin verbundenen Gedanken eröffnen Aspekte der Ganzheit. Den Menschen wird die Möglichkeit gegeben, durch so verschiedene Methoden wie Diät, die bereits genannten Übungen *T'ai-chi ch'üan* und *Qigong*, Beachtung von Lebensrhythmen etc. ihr Leben dem allgemeinen Trott zu entziehen und bewußter zu leben. Sie lernen, daß Gesundheit beeinflußbar ist, indem das Leben in stärkerer Weise als zuvor angenommen, in eigener Regie gestaltet wird. Dies ist u. a. möglich, weil die chinesische Medizin sich eines Entsprechungssystems bedient, das in vielen Kulturen der Welt existiert (oder existierte), jedoch in China seine stärkste Ausprägung fand. Ein Grundbestandteil dieses Denkens ist die Kalt-Heiß-Dichotomie. So kann man diätetisch daran arbeiten, sich einen ausgeglichenen Speiseplan zusammenzustellen. Der Übergang zwischen Nahrungsmittel und Heilkraut ist somit fließend.

In diesem Zusammenhang wären auch noch weitere Methoden wie die Massage oder die Akupressur hinzuzufügen, die aber hier nicht weiter ausgeführt werden können.

Vom stillen Körper zum lustvollen Leib

Zwischen diesen und den letztgeschriebenen Zeilen liegen drei Stunden, während derer ich auf einem kleinen Weiher mitten in Hamburg »nach Herzenslust« Schlittschuh lief. In der chinesischen Entsprechungslehre steht das Herz für Freude. Auch »öffnet« sich das Herz in der Zunge. Die Freude des Herzens kann von außen kommen, durch etwas, das man sieht oder erlebt. Das Herz kann aber auch die Lust realisieren, die man durch oder in seinem eigenen Leibe erfährt. Im beginnenden Dunkel des Abends drehte ich meine Runden auf dem Eis, wurde schneller, die zuvor noch ungelenken Knochen und Muskeln bedurften schon bald keiner bewußten Koordination mehr, auch das Rückwärtslaufen gelang schwindelerregend, und so geriet ich in eine solche Lust, daß ich aus lauter Kehle in die Nacht hinausbrüllte. Irgendwann bemerkte ich, daß ich vollends naßgeschwitzt war, und erst jetzt nahm ich meinen Körper wieder wahr, während ich zuvor ganz lustvoller Leib gewesen war. Die richtige Erfahrung zum rechten Augenblick, dachte ich, denn der letzte Abschnitt soll einem Bild der chinesischen Medizin gelten, das den meisten von uns wenig bekannt geworden ist.

Chinesische Medizin steht zumeist für Harmonie, so wie sich dies in der berühmten Yin-Yang-Monade ausdrückt. Für die westlichen Anhänger der chinesischen Medizin ist dabei die Harmonie sowohl Ziel als auch Weg. Die Bewegungen des *T'ai-chi ch'üan* sind harmonisch-gleitend, die des klassischen *Qigong* kontrolliert und bewußt. Einige moderne Formen des *Qigong* wie das bekannt gewordene Kranich-*Qigong* weichen jedoch von diesem Muster von Harmonie als Weg und Ziel ab. Hier geraten die Übenden in »spontane Bewegungen«. Sie lassen sich im wahrsten Sinne des Wortes »gehen« und geraten in bestimmte Stadien der Trance oder der emotionalen Katharsis, was sich durch Brüllen, Tanzen, Weinen oder Lachen äußert. Und gerade dieses Ausleben von zuvor unterdrückten Emotionen wie Ärger, Wut und Frustration, das primär gar nicht harmonisch wirkt, verhilft zu dem gewünschten Gleichgewicht. Ich möchte an dieser Stelle nicht weiter theoretisieren, sondern möchte Ihnen meine erste, sehr eindrucksvolle Erfahrung mit Harmonie durch Katharsis schildern:

»Es war ein kalter Dezembermorgen des Jahres 1984. Es war fünf Uhr dreißig in der Frühe, und ich stand am Rande eines kleinen Parks in Nanking. Ich hatte davon gehört, daß hier ein Meister eine besondere *Qigong*-Form anbot. Und ich war gewarnt worden: Es solle doch sehr verrückt zugehen. Im Zwielicht der Morgendämmerung waren zunächst einige Personen zu erkennen, die sich teilweise in rasanter Bewegung befanden, ziellos hin- und hertorkelten. Dann wurde die Dunkelheit durch etliche kehlige Schreie durchbrochen. Manche waren kurz, manche lang ausgezogen. Diese Schreie schienen tief aus dem Inneren hervorgestoßen zu werden, und ich glaubte, Töne der Erleichterung und Befreiung zu hören. Mit dem einbrechenden Morgenlicht waren die Bewegungen besser zu erkennen. Ich hatte dergleichen in China noch nie gesehen. Ich war irgendwie schockiert, denn das, was ich da sah, entsprach nicht meinem Bild von China, meinem Bild der chinesischen Medizin mit ihrer Betonung von Harmonie und Ausgleich. Was ich dort sah, war eine Mischung aus Anarchie und kathartischer Befreiung. Die meisten der etwa 100 Anwesenden machten ›Große Bewegungen‹ (*da dong*): sie stampften mit den Füßen auf und trampelten herum, sie tanzten/liefen/trippelten/kreiselten über den Platz, andere schwankten bedrohlich, und wieder andere waren zu Boden gefallen oder geglitten, krümmten sich, manche schrien, brüllten, schluchzten oder weinten leise vor sich hin. Es kam zu Körperkontakten zwischen Männern und Frauen, sie rieben ihre Rücken aneinander oder hielten sich umarmt. Und zwischen all diesen wilden Leibern glitt wie ein Schamane der Meister hindurch: mit flügelgleich erhobenen und auf- und niederschwingenden Armen. Irgendwann stoppte er und ließ mit zappelnder Hand sein *Qi* auf einen seiner Schüler überfließen. Nach etwa einer Stunde wurden die Bewegungen der Übenden verhaltener. Viele öffneten erst jetzt ihre Augen und nahmen Kontakt mit der Umgebung auf. Man begann gelöst und fröhlich miteinander zu schwatzen. Der Meister sah mich, kam auf mich zu, und dann erfuhr ich, daß das, was ich gesehen hatte, eine Form des Kranich-*Qigong* sei.«

Wie war es zu den spontanen Bewegungen gekommen? Das Ende der siebziger Jahre entwickelte Kranich-*Qigong* besteht aus fünf Einheiten, die etwa zwanzig Minuten dauern. Dann sollte sich der Übende in einem Zustand der ausgeglichenen Ruhe und Versenkung befinden. So heißt die letzte Phase des Kranich *zhanzhuanggong* (Stehende Säule): der Übende verharrt bewegungslos, befreit von den Gedanken an diese Welt. Das individuelle Sein hat sich in einer kosmischen Harmonie aufgelöst.

Soweit zur Planung menschlicher Harmonie im Kontext der chinesischen Kulturtradition. Doch schon kurz nachdem die Kranich-Übung in der Öffentlichkeit bekannt wurde, geriet ein Übender aus dieser Ruhe, verlor die Be-*herr*-schung, und trat in unkontrollierte

»spontane Bewegungen«, in das als *fagong* bezeichnete Stadium von Trance und emotionaler Katharsis ein. Dies nach dem Ende langer Jahre kulturrevolutionärer Unterdrückung so sehr das Bedürfnis vieler Menschen gewesen sein, daß sich das ›Spontane Kranich-*Qigong*‹ epidemieartig über ganz China ausbreiten konnte.

Die Entwicklung des *Qigong* seit den achtziger Jahren hat viele Vorurteile erschüttert, die unser China-Bild prägten. Unsere Vorstellungen von China mit seinen Konzepten und Symbolen wie *Yin* und *Yang*, der ›Lebensenergie‹ *Qi*, den Fünf Wandlungsphasen etc. wurden beherrscht durch eine alles überragende transzendente Harmonie. China, das war für uns langsames Fließen, das war der Kreis im Gegensatz zum Rechteck, das war Synthese im Gegensatz zur Analyse. Wenn es noch eines Beweises bedurft hätte, daß »geschlossene Systeme« dem Leben nicht gerecht werden, so hat ihn das »Spontane *Qigong*« geliefert.

Schluß: Chinesische Medizin als eine Möglichkeit der Gesundheitsförderung

Ich habe in diesem kurzen Artikel anhand der traditionellen chinesischen Medizin darzustellen versucht, daß es darauf ankommt, die Ressourcen der Eigenaktivität zu nutzen, und zwar wirklich alle, unabhängig davon, um welche Medizinform oder Anschauungsweise es sich handelt. Ich habe zu viele Menschen kennengelernt, die sich um ihre Gesundheit konstant ernste Gedanken gemacht haben und von einem »health-workshop« zum nächsten hetzten. Und dann war es diese ewige Bekümmernis, die sie erst richtig krank gemacht hat. Wir sollten unsere Patienten immer wieder darauf hinweisen, daß nicht ein bestimmtes Medizinsystem, nicht eine bestimmte Methode oder ein bestimmtes Heilkraut uns gesund erhält. Die Entscheidung liegt im Subjekt selbst, nicht in der Methode. David Bresler verschreibt seinen Patienten vier Umarmungen am Tag. Dieser so einfache und naheliegende Gedanke weist uns darauf hin, daß nicht gewisse äußere Dinge unser Leben bestimmen, sondern daß es die Beziehung ist, die wir zwischen uns und der Außenwelt aufbauen. Selbsthilfe heißt Netzwerke errichten, heißt, alle möglichen Hilfsangebote wahrzunehmen. Zur Gesundheit gehört der aktive, erlebnisfähige und bewußte Mensch im Kontext seiner Lebenswelt.

Leben als Ganzheit, nicht irgendeine Medizin, erhält gesund.

(1994)

WOHLBEFINDEN UND HEILUNGSPROZESSE GEMEINSAM UMGESTALTEN

»Wir Neuen, Namenlosen, Schlechtverständlichen, wir Frühgeburten einer noch unbewiesenen Zukunft, wir bedürfen zu einem neuen Zwecke auch eines neuen Mittels, nämlich einer neuen Gesundheit, einer stärkeren, gewitzteren, zäheren, verwegeneren, einstigeren, als alle Gesundheiten bisher waren... die große Gesundheit – eine solche, welche man nicht nur hat, sondern auch beständig noch erwirbt und erwerben muß, weil man sie immer wieder preisgibt, preisgeben muß.«
(Friedrich Nietzsche: Die fröhliche Wissenschaft)

»...daß eine Krankheit nie lediglich ein Überschuß oder eine Einbuße ist, sondern daß es immer eine Reaktion des betroffenen Organismus oder des Individuums gibt, die darauf abzielt, etwas wiederherzustellen, zu ersetzen, auszugleichen und die eigene Identität zu bewahren, ganz gleich, wie seltsam die Mittel zu diesem Zweck auch sein mögen.«
(Oliver Sacks: Der Mann, der seine Frau mit einem Hut verwechselte)

»He who can, does. He who cannot, teaches.«
(George Bernard Shaw: Maxims for Revolutionists)

Ob und in welcher Weise Menschen ihre Gesundheit bedroht sehen, wann sie welche Hilfe in Anspruch nehmen, wie sie Hilfsangebote und Ratschläge anerkennen und verstehen oder wie sie diese in die Tat umsetzen können, hängt sowohl von ihrer individuellen Lebensgeschichte als auch von ihren besonderen sozialen und kulturellen Lebenszusammenhängen ab.

Die Bedeutung des Begriffs »gesund« ändert sich entsprechend den jeweiligen Weltbildern. Das althochdeutsche »gesunt« und das mittelhochdeutsche »gisunt« stehen im Ablaut zu den unter »geschwind« behandelten Begriffen. Dort werden im wesentlichen Eigenschaften wie schnell, stark und kräftig benannt. Erst Mitte des 18. Jahrhunderts gesellten sich neue Bedeutungen wie »wirtschaftlich ungefährdet« oder »sich gesundstoßen« hinzu. Die fortschreitende Institutionalisierung von wissenschaftlicher Medizin und sozialer Sicherung bewirkte die allmähliche Gleichsetzung von Gesundheit mit sozialer Norm und medizinischem Standard.

Gesundheit wird auch heute in vielfältiger Weise verstanden: als Mythos und Fetisch, als Festlegung des menschlichen Tauschwerts unter den Bedingungen einer Warengesellschaft oder als religiöser Wert.

Unser heutiger Begriff »Gesundheit« ist wesentlich von der herrschenden wissenschaftlich-medizinischen Sichtweise geprägt. Diese setzt Gesundheit zumeist mit der Abwesenheit von Krankheit gleich. Sozialwissenschaftliche Forschungen haben jedoch herausgearbeitet, daß es innerhalb einer Gesellschaft sehr unterschiedliche »Gesundheitsvorstellungen« (»health beliefs«) als Mittel zur Entscheidungsfindung unter den Bedingungen persönlicher Unsicherheit gibt. In diese Vorstellungen gehen so unterschiedliche Gesichtspunkte ein wie Motivation, Wissen, Einschätzung der potentiellen Schädigung, Bedrohlichkeit einer Situation, erwartete Wirksamkeit einer Intervention oder Schwierigkeiten, neu empfohlenes Gesundheitsverhalten praktisch umzusetzen. David Mechanic hat sich um die Formulierung einer allgemeinen »Theorie der Hilfesuche« bemüht. Diese umfaßt sowohl die Sicht- und Erkennbarkeit als auch die wahrgenommene Bedrohlichkeit abweichender Zeichen und Empfindungen; das Ausmaß, in dem diese Störung das soziale Leben beeinflußt; Häufigkeit des Auftauchens dieser Störungen und deren Dauer; individuelle Toleranzschwelle; verfügbare Informationen; individuelles Wissen und kulturelle Annahmen; unmittelbare Sorgen und Nöte eines Menschen, die zur Verdrängung beitragen; andere Notwendigkeiten, die mit einer Krankheit konkurrieren; mögliche alternative Erklärungen; Verfügbarkeit von Behandlungsmöglichkeiten und allgemeine »Kosten« von Behandlungen. Aaron Antonovsky fügte weitere Dimensionen hinzu: subjektive Motivation zur Verbesserung von Gesundheit; Erreichen von Bestätigung und Unterstützung durch signifikante Andere; notwendige Selbstakzeptanz; Gefühl der situativen Anfälligkeit; vorhergehende Krankheitserfahrungen.

Auch wenn aus der Sicht der naturwissenschaftlichen Medizin das Krankheitsbild objektiv gleich ist, bleibt es subjektiv für den einzelnen Menschen doch immer eine besondere Erkrankung. Die naturwissenschaftliche Medizin richtet ihr Augenmerk auf empirisch gesicherte, standardisierte Behandlungen kategorisierter Krankheitseinheiten. Ganzheitliche Medizin geht darüber hinaus und erkennt an, daß zur Behandlung gleicher Krankheiten oft sehr unterschiedliche Wege erforderlich sein können. Sie differenziert stärker zwischen Krankheit und Erkrankung, Befund und Befinden, Leid und Leiden. Ihr Interesse gilt verstärkt dem Heilungsprozeß.

Ohne Zweifel ist die naturwissenschaftliche Medizin im Fall von akuten oder lebensbedrohlichen Krankheiten die Medizin der Wahl. Diese stellen jedoch nur einen relativ geringen Prozentsatz aller Krankheitsfälle dar. Die naturwissenschaftliche Medizin ist oft unzulänglich und kämpft häufig mit den falschen Waffen, wenn es um die Behandlung sogenannter funktioneller Erkrankungen geht. Dadurch werden diese vielfach zu »chronischen«, lebensprägenden Krankheiten.

Selbst in Zeiten, in denen die naturwissenschaftliche Medizin, unter Führung der amerikanischen Forschung und Wissenschaft, international einem einheitlichen Standard zuzustreben scheint, finden wir bedeutsame nationale und kulturelle Unterschiede, sowohl hinsichtlich des Verständnisses von Gesundheit als auch der spezifischen Praxis der Medizin. Die Journalistin Lynn Payer hat solche unterschiedlichen Praktiken in vier vergleichbaren Industrieländern wie Deutschland, England, Frankreich und den USA herausgearbeitet. Sie ordnet die Deutschen eher dem Herzen zu und stellt fest, daß sie prozentual sechsmal mehr Medikamente für das Herz einnehmen als die Franzosen und Engländer. In Deutschland wird auch wesentlich häufiger die Diagnose einer Herzinsuffizienz gestellt. Payer sieht hier Beziehungen zur Tradition der deutschen Romantik, in der nicht das Denken, sondern das Fühlen den höchsten Rang einnahm. Sie ordnet den Deutschen vergleichsweise mehr Emotionalität zu, auch wenn sie diese weniger zeigen. Deutsche seien im Gegensatz zu Amerikanern eher an der ganzen »Gestalt« eines Phänomens und an einem ganzheitlichen Behandlungsansatz interessiert. Der deutsche Begriff »Geist« ließe sich nicht angemessen in andere Sprachen übersetzen. Die Deutschen hätten ein weniger ausgeprägtes Verständnis vom Körper als Maschine. Sie verbinden Gesundheit und körperliches Befinden enger mit Geist und Natur. Als weiteres Charakteristikum der Deutschen benennt Payer deren Pessimismus. »Während englische Märchen mit dem Satz enden: ›Und von da an lebten sie glücklich bis in alle Ewigkeit‹, und die Franzosen noch hinzufügen: ›und hatten viele Kinder‹, heißt es in deutschen Märchen am Schluß: ›Und wenn sie nicht gestorben sind, dann leben sie noch heute.‹« Die Deutschen haben einen vergleichsweise höheren Arzneimittelverbrauch und mehr Ärzte. Diese Ärzte werden von den Patienten im Schnitt häufiger als in allen anderen Ländern konsultiert. Allerdings zeige eine deutsche Studie, daß die durchschnittliche Dauer dieser Arzt-Patient-Begegnung bisweilen ausgesprochen kurz sei, nämlich zwischen 1 ½ und 4 Minuten. Vielen Ärzten sei es nur so möglich, sich den notwendigen Raum für erforderliche längere Gespräche mit anderen Patienten zu schaffen. Die Entlohnung des Gesprächs in der bundesdeutschen Kassenpraxis sei bisher lächerlich gering. Eine andere Studie zeige, daß es bei uns sehr unwahrscheinlich sei, daß ein Patient von seinem Arzt höre, er sei vollkommen gesund. In Deutschland werden pro Kopf die meisten Diagnosen gestellt.

Weitere besonders deutsche Diagnosen scheinen niedriger Blutdruck, Kreislaufkollaps und vegetative Dystonie zu sein. In England bezeichnet man den niedrigen Blutdruck als »deutsche Krankheit« (»german disease«). Schon an zweiter Stelle aller Gründe, einen Arzt aufzusuchen, stehe in Deutschland das Schwindelgefühl, welches oft als Indiz für niedrigen Blutdruck genommen werde. Folglich enthielt 1984 die Liste aller erhältlichen rezeptpflichtigen Medikamente in Deutschland nicht weniger als 85 Präparate gegen niedrigen Blutdruck. Als charakteristisch für das deutsche Gesundheitswesen beschreibt Payer das stärkere Bemühen um »innere Krankheitsursachen«, Stärkung des leibseelischen Gleichgewichts und eine stärke Ablehnung psychiatrisch-neurologischer Diagnosen. Noch 1978 stellte eine vergleichende anthropologische Untersuchung über die Psychiatrie in Deutschland und Amerika fest, daß in der deutschen Psychiatrie eine schärfere Trennung zwischen gesund und krank vorgenommen werde. In Deutschland würden vergleichsweise mehr Verhaltensweisen auf biologische Ursachen zurückgeführt und folglich auch die Persönlichkeit als weniger labil und verformbar angesehen. Deutsche neigten offenbar stärker als Amerikaner dazu, psychische Erkrankungen als endogen, tendenziell unheilbar und relativ unabhängig von Umwelteinflüssen zu betrachten. Ungewöhnlich stark sei im internationalen Vergleich in Deutschland der Anteil an Ärzten, die sich traditionell mit anderen Heilverfahren wie Homöopathie, anthroposophischer Medizin, Phytotherapie oder anderen Alternativen auseinandersetzen.

Die amerikanische Medizin wird von Lynn Payer als aggressiv charakterisiert. Amerikanische Ärzte wollten immer etwas tun, und zwar am liebsten so viel wie möglich. Dementsprechend führten sie international die meisten diagnostischen Tests durch. Generell werden höhere Dosen und stärkere Medikamente gegeben. Besonders hoch – manchmal um das Zehnfache höher als in anderen Ländern – seien die Dosierungen in der Psychiatrie. Chirurgische Eingriffe seien nicht nur häufiger, sondern auch tendenziell aggressiver. Die Wahrscheinlichkeit, daß bei einer Frau eine Hysterektomie (Gebärmutterentfernung) für notwendig befunden und durchgeführt werde, sei in Amerika um das Zwei- bis Dreifache größer. Über 60 % aller solcher Operationen würden dort bei Frauen unter 44 Jahren vorgenommen.

Die Aggressivität der amerikanischen Behandlung stellt Payer am Beispiel des hohen Blutdrucks dar. Erst vor zehn Jahren, nämlich 1984, hätten Experten damit begonnen, bei leicht erhöhtem Blutdruck nicht mehr ausschließlich mit aggressiven Medikamenten vorzugehen, sondern statt dessen auch sanftere Verfahren wie Diät, Bewegungs- oder Verhaltenstherapien zu empfehlen. Geschichtlich wird die »frontier«-Erfahrung der amerikanischen Pioniere für die größere Aggressivität in der amerikanischen Gesundheitsversorgung angeführt. Historiker meinen, daß aus dieser kulturellen Tradition heraus Amerikaner mehr aushalten könnten als Europäer und amerikanische Krankheiten deshalb entsprechend schwerer seien als europäische. Um Amerikaner zu heilen, bedürfe es besonders starker Dosen. Geburtshilfliche Prozeduren würden in den USA ebenfalls aggressiver angegangen. Der Kaiserschnitt sei heute in den Vereinigten Staaten die am häufigsten durchgeführte Operation. Das aggressive Vorgehen der amerikanischen Medizin habe in manchen Bereichen gute Erfolge gezeigt. Dies treffe für viele traditionelle Infektionskrankheiten zu. Masern kämen beispielsweise innerhalb der Grenzen Nordamerikas so gut wie überhaupt nicht mehr vor. Die Rate der Herzinfarkterkrankungen sei in den USA während der letzten 20 Jahre um 40 % gesunken.

Ein besonders intensiver Kampf werde in den USA gegen den Krebs geführt. Er werde heroisch bekämpft, und demjenigen, der über ihn gesiegt habe, werde höchste Achtung entgegengebracht. »Derjenige, der gekämpft, aber verloren hat, wird allemal noch mehr respektiert als der Patient, der sich von vornherein zu kämpfen weigert«, schreibt Lynn Payer. Der Umgang mit chronischen, länger anhaltenden Erkrankungen und die Rehabilitation gelten immer noch als Stiefkinder der amerikanischen Medizin. »Amerikaner halten sich von Natur aus für gesund. Es ist daher nur logisch, daß es in ihrer Vorstellung für jede Krankheit, die sie befällt, eine Ursache geben muß, und zwar vorzugsweise eine äußere Ursache, die sich schnell erkennen und beseitigen läßt«, merkt Payer an. Sie sieht darin einen möglichen Grund dafür, daß Amerikaner eine stärkere Leidenschaft für Tests, Diagnostik, Check-up's und Screeningmethoden entwickelt haben. Die Verbindung dieser zumeist ungezielt durchgeführten Untersuchungen mit epidemiologischen

Studien würde leicht als Hinweis auf die größere Präventionsfreudigkeit der Amerikaner mißgedeutet. Ein starkes Bedürfnis nach Sauberkeit und Abwehr von möglichen äußeren Eindringlingen und Bakterien präge die amerikanische Kultur mehr als andere Länder. Ähnlich sei die Furcht vor äußeren Schädigungen durch einzelne Nahrungsmittel wie Salze oder Fette. Die beliebteste Gesundheitsmetapher amerikanischer Ärzte und Patienten sei die des »Körpers als Auto«, als Maschine, die es zu pflegen, warten und reparieren gilt. Lynn Payers Arbeit ist ein wichtiger Hinweis darauf, daß trotz intensiven internationalen Austauschs auch heute in der Medizin nicht zwingend oder ausschließlich nach naturwissenschaftlichen Forschungsergebnissen praktiziert wird. Medizinische Versorgung wird – bewußt oder unbewußt – von den Besonderheiten der jeweiligen Kultur geprägt.

Die sozialen Entwicklungen in den Industrieländern sind durch das charakterisiert, was Norbert Elias mit »Gesellschaft der Individuen« oder Ulrich Beck mit »gesellschaftlichem Individualisierungsschub« umschrieben haben. Die sich rasch wandelnden sozialen Lebensformen bedingen Veränderungen der Familien-, Nachbarschafts- und Berufsbindungen sowie traditioneller Bindungen an regionale Natur und Landschaft. Stärker individualisierte Existenzformen und -lagen zwingen die Menschen dazu, »sich selbst – um des eigenen materiellen Überlebens willen – zum Zentrum ihrer eigenen Lebensplanung und Lebensführung zu machen« (Beck). Familienverbände werden immer mehr zu widersprüchlichen Zweckbündnissen auf Zeit. Sexualität, Ehe und Elternschaft verändern dabei ihren Charakter und ihre Bedeutung.

In der Bundesrepublik hat die Zahl der Ein-Personen-Haushalte inzwischen mehr als 30 % erreicht. Andere Länder wie beispielsweise Teile der USA zeigen sogar noch höhere Zahlen. Nahezu jede dritte Ehe in der Bundesrepublik wird inzwischen geschieden, in Großstädten sogar annähernd jede zweite. Durch die geforderte Mobilität des Arbeitsverhältnisses entstehen im Fall der Berufstätigkeit beider Ehepartner neue Formen von »Spagatfamilien« und Wochenendbeziehungen. Als Folge des enormen Bildungsschubs der Frauen verändern sich auch Kommunikations- und Machtverhältnisse in Ehe und Familie. Arbeitslosigkeit tritt als strukturelles

Dauerphänomen auf und betrifft in wechselnden Formen immer mehr Personen aller Berufsgruppen. In besonderer Form betrifft es die Frauen, die trotz gleichen Bildungsniveaus auf dem Arbeitsmarkt weiterhin benachteiligt sind.

Auch die zunehmende Mechanisierung und Technisierung von Arbeitsplätzen leistet der Individualisierung und der Verkümmerung von sozialen Kommunikationsformen Vorschub. Wir verbringen mehr als die Hälfte unseres wachen Lebens am Arbeitsplatz. Dessen Gestaltung und der Ablauf des Arbeitstages haben weitreichenden Einfluß auf die Gefährdung, Erhaltung und mögliche Förderung unserer Gesundheit. Arbeitstempo, Arbeitsrhythmen, Pausen, Art der Bewegung oder Bewegungslosigkeit bringen spezifische Belastungen für unsere gesamte psychophysische Entwicklung mit sich. Unterforderung einzelner Bereiche unserer Existenz geht einher mit Überforderungen in anderen Bereichen. Einseitige Bewegungsmuster und andauernde Körperhaltungen, die durch maschinelle Anordnungen oder fest installiertes Mobiliar vorgegeben werden, können leicht zu Deformierungen oder Verschleißerscheinungen führen. Angestauter Streß und Erregung finden keine adäquaten Formen des Ausagierens. Im Mensch-Maschine-System der modernen Arbeitsplätze von Produktion oder Verwaltung ist kaum individuelle Kreativität, sondern hauptsächlich kontinuierliches Funktionieren oder Überwachen gefragt. Pausen, die für angemessene Erholung und körperlichen Ausgleich genutzt werden könnten, dienen zumeist der hastigen Nahrungsaufnahme und notwendigen sozialen Kontakten. Kantinenernährung und Massenverpflegung, nicht nur an industriellen oder Verwaltungsarbeitsplätzen, sondern auch in den Krankenhäusern, genügen nur selten den wissenschaftlich geforderten Standards einer gesunden Ernährung.

Zum Wandel des Krankheitsspektrums von akuten zu immer mehr chronischen Krankheiten trägt auch die rasch steigende Zahl alter Menschen bei. Einsamkeit, mangelhafte oder Fehlernährung, Hilf- und Hoffnungslosigkeit sind die besonders hervorzuhebenden Elemente der gesellschaftlichen Isolierung alter Menschen. Ihnen kann nur sehr bedingt durch institutionelle oder medizinisch-therapeutische Maßnahmen geholfen werden. Sie erfordern bewußte politische Veränderungen des sozialen Zusammenlebens. Die Reduzierung des Menschen in den Industriegesellschaften auf seine produktive Ware Arbeitskraft und die systematische Vernachlässigung der Weisheit und Erfahrung alter Menschen tragen sowohl zur wachsenden sozialen Entfremdung als auch zur steigenden ökologischen Gefährdung der Gesundheit aller bei. Es stellt sich die Frage, ob Altern oder Älterwerden zwangsläufig und ausschließlich mit biologischem Verfall gleichzusetzen sind. Können wir das Altwerden wieder mehr als möglichen Wachstumsprozeß verstehen und unterstützen? Die propagierten Ideen vom »healthy aging«, dem gesunden Altern, lassen sich allerdings nur dort umsetzen, wo psychosoziale Lebenszusammenhänge auch entsprechend politisch gemeinsam gefördert werden.

Der gesellschaftliche Individualisierungsprozeß hat erhebliche Auswirkungen auf die Gesundheitsentwicklung und bedingt wesentliche Wandlungen im Krankheitsspektrum. Selbstzerstörerische Krankheitsformen wie depressive Syndrome, Angst, Unsicherheit, Nervosität, Schlafstörungen und unspezifischer Appetitmangel nehmen zu. Angst- und Panikerkrankungen nehmen ebenso zu wie Zwangserkrankungen, Beziehungs- und Anpassungsstörungen, Suizidversuche und affektive Störungen. Die Zahl der Menschen mit behandlungsbedürftigen psychischen Krankheiten schwankt in der Bundesrepublik zwischen 15 und 35 % der Bevölkerung. Allerdings werden solche Experteneinschätzungen nur von etwa der Hälfte der Bevölkerung geteilt. Eine alleinige Definition von Gesundheit und Krankheit durch Experten könnte bald dazu führen, daß wir nur noch den gesund nennen können, der nicht ausführlich genug medizinisch untersucht worden ist. Krämer hat angemerkt, daß nach medizinisch-wissenschaftlichen Kriterien heute ein umfassend gesunder 50jähriger Bundesbürger fast schon als Attraktion in einem Zirkus auftreten könnte.

Die dargestellten sozialen Entwicklungen sind eingebettet in alltägliche Meldungen über die zunehmende ökologische Zerstörung und Gefährdung unserer Umwelt. Spektakuläre Katastrophen, langsame Zerstörung ganzer Regionen, schleichende Klimaveränderungen oder der rasche Niedergang der Artenvielfalt in Flora und Fauna werden alltäglich in den Medien gemeldet. Die kaum mehr zu übersehende Zahl synthetischer Industrieprodukte zeigt auf Dauer vielfache Nebenwirkungen. Unverträglichkeiten und Allergien gegen chemische Produkte in Wohn- und Baumaterialien, gegen Nahrungsmittelzusätze und Insektenvernichtungsmittel oder gegen Chemikalien am Arbeitsplatz werden immer häufiger. Zumeist verlaufen diese Reaktionen schleichend, sind zu Beginn wenig spektakulär und nehmen Formen wie Migräne, Hyperaktivität, Dauerschnupfen, Gelenkbeschwerden, Muskelschmerzen, Hautjucken oder Darmbeschwerden an. Die »Endlagerstätte Mensch« nimmt die Folgelasten intensiver Bodenbearbeitung durch chemische Düngemittel, Herbizide und Pestizide, die Belastungen durch Hormonbehandlungen und Antibiotikagaben in der Tierzucht sowie Belastungen durch Abwasserverunreinigung des Grundwassers und der Verschmutzung der Luft in vielfältiger Form auf. Unsere alltägliche Müllproduktion, die Benutzung von Treibgasen in Haarsprays oder Schuhputzmitteln, die nicht fachgerechte Entsorgung von Kühlschränken, Batterien oder Fernsehgeräten sowie die maßlose Emission der Bleiabgase von Automobilen oder die sinnlose Verschwendung von Trinkwasser in unkontrollierten Toilettenspülungen – all diese Faktoren sind scheinbar geringfügige, persönliche Beiträge, die sich jedoch millionenfach zu konkreten, massiven Umweltzerstörungen und Gesundheitsgefahren summieren. Ihre Auswirkungen betreffen potentiell jeden, machen weder vor nationalen Grenzen noch vor ideologischen Systemen halt, weder vor der Tür unserer Wohnungen noch vor den Palästen der Wohlhabenden. Individuelle Schutzmöglichkeiten mögen das eigene Risiko verringern helfen, aber Abhilfe schaffen kann nur koordiniertes politisches Handeln über die Grenzen von Personen, sozialen Schichten und Nationalstaaten hinweg. Unsere derzeitigen institutionalisierten Lösungsansätze der Medizin greifen dabei vielfach zu kurz. Sie bestehen zumeist nur im Ausbau neuer Versorgungsangebote und fördern damit die Illusion, dem gestiegenen Bedarf allein durch Expertenhilfe gerecht werden zu können.

Hauptlösungsstrategie der medizinischen Versorgung bleibt bisher die zunehmende pharmazeutische Behandlung. Nach einer Untersuchung der Organisation für wirtschaftliche Zusammenarbeit und Entwicklung aus dem Jahre 1984 nimmt die Bundesrepublik im

Arzneimittelverbrauch eine internationale Spitzenposition ein. In der Bundesrepublik wurde dabei mit umgerechnet 194 Dollar je Einwohner mehr für Arzneimittel ausgegeben als in irgendeinem anderen westlichen Industrieland. Berechnungen in den USA ergaben, daß dort etwa 30 bis 40 % aller neu verzeichneten Beschwerden auf Nebenwirkungen oder den falschen Einsatz von verordneten Arzneimitteln zurückzuführen sind. Psychopharmaka nehmen auch bei uns einen immer größeren Prozentsatz ein. Die in der Bundesrepublik insgesamt verordneten Mengen an Beruhigungs- und Schlafmitteln würden ausreichen, um etwa 6 % aller Frauen der Bundesrepublik, also etwa 1,9 Millionen Menschen, ein ganzes Jahr lang unter den dauernden Einfluß von Psychodrogen zu setzen. Rund 500 000 Menschen, die Mehrzahl davon Frauen, sind in der Bundesrepublik beruhigungsmittelabhängig. Zwischen 1970 und 1986 hat sich der Umsatz von Psychopharmaka, Beruhigungs- und Schlafmitteln mehr als verdreifacht. Neuere Umfragen zeigen, daß rund 9,5 % aller Bundesbürger regelmäßig Schmerzmittel einnehmen. Angesichts dieser Entwicklung besteht der berechtigte Verdacht, daß die psychischen und körperlichen Auswirkungen zunehmender sozialer Vereinzelung und Überlastung immer häufiger »medikalisiert« werden und viele zwischenmenschliche Fragen chemisch beantwortet werden. Aus dem hilfreichen und notwendigen Hilfsmittel der Arzneiverordnung ist durch solche Praktiken ein eher schädliches Allheilmittel geworden. Andere Untersuchungen weisen darauf hin, daß heute ca. 30 % aller verordneten Arzneimittel im Abfall landen.

Die epidemiologische Identifizierung einzelner Risikofaktoren für spezifische Krankheiten ist oft sinnvoll. Übermäßiges Rauchen, Bewegungsmangel, schlechte Ernährungsgewohnheiten oder mangelhafte Entspannung sind als wesentliche Risikofaktoren analysiert worden. Aber sie sind nur im Rahmen einer umfassenderen Haltungsänderung gegenüber uns selbst, unseren Mitmenschen und unserer natürlichen Umwelt erfolgversprechend. Gesunde Nahrungsmittel bedürfen entsprechender Boden- und Luftverhältnisse, Bewegung bedarf entsprechender Lebensräume, Entspannung bedarf entsprechender Arbeitsplatzgestaltung und Wohnraumplanung.

Das Gesundheitswesen ist mit ca. 2 Millionen Beschäftigten heute der größte Arbeitgeber und gibt mehr Menschen Brot als die Auto- und Chemieindustrie zusammengenommen. Manche Kritiker verweisen darauf, daß unser heutiges Gesundheitswesen in erster Linie ein riesiger Apparat zur Verwaltung sozialen Elends geworden sei. Wenn wir dem enormen Einsatz und Verschleiß professioneller Helfer im Gesundheitswesen entgegentreten wollen, müssen wir uns von einer reinen Versorgungsmentalität ab- und einer Strategie des gemeinsamen »Füreinander-Sorge-Tragens« zuwenden. Dazu gehören auch Bemühungen um Möglichkeiten stärkerer sozialer Mitbeteiligung am Heilungs- und Gesundungsprozeß. Die konkrete Vermittlung von Selbsthilfemöglichkeiten zur Stärkung der allgemeinen Abwehrkräfte und des vorhandenen Gesundheitspotentials sind notwendig. Neue Möglichkeiten für Ruhe, Erholung, Aktivierung und bewußte Bewegung zu schaffen bedeutet auch eine veränderte architektonische und organisatorische Planung unserer medizinischen Versorgungseinrichtungen, die stärker nach menschlichen und nicht mehr, wie bislang, ausschließlich nach medizinisch-technischen Bedürfnissen gestaltet werden müssen. Wo in früheren sozialen Lebenszusammenhängen Familienangehörige, Freunde oder Nachbarn um Rat oder Hilfe gefragt werden konnten, benötigen heute immer mehr Menschen professionelle Hilfe. Die ursprüngliche, mehr personenorientierte Suche weicht zusehends einer Suche nach institutioneller Versorgung. Gesundheitspolitisch wird zu einseitig versucht, sozialen Bedarf nur durch weitere institutionalisierte Versorgungsangebote zu decken. Soziale Konflikte, die sich oft in sozial eher anerkannten körperlichen Krankheitsepisoden äußern, werden zunehmend »therapeutisiert«. Die rasche Expansion des »medizinisch-industriellen Komplexes« stößt jedoch zunehmend an die Grenzen der politisch-ökonomischen Belastbarkeit.

Neben den bekannten medizinisch-therapeutischen Experten hat sich inzwischen ein immer breiter werdendes Heer neuer Gesundheitsberufe und selbsternannter Helfer entwickelt. Private Aufwendungen für Selbstmedikation oder nicht von den Kassen getragene Heilverfahren steigen rasch. Welches soziale und ökonomische Ausmaß dies in den USA bereits angenommen hat, zeigt eine kürzlich veröffentlichte Untersuchung des renommierten *New England*

Journal of Medicine. Nach dieser Untersuchung über die Anwendung, Kosten und Benutzungsmuster unkonventioneller Heilverfahren in den Vereinigten Staaten rechneten die Experten hoch, daß 1990 etwa 425 Millionen Besuche bei Praktikern unkonventioneller Heilverfahren stattgefunden haben. Die Zahl dieser Besuche geht deutlich über die Zahl derjenigen bei allen amerikanischen Allgemeinärzten hinaus. Etwa 13,7 Milliarden Dollar wurden dabei für unkonventionelle Heilverfahren aufgewendet. Dies entspricht ungefähr dem Betrag, den die Amerikaner privat für alle Krankenhausaufenthalte im gleichen Jahr aufbrachten. Verschiedene andere Studien zeigen, daß sogenannte unkonventionelle Heilverfahren vor allem von Patienten mit Krebserkrankungen, Gelenkrheumatismus, chronischen Rückenschmerzen, Aids, Magen-Darm-Beschwerden, chronischem Nierenversagen und Eßstörungen in Anspruch genommen wurden. Zu den unkonventionellen Heilverfahren zählte die amerikanische Studie Entspannungstechniken, Chiropraktik und Massage, Imaginationstechniken, Kräuterheilkunde, gesundheitsorientierte Lebensstilveränderungen, Hypnose, Biofeedback, Akupunktur, Volksheilmittel und energetische Heilmethoden. Die überwiegende Zahl derjenigen, die solche unkonventionellen Heilverfahren anwandten, fragte zur gleichen Zeit wegen derselben Beschwerden auch einen Arzt um Rat. Interessanterweise unterrichteten jedoch Dreiviertel derjenigen, die beide Systeme benutzten, ihren Arzt nicht über ihre doppelte Suche.

Zu einer weiteren wichtigen Kraft innerhalb der Gesundheitsversorgung haben sich in den letzten 15 Jahren die medizinischen Selbsthilfegruppen entwickelt, in denen sich Betroffene und Angehörige mit dem Ziel persönlicher und gegenseitiger Hilfe bei sehr unterschiedlichen, zumeist chronisch verlaufenden Krankheiten zusammengeschlossen haben. Sie setzen sich zumeist nicht nur mit den vorhandenen Möglichkeiten konventioneller naturwissenschaftlicher Medizin auseinander, sondern beginnen in zunehmendem Maße, unterschiedlich kritisch, Methoden der alternativen Heilkunde zu prüfen und zu verwenden. Das europäische Regionalbüro der Weltgesundheitsorganisation hat zusammen mit Kooperationspartnern an verschiedenen europäischen und amerikanischen Hochschulen den Prozeß der Entwicklung von Selbsthilfegruppen und Gesundheit seit langen Jahren beobachtet. 1984 wurde das Internationale Informationszentrum für Selbsthilfe und Gesundheit in Leuven/Belgien in Zusammenarbeit mit der WHO gegründet. 1989 konnte dieses Zentrum eine internationale Bibliographie über Forschungsarbeiten zum Thema Selbsthilfe im Gesundheits- und Krankheitsfall zusammenstellen, die immerhin schon über 1300 Autoren benennt. Von Abtreibung über Adoleszenzfragen, Agoraphobie und Alkoholismus bis hin zu Witwenschaft, Weight-Watchern und Workside-Problemen erstreckt sich das Spektrum der Fragen im Bereich der Selbsthilfepraktiken und Selbsthilfeforschung.

Viele Unternehmen der mittleren und der Großindustrie haben damit begonnen, eigene Gesundheitsförderungsprogramme für ihre Mitarbeiter zu entwickeln. Sie versprechen sich von diesen »parallelen« Gesundheitssystemstrukturen eine deutliche Verminderung der Fehlzeiten und des Verlusts von qualifizierten Mitarbeitern. Auf regionaler Ebene haben die Krankenkassen damit begonnen, Gesundheits- und Präventivkurse anzubieten. Die führende Institution zur Vermittlung von allgemeinen Gesundheitskenntnissen und dem Erlernen von Gesundheitspraktiken bleibt nach wie vor der Deutsche Volkshochschulverband. Gesundheitsbezogene Angebote sind bei weitem diejenigen, die sich bei der VHS in den letzten Jahren am raschesten entwickelt haben. Von Stillkursen über ernährungsbezogene Fragen, vom Umgang mit chronischen Krankheiten und Einsamkeit bis hin zu T'ai-chi ch'üan und Qigong, vom Autogenen Training bis zur rhythmischen Gymnastik, vom Frauentreff bis zur Männergruppe, vieles wird in den Volkshochschulkursen im ganzen Land inzwischen einer großen Öffentlichkeit zugänglich gemacht.

Ein bisheriges Stiefkind der Gesundheitsversorgung, der öffentliche Gesundheitsdienst, ist zusehends gefordert, sich stärker auch auf positive Inhalte der Vermittlung von Gesundheitskenntnissen zu verlagern. Bisher ist er jedoch mehr als genug mit der in vielen Bereichen kaum mehr möglichen Überwachung gesundheitsgefährdender oder -bedrohender Gesetzesübertretungen beschäftigt. Der Bereich des öffentlichen Gesundheitswesens beginnt sich seit einigen Jahren in der Bundesrepublik neu zu strukturieren und zu organisieren. Im Gegensatz zu den USA, wo es seit langen Jahren unabhängige »Schools for Public Health«, also Schulen für öffentliches Gesundheitswesen, gibt, sind diese in der Bundesrepublik bisher erst ansatzweise in der Entwicklung. Jedoch scheint sich die politische Einschätzung ihrer Bedeutung zu wandeln. Dies geschieht vor allem durch die engagierte Expertise der internationalen Gesundheitspolitik der WHO, insbesondere durch deren Programm zur Gesundheitsförderung.

Keine politische Partei oder Regierung kann es sich heute noch leisten, Umwelt- oder Gesundheitsfragen zu ignorieren. Angesichts derartiger Fragen kommt der Weltgesundheitsorganisation als der anerkanntesten Institution im Bereich der öffentlichen Gesundheit eine besondere Vorreiter- und Vermittlerrolle zu. Mit dem von ihr entwickelten Gesundheitsförderungsprogramm hat sich die WHO, speziell das europäische Regionalbüro in Kopenhagen, seit einigen Jahren intensiv um eine inhaltliche Neubestimmung der gesundheitspolitischen Konzepte der Industrieländer bemüht. Die Entwicklung des Gesundheitsförderungsprogramms geschah mit Hilfe von Wissenschaftlern aus den Bereichen Medizin, Epidemiologie, soziale Epidemiologie, Sozialpsychologie, Gesundheitsökonomie, Gesundheitsplanung und anderen. Dabei wurden Ergebnisse aus der Social Support- und Life-Event-Forschung, Untersuchungen über Gesundheitsverhalten, Bewältigungsstrategien (Coping), Selbsthilfe- und Risikofaktoren sowie bereits bestehende lokale, regionale und nationale Gesundheitsförderungsprogramme ausgewertet. In einer Vielzahl spezifischer Expertentagungen ging es um Fragen der Entwicklung der Gesundheit in Bereichen wie Schule, Arbeitsplatz, Familie, Schwangerschaft und Geburt, chronische Krankheiten oder Krankenhaus.

Auf der Basis der verschiedenen Tagungen und Konferenzen organisierte die WHO 1986 zusammen mit dem kanadischen Gesundheitsministerium und der kanadischen Vereinigung für öffentliche Gesundheit die erste internationale Konferenz für Gesundheitsförderung. Sie formulierte und verabschiedete die »Ottawa-Charta für Gesundheitsförderung«. Dieser Text ist inzwischen zum wesentlichen richtungweisenden Dokument der Koordination für die Gesundheitspolitik der kommenden Jahre geworden.

Die Prinzipien der Gesundheitsförderung werden in der Ottawa-Charta unter folgenden Begriffen zusammengefaßt: 1. Befähigung

295

zur Gesundheit (»enabling«), 2. Vertretung von Interessen von Gesundheit (»advocacy«) und 3. Vermittlung im Sinne der Gesundheit (»mediating«). Die Verwirklichung eines ökologischen, sozialen und ganzheitlichen Verständnisses von Gesundheit soll in koordinierter Strategie in folgenden fünf untereinander verknüpften Handlungsbereichen bzw. -konzepten angestrebt werden:

1. Gesundheitsfördernde öffentliche Politik (Healthy Public Policy)
2. Verstärktes gemeinsames soziales Handeln
3. Schaffung unterstützender Umwelten
4. Entwicklung persönlicher Fertigkeiten
5. Reorganisation der Gesundheitsdienste.

Seit der Verabschiedung der Ottawa-Charta sind auf ihrer Grundlage eine Vielzahl konkreter Initiativen im nationalen, regionalen, städtischen und institutionellen Bereich entwickelt worden. Zu nennen sind hier etwa die inzwischen weltweiten Programme »Gesunde Städte«, in denen sich ein großer Verband internationaler Städte unterschiedlicher Größe zum gemeinsamen Austausch über Möglichkeiten der Gesundheitsförderung zusammengefunden hat. Hinzu kommen internationale Netzwerke wie »Gesunde Schulen«, »Gesundheit am Arbeitsplatz« oder »Gesundheitsförderung im Krankenhaus«. Die WHO ist darum bemüht, all diese Projekte sowohl in ihrem prozessualen Verlauf als auch in den Ergebnissen, die sie zeitigen, sorgfältig zu dokumentieren und mit wissenschaftlichen Methoden auszuwerten.

Die »Landschaft« von Gesundheit, Gesundheitsbedrohung, Krankheit und Erkrankung, Genesung und Heilung hat sich in den Industrieländern erheblich gewandelt. Zu den in vielen Fällen unzulänglich gewordenen traditionellen »Landkarten« der rein naturwissenschaftlichen Medizin haben sich eine Vielzahl anderer »Landkarten« gesellt, die nicht nur von Experten, sondern auch von Laien in immer stärkerem Maße verstanden und angewandt werden können. Unter der Perspektive eines systemischen, ganzheitlichen Denkens, welches sich nicht nur der isolierten Betrachtung einzelner Phänomene, sondern auch deren vielfältiger Vernetzung widmet, gewinnen Heilkunde, Heilkunst, Gesundheit und Gesundheitsförderung ein neues Gesicht.

Die 1983 in den USA geführten Gespräche mit Leonard Duhl, Tom Ferguson, Dorothy Waddell und Alex Foreman waren für mich wichtige Begegnungen und eröffneten mir neue Horizonte der Suche nach ganzheitlichen Möglichkeiten des Planens und Handelns.

Ilona Kickbusch ist eine der ganz wenigen Frauen und Nichtmediziner, die innerhalb der Weltgesundheitsorganisation in verantwortlicher Position tätig sind. Ursprünglich als Sozial- und Politikwissenschaftlerin ausgebildet, war sie zuerst europäische Regionalbeauftragte für Gesundheitserziehung, später für Health Promotion (Gesundheitsförderung). Seit 1994 ist sie Direktorin des weltweiten Gesundheitsförderungsprogramms der WHO in Genf. Sie genießt als Initiatorin vielfältiger internationaler Netzwerke für Gesundheitsförderung im Bereich von Städten, Schulen und Krankenhäusern weltweites Ansehen als innovative und integrative Diplomatin.

Dorothy Waddell und **Alex Foreman** haben das Experiment der »Alternative Therapies Unit« am San Francisco General Hospital gewagt. Es ist gescheitert. In Zeiten der ökonomischen Krise in den USA hat der »medizinisch-industrielle Komplex« dieser hoffnungsvollen Alternative rasch das Wasser abgegraben. Dorothy Waddell hat ihre Initiative in andere Institutionen wie das »Plaintree-Hospital« in San Francisco hineingetragen und verwirklicht ihren Ansatz von ganzheitlicher Medizin heute in privater Praxis.

Ellis Huber ist seit fast acht Jahren Präsident der Berliner Ärztekammer. Er war die tragende Persönlichkeit bei der Realisierung der großen »Gesundheitstage« zu Beginn der achtziger Jahre, arbeitete als Gesundheitsstadtrat in Berliner Bezirken und ist heute sicherlich der führende Protagonist einer anderen Gesundheits- und Medizinkultur in Deutschland.

Tom Ferguson hat mit seinem Magazin *Medical Selfcare* wesentliche Impulse der amerikanischen Selbsthilfe im Gesundheitsbereich geschaffen.

Annelie Keil gehört zu den mutigen Pionierinnen der Frauen- und Selbsthilfebewegung in der Bundesrepublik. Ihr eigener Leidensweg hat sie von der praktischen Bedeutung solcher Initiativen überzeugt. Sie lehrt und unterrichtet Aspekte der Psychosomatik und Sozialmedizin an der Universität Bremen.

Leonard Duhl, Professor für Gesundheitsplanung an der Universität Berkeley, ist inzwischen zu einem der wesentlichen Berater für die Entwicklung des »Gesunde-Städte-Projekts« der WHO geworden. Seiner Initiative ist der rasche Aufbau eines entsprechenden amerikanischen Netzwerks von Städten zu verdanken.

Bernhard Badura ist einer der wesentlichen Vordenker und Initiatoren des Gesundheitsförderungsprogramms der WHO und der Ottawa-Charta. Er hat mit seinen Studien zur Sozialepidemiologie chronischer Krankheiten, insbesondere der Versorgung nach einem Herzinfarkt, einen internationalen Ruf als Forscher bekommen. Er besetzt zur Zeit einen der ersten Lehrstühle für Gesundheitswissenschaften in der Bundesrepublik Deutschland an der Universität Bielefeld.

Die Beiträge der deutschen Autoren sind aus dem Verständnis von 1994 geschrieben. Sie kontrastieren nicht nur zeitlich, sondern auch kulturell den Unterschied zwischen amerikanischen und deutschen Entwicklungen.

Empfohlene Literatur:

Advances-Forum: »Can we demonstrate important psychosocial influences on health?« In: *Advances*, Volume 8, Nr. 3, 1992.

Antonovsky, Aaron: *Unraveling the mystery of health. How people manage stress and stay well.* Jossey-Bass, San Francisco, 1987.

Antonovsky, Aaron: »Can attitudes contribute to health?« In: *Advances*, Volume 8, Nr.4, 1992.

Badura, Bernhard/Kaufholt, G./Lehmann, H. et al.: *Leben mit dem Herzinfarkt. Eine sozialepidemiologische Studie.* Springer, Heidelberg, 1987.

Badura, Bernhard/Färber, Christian von: *Selbsthilfe und Selbstorganisation im Gesundheitswesen.* München, 1981.

Badura, Bernhard: *Soziale Unterstützung und chronische Krankheit.* Frankfurt/Main, 1981.

Badura, Bernhard/Feuerstein, Günther: *Systemgestaltung im Gesundheitswesen. Zur Versorgungskrise der hochtechnisierten Medizin und den Möglichkeiten ihrer Bewältigung.* Juventa, Weinheim, 1994.

Beck, Ulrich: *Risikogesellschaft. Auf dem Weg in eine andere Moderne.* Suhrkamp, Frankfurt/Main, 1986.

Beck, Ulrich/Beck-Gernsheim, Elisabeth: *Das ganz normale Chaos der Liebe.* Suhrkamp, Frankfurt/Main, 1990.

Becker, Marshal/Malman, Louis: »Models of health related behaviour«. In: **Mechanic, David** (Ed.): *Handbook of health, healthcare, and the health professions.* The Free Press, New York, 1983.

Biermann, Hans: *Die Gesundheitsfalle. Der medizinisch-industrielle Komplex.* Hoffmann & Campe, Hamburg, 1992.

Brankerts, Jan/Richardson, A.: »Politics and policies of self-help: Notes on the international scene«. In: *Health Promotion Journal,* 3: 275–282, 1988.

Brankerts, Jan/Gielen, Peter: *Self-Help. A bibliography.* WHO-Publikation EUR-ICD-HSR 656, WHO Europa, Kopenhagen, 1989.

Cohen, Sheldon: »Social support and physical illness«. In: *Advances,* Volume 7, Nr.1, 1990.

Dienstfrey, Harries: *Where the mind meets the body.* Harper, New York, 1991.

Dubos, René: *Mirage of health.* Harper, New York, 1959.

Elias, Norbert: *Über den Prozeß der Zivilisation. Soziogenetische und psychogenetische Untersuchungen.* Suhrkamp, Frankfurt/Main, 1976.

Elias, Norbert: *Die Gesellschaft der Individuen.* Suhrkamp, Frankfurt/Main, 1987.

Engel, George: »Medicine as a human science: The essence of the biopsychosocial model«. In: *Advances,* Volume 8, Nr.4, 1992.

Ernst, Heiko: *Gesund ist, was Spaß macht.* Kreuz, Stuttgart, 1992.

Ernst, Heiko: »Das Phantom Gesundheit«. In: *Psychologie heute,* 18. Jahrgang, Januar 1991.

Flick, Uwe (Hrsg.): *Alltagswissen über Gesundheit und Krankheit. Subjektive Theorien und soziale Repräsentationen.* Asanger, Heidelberg, 1991.

Göpel, Eberhardt: »Nachdenken über Gesundheit. Gedanken zur politischen und kulturellen Bedeutung des Gesundheitsmotivs«. In: *Gesundheitswissenschaften. Materialien des Oberstufenkollegs der Universität Bielefeld.* Bielefeld, 1987.

Göpel, Eberhardt/Schneider-Wohlfahrt, U.: *Provokation zur Gesundheit.* Mabuse, Frankfurt/Main, 1994.

Goleman, Daniel/Gurin, Joel: *Mind-Body-Medicine. How to use your mind for better health.* Consumers Report Books, Yonkers, New York, 1993.

Herzlich, Claudine/Pierret, Janine: *Kranke gestern, Kranke heute. Die Gesellschaft und das Leiden.* Beck, München, 1991.

Homfeldt, Hans-Günther (Hrsg.): *Anleitungsbuch zur Gesundheitsbildung.* Schneider, Hohengeren, 1993.

Huber, Ellis: *Liebe statt Valium. Plädoyer für ein neues Gesundheitswesen.* Argon, Berlin, 1993.

Illich, Ivan: *Die Nemesis der Medizin. Von den Grenzen des Gesundheitswesens.* Rowohlt, Reinbek, 1977.

Inlander, Charles/Levin, Lowell/Weiner, Ed: *Medicine on trial.* Pantheon-Books, New York, 1988.

Jaspers, Karl: *Der Arzt im technischen Zeitalter.* Piper, München, 1985.

Kickbusch, Ilona: »Plädoyer für ein neues Denken: Muster – Chaos – Kontext. Neue Handlungsansätze in der Gesundheitsförderung«. In: **Paulus, Peter** (Hrsg.): *Prävention und Gesundheitsförderung. Perspektiven für die psychosoziale Praxis.* GWG-Verlag, Köln, 1992.

Kickbusch, Ilona: *Good planets are hard to find.* WHO Publications Regional Office, Kopenhagen, 1991.

Kickbusch, Ilona/Riedmüller, Barbara: *Die armen Frauen. Frauen und Sozialpolitik.* Suhrkamp, Frankfurt/Main, 1984.

Kickbusch, Ilona/Trojan, Alf: *Gemeinsam sind wir stärker! Selbsthilfegruppen und Gesundheit.* Frankfurt/Main, 1981.

Krämer, Walter: *Die Krankheit des Gesundheitswesens.* Fischer, Frankfurt/Main, 1989.

Labisch, Alfons: *Homo hygienicus. Gesundheit und Medizin in der Neuzeit.* Campus, Frankfurt/Main, 1992.

Labisch, Alfons/Spree, Reinhard (Hrsg.): *Medizinische Deutungsmacht im sozialen Wandel.* Psychiatrie-Verlag, Bonn, 1989.

Lafaille, Robert/Lebeer, Jo: »The relevance of life histories for understanding health and healing«. In: *Advances,* Volume 7, Nr. 4, 1991.

Milz, Helmut: »Gesundheitsförderung – Von der Vision zum Handeln«. In: **Badura, Bernhard/Elkeles, Thomas:** *Zukunftsaufgabe Gesundheitsförderung.* Kohlhammer, Stuttgart, 1989.

Milz, Helmut: »›Healthy ill people‹: Social cynism or new perspectives?« In: *Health promotion and chronic illness.* WHO Regional Publications, European Series, Nr. 44.

Milz, Helmut: »Den ganzen Menschen heilen«. In: *Humane Medizin,* Reichert, Oberhausen, 1991.

Milz, Helmut: »Suche nach einem zeitgemäßen Verständnis ganzheitlicher Medizin und Gesundheitsförderung«. In: *Deutsches Ärzteblatt,* 82. Jahrgang, Heft 48, Bereich 587–3591, 1985.

Milz, Helmut: »Persönliche Gesundheit in ökosozialer Verantwortung«. In: **Göpel, E./Schneider-Wohlfahrt, U.:** *Provokation zur Gesundheit.* Mabuse, Frankfurt/Main, 1994.

Möller, Michael Lukas: *Selbsthilfegruppen.* Rowohlt, Reinbek, 1978.

Ornish, Dean: *Revolution in der Herztherapie.* Kreuz, Stuttgart, 1992.

Ornish, Dean, et al.: »Can lifestyle-changes reverse coronary heart disease?« In: *The Lancet,* Volume 336, 129–133, 1990.

Payer, Lynn: *Andere Länder, andere Leiden.* Campus, Frankfurt/Main, 1989.

Rosch, Paul/Keerney, Helene: »Holistic medicine and technology. A modern

300

dialectic«. In: *Social science and medicine*, Volume 21, Nr.12, 1405–1409, 1985.

Schiperges, Heinrich: *Homo patients – Zur Geschichte des kranken Menschen.* Piper, München, 1985.

Schiperges, Heinrich: *Die Welt des Herzens. Sinnbild, Organ, Mitte des Menschen.* Knecht, Frankfurt/Main, 1989.

Schüller, Heidi: *Die Gesundmacher.* Rowohlt, Berlin, 1993.

Sobel, David/Ornstein, Robert: *Healthy pleasures.* Addison-Wesley, Reading, 1989.

Syme, Leonard: »Control and health: A personal perspective«. In: *Advances*, Volume 7, Nr.2, 1991.

Trojan, Alf: *Wissen ist Macht. Eigenständig durch Selbsthilfe in Gruppen.* Frankfurt/Main, 1986.

Trojan, Alf/Stumm, Brigitte: *Gesundheit fördern statt kontrollieren. Eine Absage an den Mustermenschen.* Fischer, Frankfurt/Main, 1992.

Weyerer, S./Dilling, H.: »Prävalenz und Behandlung psychischer Erkrankungen in der Allgemeinbevölkerung«. In: *Der Nervenarzt*, 55, 1984.

World-Health-Organisation: *The Ottawa-Charta for Health Promotion.* Ottawa, Kopenhagen, 1986.

ILONA KICKBUSCH
Perspektiven der Gesundheitsförderung:
»Gesundheit ist ebenso sehr ein historisches
und soziales Konstrukt wie Krankheit,
Alter oder Kindheit.«

H.M.: Während Ihrer ersten Forscherjahre galt Ihr Interesse der Situation von Menschen mit chronischen Krankheiten, der Selbsthilfe und der Frauengesundheit. Ihr erster Arbeitsbereich bei der WHO war die Gesundheitserziehung. Wie hat sich Ihr Begriff von Gesundheitserziehung in den letzten beiden Jahrzehnten verändert?

I.K.: Mein Begriff von Gesundheitserziehung hat sich kaum verändert. Er war immer geprägt von meinen Erfahrungen in der Frauengesundheits- und der Selbsthilfebewegung. Wenn das Persönliche politisch ist, dann kann Gesundheit nicht nur durch Wissensvermittlung erreicht werden, sondern bedarf auch unterstützender Strukturen. Zugleich ist das Wissen um den eigenen Körper zentral für das Wohlbefinden. Körperwissen ist auch ein Zugang zu Macht und Selbstbestimmung, von daher ist Aufklärung im klassischen Sinne seiner Bedeutung immer wichtig. Aber die Möglichkeit zum Handeln für Gesundheit – ob individuell oder kollektiv – muß ebenfalls gegeben sein. Erziehung kann kein Ersatz für gesundheitsfördernde Lebensbedingungen sein. Sicher klingt der deutsche Begriff »Erziehung« autoritärer als das englische »education«, aber inzwischen liegt nicht mehr unbedingt (in der positiven wie der negativen Form) sehr viel Unterschied in der Vorgehensweise europäischer Gesundheitserzieher. Das Fach hat sich sehr gründlich gewandelt und ist im großen und ganzen um sehr vieles demokratischer geworden.

Ende der siebziger Jahre pendelte das Verständnis von Gesundheitserziehung zwischen zwei Extremen: entweder zu eng gefaßt und sehr an der Risikofaktorenepidemiologie orientiert, also völlig auf individuelles Wohlverhalten für Gesundheit abgestellt, oder so weit gefaßt, daß Gesundheitserziehung für eine fortschrittliche Gesellschaftspolitik überhaupt stand. Beides war problematisch, denn das eigentlich befreiende Element von Wissensvermittlung und moderner Pädagogik ging beiden Extremfeldern verloren. Lernen für Gesundheit ist wichtig, die Vermittlung von Gesundheitshandeln (»skills«) ist sehr bedeutsam – durch meine Arbeit bei der WHO haben wir diesen Ansatz (der sich natürlich sehr an Freire orientiert) als »developing personals skills« gefaßt und Gesundheitserziehung zum integralen Bestandteil einer WHO-Strategie zur Gesundheitsförderung gemacht. Unseren eigenen Arbeitsschwerpunkt haben wir auf die Entwicklung einer Gesundheitsförderungsstrategie abgestimmt, die mit der Verabschiedung der Ottawa-Charta für Gesundheitsförderung ihren Höhepunkt fand. Inzwischen ist die Charta weltweit das anerkannte Dokument zur Gesundheitsförderung und wird als Schnittstelle zwischen dem »old« und dem »new public health« gesehen. Darauf bin ich recht stolz.

H. M.: *Die WHO hat mit ihrer 1949 formulierten Gesundheitsdefinition ein ganzheitliches Ideal umschrieben. Diese hat ihr viele Sympathien, aber auch viel Kritik eingebracht. Ist Gesundheit ein »Zustand kompletten Wohlbefindens«?*

I. K.: Begriffe von Gesundheit können nie absolut und auf immer wirksam sein; »Gesundheit« ist ebenso sehr ein historisches und soziales Konstrukt wie Krankheit, Alter oder Kindheit. So lesen wir den Gesundheitsbegriff der WHO heute anders als zur Zeit seines Entstehens, und so verstehen ihn auch unterschiedliche Berufsgruppen sehr verschieden. Der WHO-Begriff hat wesentliches geleistet; er hebt hervor, daß Gesundheit nicht nur körperliche Dimensionen hat, sondern auch psychische und soziale. So wissen wir heute sehr viel mehr über diese soziale Dimension, zum Beispiel durch Forschungen zu »social support«. Er betont, daß Gesundheit mehr ist als die Abwesenheit von Krankheit, und weist uns damit darauf hin, daß man Gesundheit nicht einfach messen kann, daß es ein »mehr« gibt, das sowohl individuell wie kulturell bestimmt ist, zum Beispiel in der Auffassung von Behinderung. Und schließlich wagt sich der Begriff ins eher Philosophische, indem er Gesundheit mit Wohlbefinden gleichsetzt. Wie bei allen Definitionen und Begriffen ergibt sich das Dilemma, daß das Emanzipatorische in diesem Begriff häufig auch seine Schwäche beinhaltet: Die Betonung der Ganzheitlichkeit kann Tür und Tor öffnen für eine unendliche Ausweitung und unrealistische Erwartungen an die Lösungs- und Heilungsangebote sowie die Zuständigkeiten des medizinischen Systems stellen. Das größte Mißverständnis liegt sicher darin, aus dem WHO-Gesundheitsbegriff abzuleiten, daß es die Verantwortung des Gesundheitssystems ist, perfektes Wohlbefinden herzustellen. Genau das will der Begriff nicht, wie die Strategie *Gesundheit 2000* mit ihrer Betonung der »Intersektoralität« deutlich macht.

Ein weiterer Punkt ist, daß die WHO-Definition den Begriff Gesundheit als einen »Zustand« betrachtet, während wir Gesundheit inzwischen zunehmend als dynamischen Prozeß fassen. Dem hat die Ottawa-Charta Rechnung getragen durch die etwas abgewandelte Gesundheitsdefinition. In der Ottawa-Charta heißt es: »Gesundheitsförderung ist der Prozeß, der die Menschen dazu befähigt, ihre Möglichkeiten zur Kontrolle und Verbesserung ihrer Gesundheit zu stärken. Um einen Zustand von umfassendem körperlichen, seelischen und sozialen Wohlsein zu erreichen, muß es einem einzelnen oder einer Gruppe sowohl möglich sein, ihre Hoffnungen wahrzunehmen und zu erkennen, ihre Bedürfnisse zu befriedigen, als auch sich ihrer Umwelt anzupassen und sie zu verändern. Gesundheit ist als alltägliches Lebensmittel und nicht als Lebensziel zu verstehen. Gesundheit ist ein positiver Lebensentwurf, der sowohl soziale und persönliche Stärken als auch körperliche Fähigkeiten betont. Aus diesem Grund liegt die Verantwortung für Gesundheitsförderung nicht nur beim Gesundheitswesen, sondern sie strebt durch gesunde Lebensweisen Wohlbefinden an.«

Die WHO-Definition hat jedoch vielen Gruppen geholfen, Gesundheit klarer von der Abwesenheit von Krankheit zu unterscheiden, ein Ansatz, der nun auch in Forschungen wie denen von A. Antonovsky (Salutogenese) deutlicher zum Zuge kommt, das heißt zu fragen, was macht und hält uns gesund, anstatt sich auf die Frage zu konzentrieren, »was macht uns krank«. Zwischen beiden Fragen liegen konzeptionelle Welten, und genau die erste Frage will »health promotion« strategisch angehen.

H. M.: »Health promotion« – im Deutschen etwas schwerfällig mit »Gesundheitsförderung« übersetzt – ist ein soziales, ökologisches und politisches Konzept. Viele globale Umweltbedrohungen, soziale Verunsicherung und zunehmende soziale Vereinzelung sowie Politikverdrossenheit sind Kennzeichen unserer augenblicklichen Lage. Wie kann »health promotion« dazu beitragen, neue Hoffnung und neuen Mut zu Veränderung zu entwickeln?

I. K.: Diese Frage stellt einen viel zu hohen Anspruch an Gesundheitsförderung. »Health promotion« ist ein Beitrag zur Gesundheitspolitik, kein Ersatz für Gesellschaftspolitik. Im Rahmen der Gesundheitspolitik besteht der Auftrag von Gesundheitsförderung in »advocacy, enabling and mediating« (die Interessen der Gesundheit vertreten; zur Verwirklichung von Gesundheit befähigen; im Sinne der Gesundheit zwischen unterschiedlichen Interessen vermitteln). Diese Vorgehensweise trifft sich sehr mit dem, was Ulrich Beck mit »Subpolitik« umschreibt oder Anthony Giddens »lifepolitics« nennt. Das heißt, daß neue Politikformen ge- bzw. erfunden werden müssen (Beck spricht von der Erfindung des Politischen), die es erlauben, alltägliche Lebensbedürfnisse – in diesem Fall Gesundheit/Krankheit – auf andere Weise in die Politik einbringen zu konnen. Das bedeutet mehr demokratische Mitsprache, weniger Bürokratie, neue Allianzen (auch zwischen staatlichem und privatem Sektor), dezidiertere Rechenschaftspflicht (»accountability«) der Verantwortlichen. Teilweise versuchen wir mit dem »Gesunde-Städte-Projekt« solche Formen in einer Vielzahl von Städten weltweit zu »testen«. »Reinventing government« nennen das die Amerikaner, »towards a new public health« haben wir es in der Ottawa-Charta genannt. Simpel ausgedrückt heißt es, Public Health (öffentliche Gesundheit) sowohl in den Inhalten wie in den Vorgehensweisen zu modernisieren. Dabei muß den gesamtgesellschaftlichen Entwicklungen, wie sie in der Frage angesprochen werden, Rechnung getragen werden. Veränderung kommt ja schließlich nicht mit einem großen Knall, sondern mit den vielen Ansätzen in verschiedenen Subpolitikbereichen: Gesundheit, Umwelt, Erziehung usw. Die sogenannten »Settings-Projekte« der WHO spiegeln das wider: Gesundheitshandeln als demokratische Organisationsentwicklung; neben Schule, Krankenhaus und Arbeitsplatz werden wir uns nun an einem Gefängnisprojekt versuchen. In gewissem Sinne nehmen wir uns also im ersten Schritt Foucaults totalitäre Institutionen vor. Wir werden sehen, wieweit sie im Sinne von »lifepolitics« reformierbar sind. Ein solcher Ansatz geht natürlich weiter als das Organisieren von Informationskampagnen, und viele Institutionen haben weiterhin große Schwierigkeiten, den Politikern und Geldgebern diese neuen Ansätze zu vermitteln. In Schottland ist beispielsweise der »Health education Board for Scotland« inzwischen nach einem Settings-Ansatz organisiert.

H. M.: Welche Bedeutung sehen Sie für neue »Body-Mind«-Strategien im Hinblick auf mögliche Gesundung und Heilung? Welche traditionellen Gesundheitspraktiken sollen und können gepflegt oder gestärkt werden, welche sind überflüssig oder gar schädlich?

I. K.: Das ist ein ganzes Forschungsprogramm, das in dieser Frage aufgeworfen wird. Ich kann es nur zurückgeben: Genau solche Fragen sollten mehr erforscht werden. Der Forschungsschwerpunkt liegt aber eindeutig bei der Genetik und den Risikofaktoren. Ganz kleine Ansätze gibt es in der Social-Support-Forschung, interessante Hinweise natürlich in der Psychoneuroimmunologie. »Wohlbefinden«, oder als Antonovskys »sense of coherence« (Kohärenzsinn) gefaßt, beeinflußt tatsächlich die menschliche physische Gesundheit, nicht nur die psychische. So richtig haben wir uns aber dieser Frage in der Gesundheitspolitik noch nicht gestellt. Nicht zuletzt, weil die Interventionsantworten natürlich schwierig sind: Was sollen wir tun mit dem Wissen, daß Einsamkeit krank macht. Ist es so, daß wir uns nicht nur mit der physischen Gesundheit des einzelnen (Rauchen, Trinken, Übergewicht etc.) beschäftigen müssen, sondern mit der »Gesundheit« der sozialen Ökologie der Gruppe, der modernen Gesellschaft. In den siebziger Jahren hieß die Frage »Was macht uns krank?«, heute heißt sie noch dezidierter »Wie sollen wir leben?« Sicherlich haben wir durch die Medikalisierung unserer Gesellschaften einige der traditionellen Lehren über Gesundheit vergessen, die zum Beispiel vom Leib-Seele-Einklang usw. ausgingen. Selbst viele praktische Hausmittel sind uns nicht mehr bekannt, weil die Familienformen solches Wissen nicht mehr weitergeben. Das zeigt sich extrem in bezug auf Kinderkrankheiten und Kindererziehung. Zugleich darf man aber nicht vergessen, daß viele der idealisierten klassischen Gesundheitsideale meist Oberschichtvorstellungen waren – ebenso wie die griechische Demokratie –, von der viele andere nichts hatten (siehe zum Beispiel Richard Sennets Beschreibung des griechischen Gesundheitsideals, das voll in die Stadt und ihre Architektur mit eingebaut war und jedem Bürger klar und verständlich war als Norm und als Praxis). Die Herausforderung besteht darin, eine für unsere demokratischen Gesellschaften und den ihnen spezifischen Problemen am Aufbruch zum 21. Jahrhundert adäquate Gesundheitsauffassung und Gesundheitspolitik zu finden. Da können einige traditionelle Konzepte sowohl für die persönliche Lebensführung wie für die Ausbildung von Professionellen sehr hilfreich sein: zum

Beispiel Meditation, asiatische Formen der Körperbeherrschung, bestimmte Ernährungsweisen usw., im Zurück liegt aber nur sehr selten die Zukunft. Am wichtigsten ist sicher, daß wir begreifen, wie wenig universal unsere Auffassungen eigentlich sind. Die Rationalisierungsdebatte läuft in den westlichen Ländern auf vollen Touren; es ist zu hoffen, daß sie zum Anlaß genommen wird, neue Inhalte und Verfahren zu diskutieren und nicht nur Abstriche beim Alten zu machen.

H. M.: Wie schätzen Sie die neue soziale und persönliche Aufmerksamkeit und Beschäftigung mit dem Körper und dem eigenen »Selbst« ein? Wo sehen Sie deren möglichen Beitrag zur Gesundheitsförderung?

I. K.: Das ist natürlich Teil der Moderne und der Individualisierung. Der Körper und seine Ausformung sind Signal an die anderen und Moment der Autonomie für das Selbst. Anthony Giddens beschreibt dies sehr anschaulich in seinem neuen Buch zur »Transformation der Intimität«. Wichtig ist, diese Entwicklungen nicht geschlechtsneutral zu sehen. Für Frauen hat die Beschäftigung mit dem Körper in vielen Aspekten eine neue, befreiende Dimension bekommen. Zum einen im Zuge der Frauenbewegung und der Frauengesundheitsbewegung, der Ablehnung von herkömmlichen Körperidealen und der Suche nach anderen, dem Recht auf Selbstbestimmung und selbstbestimmte Sexualität usw. Zugleich sehen wir all die negativen Auswirkungen von gesellschaftlich vermittelten Körperbildern und Schönheitsidealen wie z. B. dem Dünnsein-wollen oder Muskeln-haben-wollen. Sicherlich ist die gesellschaftlich akzeptierte und geförderte Norm zur Zeit ein »gesunder Körper«, schlank und durchtrainiert. In Interviews sagen Freizeitsportler, welches Gefühl der Selbstbestimmung ihnen die Körperbeherrschung bringt und wie es hilft, andere Lebensbereiche zu verarbeiten. Und es geht kein Weg daran vorbei: Wir müssen unsere Körper umgänglicher behandeln, sie besser pflegen, sie mehr herausfordern. Die Widersprüchlichkeit ist klar, wir wollen und sollen gesünder sein, wir tun viel dafür (natürlich besonders jene, die es sich leisten können) und doch nie genug. Gefährlich ist stets das Umkippen in Ideologie (»healthism«) und die Ablehnung des Körpers, der die Schönheits- und Gesundheitsideale nicht erfüllt. Diese Körperauffassungen sollten meines Erachtens sehr viel mehr Gegenstandsbereich von Gesundheitserziehung sein.

H. M.: Wo muß die Medizin umdenken? Sehen Sie neue Aufgaben und Rollen für Ärzte im Rahmen der Gesundheitsförderung?

I. K.: Die Medizin an sich gibt es ja nicht. Drei Aspekte möchte ich hervorheben:

a) Im Arzt-Patient-Verhältnis, das ja durch direkte Kommunikation bestimmt ist, sollte Prävention einen größeren Rang einnehmen. Die englischen Kollegen haben dies nun als integralen Teil der Aufgabe von »primary health care«-Ärzten eingeführt. Die Ausbildung muß Ärzten ein Bild von Gesundheit/Krankheit vermitteln, das mehr kontext- und realitätsbezogen ist. Aber ich neige nicht zu den Forderungen nach dem »idealen Arzt«, der alles sein soll, vom Beichtvater bis hin zum Wunderheiler. Das führt zu völlig unrealistischen Erwartungen. Eines der Probleme in unseren Gesellschaften ist, daß das Gesundheitssystem eines der ausgebautesten institutionellen Systeme ist und von daher auch zu einem Auffangsystem wird für Probleme, die anderswo nicht eingebracht werden können. Sicherlich hat die Fehlentwicklung weg vom »Hausarzt« und hin zum Spezialisten mit dazu beigetragen. Das WHO-Konzept der »primary health care« vertritt dagegen ein integriertes Versorgungssystem, das besonders die Kooperation zwischen dem sozialen und dem medizinischen Sektor hervorhebt sowie von einer demokratischeren Arbeitsteilung zwischen den Ärzten und dem anderen Gesundheitspersonal ausgeht. Ganz praktisch und pragmatisch wäre sicherlich eine Überprüfung des Verschreibungsverhaltens jedes einzelnen Arztes eine der gesundheitsförderlichsten Taten, die möglich sind. Und zwar nicht aus ökonomischen Gründen, so legitim sie im Rahmen der Gesundheitsreformen auch sind, sondern aus Gründen der »Volksgesundheit« – »population health«.

b) Ärzte könnten sehr viel zur Gesundheitsförderung beitragen, wenn sie sich für eine gesunde Organisationsentwicklung einsetzen würden. Projekte wie das »Gesundheitsfördernde Krankenhaus« sind ein Beispiel. Der Fokus einer solchen Arbeit ist dann nicht nur die gesündere Kost oder das Rauchverbot in den Kliniken, sondern ein Überprüfen der Arbeitsabläufe und ihrer Konsequenzen für die Gesundheit von Patienten und Personal. Ärzte können solche Ansätze in anderen Organisationen fördern: Schul- und Werksärzte beispielsweise.

c) Schließlich können sich Ärzteverbände auf andere Weise in die Gesundheitspolitik einschalten, als sie es bisher meist tun. Zum Beispiel setzen sich die Ärzteverbände in Australien und England sehr aktiv für ein Tabakwerbeverbot ein. Dazu eine schöne Geschichte: Als ein Autohersteller in Australien über ein Abkommen mit der Tabakindustrie verhandelte (es ging um Autorennen), empfahl der Ärzteverband seinen Mitgliedern, vom Kauf dieser Marke abzusehen. Die Aktion war erfolgreich. Allgemeiner ausgedrückt wäre ein größeres Interesse von seiten der organisierten Ärzteschaft an Public Health zu wünschen. Das deutet sich langsam an. Wie auch kürzlich das Statement des Deutschen Ärzteverbandes zur Gesundheitsförderung ein Schritt in eine neue Richtung war.

H. M.: Welche Chancen für die Gesundheit bietet ein zusammenwachsendes Europa? Welche Klippen gilt es dabei zu beachten?

I. K.: Welches Europa? Wenn vom Zusammenwachsen gesprochen wird, denkt man meist an die »Zwölf«. Aus der Sicht des europäischen Regionalbüros der WHO bedeutet es aber

52 Mitgliedsstaaten – und die wachsen, zumindest epidemiologisch gesehen, auseinander. Die Lebenserwartung ist in den osteuropäischen Staaten fünf bis zehn Jahre niedriger, und sie fällt weiterhin, besonders für Männer. In einigen Ländern zeigt sich die für Europa einmalige Tendenz einer fallenden Lebenserwartung von Frauen. Auch nimmt die Müttersterblichkeit in einigen Ländern zu. Es gibt keinen Zugang zu Verhütungsmitteln, manche Frauen haben vier bis acht Abtreibungen. Es gibt Krieg – und wir müssen uns erneut mit der Epidemiologie der Gewalt auseinandersetzen. Übertragbare Krankheiten nehmen zu – und da die Erreger keine Grenzen kennen, gibt es auch für den reicheren Teil von Europa Grund zur Besorgnis. Die Hilfe für Osteuropa ist nicht gut koordiniert, und Gesundheit steht nicht sehr weit oben auf der Liste der Investitionen. Die Länder der europäischen Union haben die einmalige Chance, im Bereich der öffentlichen Gesundheit eine gemeinsame Strategie zu entwickeln, die dann immense Konsequenzen für Osteuropa hätte. Solange beispielsweise in den Ländern der Zwölf keine konsequente Tabakpolitik betrieben wird, ist sie kaum von den osteuropäischen Ländern zu erwarten. Viele der gesundheitsschädlichen Stoffe oder Produkte kennen ebenfalls keine Grenzen – nicht zuletzt in der Werbung, im Image, in der Organisationsform –, sie sind nicht nur multinational, sie sind inzwischen non-national, wie Peter Drucker sagt. In der Gesundheitsförderung sind viele der Strategien weiterhin viel zu eng »einwärts« statt auswärts gerichtet. Die WHO hat hingegen eine gesamteuropäische Gesundheitspolitik vorgelegt, die den Mitgliedsländern als Rahmen dienen soll. Sie könnte auch Basis für eine bessere europäische Zusammenarbeit sein. Aber dafür bedarf es wahrscheinlich zuerst einer wirklich europäischen Gesundheitslobby oder Gesundheitsbewegung. Der Rahmen für eine europaweite Gesundheitsförderungsinitiative wäre nun gegeben – es scheint jedoch zur Zeit noch nicht genug politischer Wille vorhanden zu sein, ihn auch wirklich zu füllen.

Empfohlene Literatur:

Antonovsky, Anton: *Unraveling the Mystery of Health.* Jossey Bass, San Francisco, 1988.

Beck, Ulrich: *Die Erfindung des Politischen.* Suhrkamp, Frankfurt/Main, 1993.

Drucker, Peter: »What kind of tradepolicy«. In: *Foreign Affairs*, p. 99–108, Jan/Feb, 1994.

Giddens, Anthony: *The Transformation of Intimacy*, Stanford University Press, Stanford, 1992.

Sennet, Richard: *CIVITAS. Die Großstadt und die Kultur des Unterschieds.* Fischer, Frankfurt/Main, 1991.

World Health Organisation: *The Ottawa-Charta for Health Promotion.* Ottawa, Kopenhagen, Genf, 1986.

(1994)

DOROTHY WADDELL, ALEX FOREMAN
Erfahrungen mit ganzheitlicher Medizin im Krankenhaus: »Sie sind nicht länger nur Patienten, sondern Menschen.«

H. M.: In Ihrer Abteilung versuchen Sie, Krankheiten mit alternativen Therapieformen zu behandeln, mit Methoden also, die oft außerhalb der Schulmedizin anzusiedeln sind. Sie bedienen sich dabei u.a. der traditionellen chinesischen Medizin, Akupunktur, Shiatsu-Massagen, Visualisations- und Hypnose-Techniken, um deren Verständnis sich die meisten Mediziner nicht bemühen. Ihre Patienten konnten oft mit den herkömmlichen Mitteln der Schulmedizin nicht geheilt werden. Welche Patienten kommen vorwiegend zu Ihnen?

D. W.: In den ersten Jahren des Bestehens unserer Abteilung waren wir sicher häufig so eine Art Schuttabladeplatz der Schulmedizin oder auch manchmal die letzte Hoffnung für Kranke, die alle traditionellen Heilverfahren ohne Erfolg ausgeschöpft hatten. Die meisten Patienten, die jetzt zu uns kommen, werden von ihren Ärzten gezielt überwiesen. Viele leiden an den Folgeerscheinungen der verschiedensten Arten von Streß oder unter Angstzuständen. Andere haben länger anhaltende Rücken-, Nackenschmerzen oder Schmerzen nach Knie- und Knöchelverletzungen. Sechzig bis siebzig Prozent unserer Patienten weisen Symptome dieser beiden Krankheitsgruppen auf. Die meisten Probleme bereiten uns aber die Kranken, die unter chronischen Beschwerden leiden.

H. M.: Sie haben eine gute medizinische Ausbildung erhalten und sind als Internistin mit Diagnose und Therapiemöglichkeiten der herkömmlichen Medizin vertraut. Was hat Sie veranlaßt, die Alternative Therapies Unit zu gründen, in der

Sie sich um die Entwicklung eines anderen Verständnisses von Krankheiten und um unorthodoxe Wege der Behandlung bemühen?

D. W.: Unser derzeitiges medizinisches Modell ist unvollkommen und bedarf einer Erweiterung; denn für zahllose Probleme kann es keine Lösung anbieten. Nach meiner Facharztausbildung in Innerer Medizin habe ich in den besten Spezialkliniken und Forschungslabors der Universität Stanford gearbeitet. Deshalb weiß ich genau über die neuesten Entwicklungen der Medizin Bescheid.

Es gibt eine große Anzahl von Erkrankungen, für die es, auch wenn sie diagnostiziert worden sind, keine wirkungsvolle Therapie gibt. Daneben haben wir viele Krankheiten, die wir zwar auf biomedizinischer, biomolekularer Basis klassifizieren und behandeln können, so daß sich in diesen Fällen die Laborwerte wieder normalisieren, wobei der Patient aber oft kaum eine subjektive Besserung seines Befindens verspürt. Man kann beispielsweise endokrine oder Schilddrüsenerkrankungen medizinisch erfolgreich behandeln, ohne daß die Patienten das Gefühl einer Besserung haben. Meistens werden diese Erfahrungen von den Ärzten geleugnet oder ignoriert.

Auf der anderen Seite gibt es eine Anzahl von Patienten, die nach allen Regeln der medizinischen Diagnostik untersucht worden sind und die nach diesen Kriterien keine Auffälligkeiten zeigen. Alle Werte sind normal, aber trotzdem haben diese Patienten weiterhin die Beschwerden, mit denen sie ursprünglich zum Arzt gegangen sind. Wir haben im Augenblick noch wenige Möglichkeiten, um diesen Patienten gerecht zu werden. Die Überweisungen zur physikalisch-therapeutischen oder zur psychiatrischen Behandlung, insbesondere an Orten wie diesem städtischen Krankenhaus, werden schwieriger. Man muß also häufig feststellen, daß es für sie kaum Lösungsmöglichkeiten innerhalb des medizinischen Modells gibt, und folglich kümmert man sich kaum um diese Gruppe von Patienten.

Dann gibt es Patienten, für die es wirklich effektive und erprobte Behandlungsmöglichkeiten gäbe, wie beispielsweise mit Kodein, Valium oder Steroiden, die aber von vielen gut ausgebildeten Ärzten nur sehr ungern angewendet werden. Sicherlich könnten diese Medikamente Patienten mit Arthritis oder vielen anderen Leiden zu einer Besserung der Symptome verhelfen. Seitdem die Patienten dies wissen, verwandelt sich die Arzt-Patient-Beziehung oft in einen Kampf oder Handel darum, ob überhaupt und, wenn ja, in welcher Menge diese Medikamente verordnet werden sollen.

Schließlich gibt es noch das Problem, daß z. B. bei Bluthochdruck zwar eine wirksame Therapie vorhanden ist, der Patient aber diese Behandlung ablehnt, weil er die Nebenwirkungen nicht hinnehmen möchte. Solange man mit einem Modell der Inneren Medizin arbeitet, das fast ausschließlich auf Medikamenten beruht, die oft zwangsläufig Nebenwirkungen und bisweilen Abhängigkeiten mit sich bringen, ist man immer wieder hilflos. Wenn Patienten erst einmal die Erfahrung gemacht haben, daß es innerhalb des medizinischen Systems keine adäquate Hilfe für sie gibt, suchen sie auf eigene Faust andere Wege, gehen zum Beispiel zu einem Chiropraktiker oder anderen alternativen Praktikern. Diese Menschen suchen nach anderen Möglichkeiten, weil ihnen die Erfahrung gezeigt hat, daß die herkömmliche Medizin oft nicht helfen kann. Ein großes Problem besteht meiner Meinung nach darin, daß die Schulmediziner sich häufig weigern, auch ihr System als fehler- und lückenhaft anzuerkennen. Den jungen Ärzten wird weiterhin beigebracht, daß sie im Prinzip jedes Problem mit dem angeeigneten Wissen der Schulmedizin lösen können, wenn nicht heute, dann eben mit der Zeit.

A. F.: Jeder von ihnen scheint in dem Glauben zu leben, daß man nur das richtige Medikament finden muß, das die Normalisierung aller Werte herbeiführt. Damit sind alle Probleme gelöst – oder auch nicht. Wir haben die große Zivilisationskrankheit des essentiellen Bluthochdrucks, doch was versteckt sich eigentlich hinter dieser Krankheitsbezeichnung? In dieser »Schublade« werden Millionen von Menschen verstaut, die unter zu hohem Blutdruck leiden. Warum geben wir uns mit dieser Definition zufrieden? Wir haben in unserer Abteilung die Erfahrung gemacht, daß es Patienten mit Bluthochdruck durchaus gelingen kann, die Medikamente wesentlich zu reduzieren oder auch ganz abzusetzen und einen normalen Blutdruck zu erreichen, wenn sie ihren Lebensstil ändern. Arbeitet man nach dem schulmedizinischen System, dann verschreibt man ein Medikament, der Blutdruck sinkt, und der Arzt hält dann den Blutdruck »unter Kontrolle«. Gleichzeitig setzt man aber die Patienten den Nebenwirkungen wie Hyperlipidämie, erhöhtem Blutzucker oder Impotenz aus. Selbst wenn die Werte wieder normal sind, hat man von der eigentlichen Krankheit des Patienten noch nichts begriffen, man weiß also nicht, ob z. B. Streß oder Angstzustände den Hochdruck hervorgerufen haben. Sicher lassen sich die Krankheitsursachen nicht auf einen einfachen Nenner bringen, denn sie sind zu komplex. Alternativ bedeutet für uns zu fragen: Gibt es eine andere Behandlungsmöglichkeit für diesen speziellen Fall, für diesen speziellen Menschen zu dieser bestimmten Zeit? Es ist aber auch nicht ausgeschlossen, daß wir einen Patienten beispielsweise zum Chirurgen rücküberweisen und sagen, daß wir nicht helfen können.

H. M.: Alex, Sie behandeln mit Entspannungstechniken, Akupunktur und Biofeedback. Was hat Sie dazu geführt, und wie sind Sie und Dorothy Waddell zur Zusammenarbeit gekommen?

A. F.: Wir arbeiten seit sieben oder acht Jahren zusammen. Als ich zu ihr kam, existierte die Abteilung schon. Ich war vor allem von den politischen und Sozialwissenschaften geprägt, vom Interesse an sozialer Veränderung. Durch Tai'chi-Übungen erhielt ich den Zugang zur chinesischen Medizin. Als ich mit dem Akupunkturstudium begann, studierte ich gleichzeitig öffentliche Gesundheitserziehung an der Universität. Durch eine Untersuchung über Bluthochdruck kam ich mit Dorothy Waddell in Kontakt. Dabei versuchten wir herauszufinden, was der Patient im allgemeinen selbst über seine Krankheit weiß und was die behandelnden Ärzte bei ihm an Wissen voraussetzen. Natürlich stellte sich dabei eine sehr große Diskrepanz heraus. Die meisten wußten noch nicht einmal, daß Hypertonus das gleiche ist wie Bluthochdruck, hatten also keinerlei Begriff von ihrer eigenen Krankheit.

Ich behandelte damals mit Akupunktur Frauen, die an Menstruationskrämpfen litten, denn es gab noch keine entzündungshemmenden Medikamente ohne Steroide. Ich sprach mit Dorothy Waddell über die erzielten Erfolge, und wir begannen zusammenzuarbeiten.

H. M.: *Im Laufe der vergangenen Monate hatte ich ausreichend Gelegenheit, an Ihren Teamsitzungen teilzunehmen. Was mich dabei am meisten beeindruckte, war Ihre Fähigkeit zu wirklicher Zusammenarbeit, um für den jeweiligen Patienten gemeinsam die bestmögliche Therapie zu finden. Die einzelnen Mitarbeiter der* Alternative Therapies Unit *bringen unterschiedliche Voraussetzungen mit und wenden verschiedene Techniken an. Wie gelingt es Ihnen, trotz dieser Vielfalt und Verschiedenheit zu einer Einigung zu kommen?*

D. W.: In den ersten Jahren unserer Zusammenarbeit haben wir viel Energie für den gemeinsamen Lernprozeß als Gruppe aufgebracht.

Mein persönlicher Lernprozeß setzte in den siebziger Jahren bei den Diskussionen um ein humanistisch orientiertes Konzept der Medizin ein. Diese waren wesentlich beeinflußt von Roberto Assagiolis Modell der Psychosynthese. Er setzte sich dabei mit einem tiefergehenden Verständnis des menschlichen Willens auseinander und damit, wie es dem Menschen gelingen kann, sich seiner selbst und der Gestaltungsmöglichkeiten seines Lebens bewußter zu werden. Sein Modell eröffnete mir ein verändertes Verständnis von Krankheit und Gesundheit, wonach jeder Mensch zugleich auf verschiedenen Ebenen existiert – körperlich, emotional, intellektuell und geistig. Mein Interesse begann sich wieder mehr auf den *ganzen* Menschen zu richten, anstatt ihn – wie ich in der Medizin gelernt hatte – nur auf seine Krankheit reduziert wahrzunehmen.

Wir versuchen, Krankheit als einen begrenzt wahrgenommenen Ausdruck einer weitergehenden Funktionsstörung zu verstehen. Krankheit wird zwar vom Patienten zunächst als ein spezifisches körperliches oder seelisches Problem wahrgenommen. Diese spezifische Störung kann aber wesentliche Bezüge zu anderen Ebenen seines Lebens haben, die bis dahin noch unbewußt oder verdrängt sind. Wir sind als erstes grundsätzlich darum bemüht zu ergründen, wie der Patient selbst sein Leiden wahrnimmt. Dabei versuchen wir nicht von vornherein, den Patienten zu heilen, von den Krankheitssymptomen zu befreien, sondern wir bemühen uns, ihm einen eigenen Lern- und Wandlungsprozeß zu ermöglichen. Dabei sehen wir seine spezifische Funktionsstörung oder Krankheit als einen Teil seiner gesamten Lebenszusammenhänge. Sobald man beginnt, die spezifische Störung durch verschiedene Behandlungstechniken zu verändern, gerät bei den Patienten einiges in Bewegung, andere Probleme werden sichtbar.

Auf einer unserer letzten Teamsitzungen haben wir ausführlich über eine Patientin gesprochen, deren Probleme zu Beginn der Behandlung offensichtlich emotionaler Art waren. Im Verlauf der Behandlung entwickelte sie verschiedene körperliche Leiden wie Kreuz- und Nackenschmerzen. Aber anstelle einer Orientierung nur an der medizinischen Diagnose und der entsprechenden Behandlung nach Lehrbuch beginnen wir jetzt entsprechend den gewandelten Beschwerden mit einer körperorientierten Behandlung der gegebenen Symptome. Wir beobachten zusammen mit den Patienten aufmerksam die Entwicklung, um allmählich einen besseren Eindruck der »Gestalt« des Patienten zu gewinnen.

All diese Erfahrungen haben uns zu einer Infragestellung des begrenzten medizinischen Modells geführt, das zu stark

Probleme und Krankheiten nur in Begriffe von meßbaren molekularen Veränderungen zu pressen versucht.

H. M.: Ihre therapeutische Arbeit zielt darauf ab, den Patienten Wege zur Veränderung ihrer Lebensweise zu eröffnen, die Fähigkeit zur Wahrnehmung des eigenen Körpers und damit auch zur Neugestaltung ihres Lebens zu schulen. Dies besagt im wesentlichen, daß Sie den Patienten die Fähigkeit zur Beeinflussung ihrer eigenen körperlichen und seelischen Störungen bewußt machen. Dies scheint mir die Grundlage Ihrer Teamarbeit zu sein, zu der jeder seinen Beitrag zu leisten versucht, anstatt seine spezifische Methode als alleinige Lösung eines medizinischen Problems darzustellen.

D. W.: Wir hoffen zumindest, daß wir diese Vorstellungen verwirklichen können. Für neue Mitarbeiter ist dies oft schwierig, denn gewöhnlich wird man in dieser Richtung in der Ausbildung nicht geschult.

A. F.: Ursprünglich wurde unsere Klinik von der großen Energie beeinflußt, die von der Holistic Health-Bewegung ausging, die Ende der siebziger Jahre ihren ersten Höhepunkt erreichte. Wir hatten damals das Gefühl, daß wir all denjenigen helfen könnten, von denen andere behaupteten, daß für sie keine Hilfe möglich sei – beispielsweise weil die Ärzte sich nicht genug um sie kümmerten oder nicht alle Möglichkeiten ausschöpften. Mit vereinten Kräften und mit Hilfe der verschiedenen ganzheitlichen Ansätze waren wir überzeugt, Wege zu finden, um die Selbstheilungskräfte dieser Menschen zu aktivieren, damit sie schließlich mit unserer Unterstützung sich selbst heilen könnten. Nichts erschien uns in dieser Zeit unmöglich, und wir glaubten, daß es das traditionelle medizinische System sei, das gewisse Dinge für unmöglich erklärte.

Heute haben wir sicherlich begriffen, daß wir damals vielfach zu enthusiastisch waren. Inzwischen haben wir oft die Grenzen des uns und den Patienten Möglichen erfahren müssen. Trotzdem halte ich daran fest, daß man bei der Behandlung immer die verschiedenen Ebenen des Menschen berücksichtigen soll.

Behandelt man beispielsweise den Diabetes eines Patienten, ohne seine Familiensituation, seine Arbeitsbedingungen, seine körperliche Bewegung oder auch seine Weltanschauung zu beachten, dann bemüht man sich nicht, den bestmöglichen Weg der Heilung aufzuspüren.

Gemeinsam ist all den Mitarbeitern der *Alternative Therapies Unit*, daß für sie nicht nur die Befriedigung des eigenen Ego bei dem Erfolg einer Therapie ausschlaggebend ist, sondern daß sie sich verstärkt als Gruppe darum bemühen, soviel wie möglich zum Heilungserfolg der Patienten beizutragen.

Es ist nicht nur die Idee einer gemeinsamen Arbeit oder einer Gruppenpraxis, die uns vom herkömmlichen medizinischen System unterscheidet. Wir lehnen jedoch ein System ab, in dem ein Arzt oder Therapeut für den Patienten oft nur wenig Zeit zur Verfügung hat.

D. W.: Oder sich nur die Zeit nimmt, ein Rezept auszustellen, nach dem Modell der »Pille für jedes Problem« – denn oft bleiben nicht mehr als fünf bis zehn Minuten pro Patient. Die Macht dieses Modells ist jedoch ungeheuer groß, sowohl im Hinblick auf die vordergründige Kosteneffektivität als auch wegen seiner Einfachheit. Man braucht sich zum Beispiel nicht um so lästige Begleitumstände wie die psychosozialen Hintergründe zu kümmern – wenn ein Patient über Kurzatmigkeit klagt, verordnet man Aminophyllin; hat er geschwollene Knöchel, dann verschreibt man ihm Hydrochlorthiazid.

Um noch einmal auf die Frage der Teamarbeit zurückzukommen: Ich habe im Verlauf der Jahre die zahlreichen Versuche und Diskussionen über diesen Ansatz aufmerksam verfolgt und weiß, wie schwer es ist, ein Team zur Zusammenarbeit zu bringen. Was ich aber in dieser Abteilung erlebe, ist weitaus besser als alle anderen Ansätze von Gemeinschaftspraxen oder -kliniken, die ich bisher kennengelernt habe.

Einige Kollegen meinen, daß alle ganzheitlichen Ansätze unsinnig seien. Dies ist meines Erachtens nicht richtig; denn hier ist der Arzt nicht mehr der allein Verantwortliche für die Behandlung, die Patienten übernehmen eine größere Eigenverantwortung für ihre Gesundheit und erhalten mehr Mittel zur Selbsthilfe. Das traditionelle medizinische Modell basiert auf einem passiven Patienten, der hin und her gereicht wird, und mehr oder weniger guten Experten, die versuchen, dieses »Patientenkind« dazu zu bringen, sich ordentlich zu benehmen. Im wesentlichen ist es also ein Eltern-Kind-Modell, und die wenigsten »Kinder« sind gehorsam und gehen auf die Wünsche der Ärzte ein. Wichtig ist es hervorzuheben, daß das ganzheitliche Modell die Patienten als erwachsene Menschen einstuft, denen es begreiflich zu machen versucht, daß sie sehr wohl in der Lage sind, ihre Probleme darzustellen und an deren Veränderung mitzuwirken. Unsere Aufgabe als Therapeuten und Ärzte besteht meiner Meinung nach darin, ihnen zu helfen, ihre eigene Kraft aufzuspüren, sowie sie bei Bedarf mit unserer Sachkenntnis zu unterstützen.

H. M.: *Darüber hinaus sehe ich den besonderen Wert Ihrer Arbeit in der Verbindung von Teamarbeit und einer gemeinsamen Haltung gegenüber dem therapeutischen Vorgehen mit verschiedenen Techniken.*

A. F.: Da stimme ich Ihnen zu. Es gibt auch andere Kliniken, die ähnliche Techniken anwenden, sich aber in ihrem Geschäftsgebaren kaum von manchen profitorientierten Kliniken unterscheiden. Und andererseits gibt es Kliniken, die im Team arbeiten, für die aber aus finanziellen, zeitlichen oder ideologischen Gründen die alternativen Behandlungsmethoden nicht in Frage kommen.

D. W.: Ein anderer wesentlicher Punkt ist der, daß wir versuchen, die Patienten anders als bisher üblich wahrzunehmen, ohne sie dadurch in ihrer Autonomie einzuschränken. Oft stößt man auf großen Widerstand, wenn man versucht, die gewohnte Rolle des Patienten zu verändern. Aber wenn es gelingt, sie für mögliche Veränderungen erst einmal zu öffnen, schwinden auch diese Schwierigkeiten. Sie sind nicht länger nur Patienten, sondern Menschen, die sich in einem bestimmten Prozeß ihrer Entwicklung befinden.

H. M.: Die Alternative Therapies Unit *unterscheidet sich noch in einem anderen wichtigen Punkt von den meisten privaten ganzheitlichen Therapiezentren. Da bisher nur wenige private Krankenkassen für alternative Techniken aufkommen, sind diese Behandlungen oft nur den höheren Einkommenschichten zugänglich. Sie haben bewußt diese Abteilung innerhalb eines städtischen Krankenhauses aufgebaut, um damit auch den niederen Einkommenschichten einen Zugang zu ganzheitlichen Behandlungsmethoden zu verschaffen. Welche Erfahrungen haben Sie damit gemacht?*

D. W.: Sicherlich ist unsere Abteilung aus einer anderen Motivation heraus gegründet worden als andere private Therapiezentren. Für mich ist es äußerst interessant zu erforschen, wie gewöhnliche Klinikpatienten auf diese Behandlungen ansprechen. Nachdem ich über die verschiedenen Behandlungstechniken genügend Kenntnisse erworben hatte, begann ich mit einigen wirklich schwierigen Patienten aus dem Krankenhaus – wie beispielsweise stark gefährdeten Alkoholikern – zu arbeiten und konnte bald erfreuliche Beobachtungen machen. Zu meinem Leidwesen muß ich jedoch gestehen, daß – selbst wenn auch in den schwierigsten Fällen eine erfolgreiche Behandlung mit diesen Methoden möglich war – es leichter war, mit Patienten zu arbeiten, die zum Beispiel eine bessere Ausbildung hatten. Diese waren eher bereit und fähig, Eigenverantwortung zu übernehmen. Bei der Auswertung der Ergebnisse der ersten Hochdruckpatienten mußte ich feststellen, daß die verhaltensorientierten Therapien besonders erfolgreich waren bei gut ausgebildeten Patienten der Mittelschicht, also gerade bei denjenigen, die wir nicht mehr bevorzugt behandeln wollten. Zudem waren es ausschließlich Männer, die gut auf diese Behandlungen ansprachen. Das Biofeedback-Modell erwies sich als dasjenige, das ihnen am deutlichsten vermittelte: »Ich kann lernen, Kontrolle über meinen Körper auszuüben.« Im Laufe der Zeit wurde mir klar, daß gerade den Männern in unserer Gesellschaft solche Formeln immer wieder beigebracht werden. Frauen haben es da wesentlich schwerer. Und für die Unterprivilegierten ist es nicht nur ein Problem, sondern oft auch eine schlechte Nachricht, selbst aktiv werden zu sollen. Ich habe lernen müssen, daß für einige von ihnen es geradezu erschreckend war, wenn ihnen die Möglichkeit angeboten wurde, neue Wege der Kontrolle über sich selbst zu erlernen. Es war eine völlig neuartige Erfahrung für sie, deren Bedeutung sie nicht gleich einschätzen konnten und die sie deswegen ängstigte.

H. M.: *Ist dies nicht auch ein Ausdruck des übergroßen Respekts und der Autoritätsgläubigkeit, die speziell bei ärmeren Bevölkerungsschichten gegenüber Ärzten bestehen? Viele traditionelle Methoden der Selbstbehandlung sind heute verschüttet. Finanzielle Notwendigkeiten zwingen viele dieser Menschen dazu, von den Ärzten eine schnelle Kurierung ihrer Symptome zu erwarten, damit sie nicht zu lange dem Arbeitsprozeß fernbleiben und ihren Arbeitsplatz gefährden. Sie sind oft nicht in der Lage, ihre Beschwerden den Ärzten genau zu beschreiben.*

D. W.: Sicherlich, aber Sie sprechen jetzt schon über das mögliche »Warum« dieser Erfahrungen. Ich wollte erst einmal nur feststellen, daß wir entgegen unseren Erwartungen die Erfahrung gemacht haben, daß man nicht problemlos in gleicher Weise mit allen Krankenhauspatienten arbeiten kann, daß sich neben den individuellen auch soziale Unterschiede auswirken. Wenn ich beispielsweise Vorträge für das Krankenhauspersonal oder für Ärzte halte, die häufig durchaus wohlwollend unserer Arbeit gegenüberstehen, dann höre ich bisweilen von einem Assistenzarzt, daß höchstens ein oder zwei seiner Patienten von unserem Programm profitieren würden. Mir scheint, daß er die Patienten gewaltig unterschätzt. Aus verschiedenen Gründen ist es hier nicht möglich, die Patienten ohne weiteres für eine ganzheitliche Behandlung zu gewinnen. Wenn Sie bestrebt sind, rasch befriedigende Ergebnisse zu erzielen, dann sollten Sie nicht Patienten eines solchen städtischen Krankenhauses für Ihr Vorhaben aussuchen.

Eine Schwierigkeit liegt auch darin, daß etwa ein Drittel bis die Hälfte unserer Patienten die englische Sprache nicht beherrscht und aus einem anderen Kulturmilieu stammt. Als Beispiel möchte ich einen Patienten russisch-arabischer Abstammung anführen, der zehn Jahre – bis zu seinem Tod – bei mir in Behandlung war. Wir hatten offensichtlich ein gutes Verhältnis zueinander, aber es dauerte zwei Jahre, bis er bereit war, eine größere Eigenverantwortung zu übernehmen und nicht nur zu tun, was er für richtig hielt, sondern auch mit mir darüber zu sprechen. Obwohl ich ihn einmal die Woche sah, war er erst nach so langer Zeit in der Lage, mir zu sagen: »Diese Methode wirkt bei mir nicht.« Viele Patienten asiatischer Herkunft sind von ihrer Kultur her gewohnt, immer freundlich zum Arzt zu sein, so daß man sie oft nur schwer einschätzen kann.

Meiner Meinung nach verändern die Medien wesentlich mehr als die Ärzte und Gesundheitsexperten die kulturellen Werte einer Gesellschaft. Ich habe oft festgestellt, daß Patienten, die eine Talk-Show im Fernsehen gesehen hatten, in der einer ihrer Lieblingsschauspieler oder der Kommentator begeistert über Biofeedback oder andere neue Heilverfahren gesprochen hatte, mit einer völlig veränderten Einstellung zu mir in die Klinik kamen. Ein oder zwei Sendungen bewirkten bei ihnen eine Haltungsänderung, die mich gewöhnlich mehr als zwei Monate intensiver Gespräche kostete. Es ist wirklich nicht einfach, Patienten zu mehr Eigenverantwortung für ihre Gesundheit und ihr Leben zu bewegen.

H. M.: Inwieweit verändern sich Ihre Patienten, nachdem sie von Ihnen behandelt worden sind? Tritt eine körperliche und seelische Änderung ein?

D. W.: Wir müssen unterscheiden zwischen den Patienten, die unsere Behandlungsmethoden voll in Anspruch nehmen, und jenen, die relativ einfache Krankheiten haben und zum Beispiel mit Akupunktur geheilt werden können, ohne daß dabei eine tiefgehende Veränderung auftritt.

Was die erstgenannten betrifft, so gibt es Patienten, bei denen im Verlauf einer längeren Behandlung wirklich einschneidende Veränderungen eintreten. Es ist ein langwieriger, individuell geprägter Prozeß.

Wir können Veränderungen erreichen, die im schulmedizinischen Bereich gar nicht möglich sind, da das Modell der medikamentösen Therapie nichts wirklich verändern kann. Wenn Sie bei Herzschwäche Digitalis einnehmen, so wird dadurch Ihr Herz nicht stärker, Sie stützen lediglich ein fehlerhaft arbeitendes Organ.

Das ganzheitliche Modell ist bedeutend optimistischer; seine Hypothesen sind in letzter Zeit vielfach durch die wissenschaftlichen Forschungsergebnisse über das menschliche Gehirn bestätigt worden. Es hat sich herausgestellt, daß das Gehirn wesentlich plastischer und das Nervensystem zu einer weitaus größeren Regeneration fähig ist, als bisher angenommen. Diese Ergebnisse unterstützen die optimistischere Betrachtungsweise des menschlichen Körpers; die Möglichkeit, menschliches Verhalten zu verändern, basiert auf wissenschaftlichen Ergebnissen aus der Psychologie und der Verhaltensforschung. Aber auch in unserer Abteilung erreichen wir nicht bei jedem Patienten eine nachhaltige Veränderung oder Heilung.

Ich möchte noch einmal auf die aktive Rolle des Patienten zurückkommen. Wir alle haben erfahren, daß man in eine Situation kommen kann, in der man solche Schmerzen hat, daß man sich nicht eigenverantwortlich um deren Behebung kümmern will, sondern Linderung und Pflege bei anderen

sucht. Darum erscheint es uns wichtig, auch Therapien anzubieten, die zunächst nur eine Besserung des Befindens ermöglichen. Uns wurde das Pflegebedürfnis der Patienten deutlicher, dem wir solange nachzukommen versuchen, wie es
für den Kranken notwendig ist. Erst dann kann man den Patienten zu größerer Eigenverantwortung anregen und seine
Selbstheilungskräfte aktivieren.

Im Unterschied zu anderen Ansätzen gehen wir davon aus,
daß die Phase der vollen Versorgung begrenzt sein muß und
wir ab einem gewissen Punkt die Frage stellen: »Was können
die Patienten selbst zu ihrer Heilung und zur Veränderung
ihrer Lebenssituation beitragen?« Dies hebt unser Modell
von dem vieler Praktiker ab, die ihre Patienten über Jahre
hinaus zweimal wöchentlich »behandeln«, ohne daß eine
Veränderung wahrzunehmen ist. Wir behaupten nicht, daß
Pflege, Zuneigung und Versorgung schlecht für die Patienten
sind, aber wir hoffen, daß diese Erfahrungen den Patienten
schließlich dazu führen, sein eigenes Leben anders zu betrachten und aus eigener Kraft verändern zu wollen.

A. F.: Lassen Sie mich einige positive Beispiele unserer Behandlung
aufzählen: Eine unserer Patientinnen, die als Krankenschwe-
ster sehr gestreßt war, litt an chronischen Kopfschmerzen,
die sie daran hinderten, regelmäßig ihrer Arbeit nachzugehen und ihre sozialen Beziehungen zu pflegen. Wir arbeiteten
mit ihr mit Biofeedback, und sie wurde von uns intensiv
psychologisch beraten. Nach einiger Zeit war sie in der Lage,
die Kopfschmerzen unter Kontrolle zu halten und Streß besser zu verarbeiten sowie Entspannungsübungen selbständig
durchzuführen. Die Kopfschmerzen traten mitunter zwar
noch auf, aber nur in einer sehr schwachen Form.

Einem anderen Patienten, einem älteren Mann, war nach
einem Schlaganfall gesagt worden, daß er das Maximum an
Bewegungsfähigkeit erreicht hätte, obwohl er noch stark in
seinen Bewegungen eingeschränkt war. Er wurde mehrmals
mit der Feldenkrais-Methode behandelt, was nach einiger
Zeit die Beweglichkeit seines Arms und Beins bedeutend er-

höhte. Schließlich war er sogar arbeitsfähig und konnte ohne fremde Hilfe die öffentlichen Verkehrsmittel benutzen. Vor unserer Behandlung war seine Ehe stark gefährdet, da beide Ehepartner mit ihrer speziellen Situation – der totalen Abhängigkeit des Mannes – nicht fertigwurden. Als er wieder von der Pflege seiner Frau unabhängiger wurde, stabilisierte sich auch die Ehe. Ähnliches können wir von einem Diabetiker berichten, der unter Schmerzen an den Füßen litt. Er lernte, die Schmerzen durch Autogenes Training besser unter Kontrolle zu halten.

Wir hatten auch eine ganze Reihe von Erfolgen bei Patienten mit Bluthochdruck, denen es mit Hilfe von Entspannungsübungen nicht nur gelang, den Blutdruck zu senken, sondern die auch fähig wurden, anders mit ihrem Leben umzugehen. Patienten mit Schmerzen des Muskel- und Skelettsystems, wie z. B. Arthritis, lernten spezielle Übungen, die ihnen halfen, chronischen Behinderungen vorzubeugen.

Ich glaube, daß es viel schwieriger ist, mit sozial schlechter gestellten Patienten zu arbeiten. Bürger der Mittelschicht leiden vor allem unter Status- und Karrierestreß. Bei den Patienten unseres Krankenhauses dagegen besteht der Streß oft auch in der Sorge, ob das Geld für die Miete und das Essen reicht. Ich bin froh, daß einige unserer Patienten von unseren Techniken profitieren können, obwohl ihre Probleme mit dem materiellen Überleben zusammenhängen. Deswegen ist es meines Erachtens wichtig, daß wir hier arbeiten und versuchen, auch dieser Bevölkerungsgruppe zu helfen. Leider bekommen wir von den Verantwortlichen des Krankenhauses zu wenig Unterstützung, da unsere Arbeit noch nicht als wesentlich, sondern als eine zusätzliche Leistung betrachtet wird. Würden wir mehr Tabletten verordnen, dann wäre die Unterstützung vielleicht größer. Dies ist eine sehr kurzsichtige Betrachtungsweise des medizinischen Systems.

H. M.: Wie sehen Sie die Zukunft Ihres Projekts? Ist der Kontakt zu dem traditionellen medizinischen System im Verlauf Ihrer Arbeit besser geworden?

D. W.: Wir werden sicher noch einige Zeit weiterarbeiten können, aber es ist unklar, wie lange noch. In den USA wird sich vieles erst einmal bedeutend verschlechtern, bevor es sich zum Besseren verändern wird. Vor allem in Kalifornien versucht man, die Gesundheitskosten unter Kontrolle zu bringen, und wir werden sicher zu den ersten gehören, die vom Finanzierungsplan gestrichen werden. Die Politiker wissen zwar, daß in die hochtechnologisierten Behandlungsverfahren der Medizin das meiste Geld investiert wird, aber politisch gesehen ist es viel schwieriger, diese einzuschränken. Sicher sind nicht alle Ärzte materiell orientiert, aber die meisten von ihnen haben mit der hochentwickelten Gerätemedizin viel Geld verdient und dadurch auch politischen Einfluß gewonnen. Es wird wohl noch lange dauern, bis eine tiefergehende Veränderung des medizinischen Systems eintreten wird.

Unsere Arbeit wird oft als belanglos betrachtet, weil die Menschen nicht unmittelbar an Streß, Bluthochdruck u. ä. sterben. Zwar befürwortet niemand die Nebenwirkungen der Medikamente gegen Bluthochdruck, aber daran läßt sich nichts ändern. Nur wenige Schulmediziner fühlen sich von diesen Problemen wirklich betroffen. Eine Reihe von staatlichen Maßnahmen wurde schon eingeführt, um vor allem die sozialen Hilfeleistungen drastisch einzuschränken. Eine harte Zeit wird auf uns zukommen, bevor Besserungen eintreten, aber die Ideen werden gewiß überleben.

H. M.: *In der ganzheitlichen Medizin ist die Eigenverantwortung ein zentraler Begriff, während der Aspekt der gesellschaftlichen Verantwortung für Gesundheit in diesem Modell nur relativ wenig Beachtung findet. Versuchen Sie, diese beiden Momente in Ihrer Arbeit zu berücksichtigen?*

A. F.: Sicherlich besteht eine der Schwächen des ganzheitlichen Modells in der häufigen Annahme, daß das Individuum aus seinem sozialen Kontext gelöst werden kann und es ausreicht, Techniken zu lernen, um sich wohler zu fühlen. Es wird zu wenig berücksichtigt, daß die Fähigkeit, neue Dinge zu lernen und für das eigene Leben zu nutzen, nicht in jedem sozialen Kontext ohne weiteres möglich ist. Meiner Meinung nach erliegt man in den USA einem Trugschluß, wenn man behauptet, es sei für jeden möglich, alles zu erreichen: Wenn man krank sei, könne man lernen, sich selbst zu helfen, oder man könne sich allein durch positives Denken heilen. Alles könne man erwerben, sogar Gesundheit, wenn man nur an sich selbst arbeite. Aber dies ist nur *eine* Einschätzung des ganzheitlichen Modells, und wir versuchen in unserer Abteilung gegen diese Ideologie vorzugehen, indem wir durch die Teamarbeit sowohl die psychologischen als auch die sozialen Hintergründe der Patienten in unsere Behandlung miteinbeziehen. Wichtig ist, das der ganzheitlichen Medizin zugrunde liegende Denkmodell in einen Kontext zu stellen, der sowohl individuelle Freiheit als auch soziale Verantwortung betont. Einige unserer Techniken, wie beispielsweise Biofeedback, haben bereits Eingang in die traditionelle medizinische Behandlung gefunden, und diese Tendenz wird in den nächsten Jahren steigen.

D. W.: Sicher, bestimmte Anstöße werden übernommen, wie Akupunktur in den Schmerzkliniken, die alternativen Geburtszentren oder die Gedanken von Kübler-Ross über das humane Sterben, aber oft wird der Kontext vergessen, in dem diese ganzheitlichen Ansätze entwickelt wurden.

(1983)

ELLIS HUBER
Die Gleichgewichtsstörungen der modernen
Krankenhäuser. Ein Kommentar zum Gespräch mit
Dorothy Waddell und Alex Foreman

»Kommen Sie mit«, sagt der sichtlich stolze Verwaltungsleiter, »ich
zeige Ihnen jetzt das Herz unserer Klinik.« Er führt mich mehrere
Stockwerke nach unten, wir gehen durch lange Tunnel, die sich mit
größeren Räumen abwechseln. Wie von Geisterhand gesteuert, fahren Krankenhausbetten, Küchencontainer, Wäschebehälter und
Transportwagen kreuz und quer. »Unsere technische Logistik funktioniert vollautomatisch«, erklärt der Klinikchef unter dem Klicken
der Rohrpostschleusen und öffnet per Knopfdruck das Flügeltor zu
einer riesigen Halle, in der die Energie-, Wasser- und Kabelstränge
enden und beginnen: »Hier läuft alles zusammen.«
   Der radiologische Chefarzt eines anderen Krankenhauses wendet
sich vom Röntgengerät ab, mir zu. »Das wichtigste sind unser
Stromgenerator und die Abklinganlage unten im Keller, lassen Sie
sich diese wunderbare Technik von mir mal vorführen.« Mir kommen die Eindrücke bekannt vor. Mein Bruder arbeitet als Techniker
in einem Atomkraftwerk und führte mich einmal durch die Anlage:
»Wir kommen jetzt in die Steuerzentrale, das Gehirn des Reaktors.«
   Lauter differenzierte Spezialwerkstätten für Körpermaschinen
bilden heute ein modernes Großklinikum. Organkliniken, die Defekte im Gasaustausch, beim Bluttransport, bei der Zellproduktion
oder bei der Hormonfabrikation diagnostizieren und reparieren,
sind in Reihen aneinander geschaltet. Verwaltungslogistik und
technologische Infrastruktur halten die Megamaschine zusammen:
»Moderne Zeiten« im Krankenhaus. Arzt und Patient sind für sich
allein Rädchen im Getriebe der Klinik, der Funktionslogik einer Fabrik so unterworfen wie der kleine Arbeiter in Charly Chaplins pa-
radigmatischem Film aus den zwanziger Jahren. Arzt, Patient und
Schwester dienen der Funktion des unüberschaubaren Betriebes,
und sie bedienen einen globalen Apparat, der Funktionsstörungen
und Strukturschäden in Körpermaschinen behandelt. Der Mensch

als Subjekt ist eher Sand im Getriebe des funktionierenden Klinikums von heute. Der einzelne fühlt sich irgendwie ausgeliefert, und bevor er die Fasssung verliert, helfen Balintgruppen dem Arzt, psychologische Beratung dem Patienten oder Supervisionszirkel der Schwester, den Betrieb zu ertragen und dysfunktionale Regungen im Getriebe zu bereinigen.

Menschliche Zuwendung findet ihre Grenze immer dort, wo sie statt Schmierstoff für den Lauf der Klinik Widerstand gegen das System produziert. Der »Sachzwang« setzt sich letztlich durch, wenn Menschen im Krankenhaus Gegenwelten formulieren oder alternative Betreuungsmodelle praktizieren wollen.

Die »Alternative Therapies Unit« erinnert an »das kleine gallische Dorf«, das dem römischen Imperium trotzt. Gerät das Imperium in Gefahr, nimmt es plötzlich keine Rücksicht mehr auf blühende Nischen und alternative Blumen. Die Krise der Krankenhauswirtschaft erlaubt den herrschenden Kräften keine Experimente mehr: »zu teuer« lautet die liebste Begründung. In Wirklichkeit wird eine überholte medizinische Ideologie verteidigt und ein neues Denken machtpolitisch abgewehrt.

Ich bin nicht überrascht, daß Dr. Dorothy Waddell und Alex Foreman im San Francisco Hospital scheitern mußten. Auch alle Versuche an deutschen Großkliniken, neue Wege zu beschreiten, psychosomatische Medizin zu integrieren oder patientenorientierte Pflege umzusetzen, erlitten in den vergangenen Jahren das gleiche Schicksal. Das verunsicherte Krankenhausimperium schlägt zurück, bevor es abdankt und an den eigenen Widersprüchen zerbricht. Denn Imperien oder Glaubensgemeinschaften räumen ihren Platz nicht freiwillig, sie verteidigen ihre Macht mit wachsender Aggressivität, und der medizinisch-industrielle Komplex ist trotz der »Krise der Medizin« immer noch ein machtvolles Konzerngefüge. Ivan Illich nannte es einen »Klerus der Biokraten«.

Alternative therapeutische Konzepte, wo immer sie ihr Haupt erheben, sind für die traditionelle Medizin ein Angriff auf ihre brüchige Identität. Da hilft es nicht, daß die alternativen Experten sich bescheiden zurücknehmen, daß sie die herrschende Medizin nur erweitern oder ergänzen möchten, der Schulmedizin »so eine Art Schuttabladeplatz« oder manchmal auch »letzte Hoffnung für die

Kranken« bieten, die von den etablierten Heilverfahren ausgemustert werden: unheilbar, hoffnungslos oder therapieresistent krank.

Die Krise des modernen Krankenhauses ist eine existentielle Kulturkrise. Die Krankenhausversorgung von heute hat ihre Mitte verloren. Der biomedizinische Technologiepol dominiert, der humanmedizinische Empathiepol verschwindet hinter Stahl, Beton, chromblitzenden Gerätschaften und sterilen Funktionstrakten.

Es ist, wie ich meine, falsch, wenn alternative Krankenhausmodelle sich ihrer polaren Gegenwelt nicht bewußt sind und ihre Botschaft gegenüber der institutionalisierten Medizin nicht deutlich selbstbewußt vertreten: Ergänzungen und Erweiterungen lassen sich abschneiden, lebendige Polarität gehört aber zur Medizin wie der Nord- und Südpol zur Erde.

Das Gespräch mit Dorothy Waddell und Alex Foreman läßt die komplementären Welten aufblitzen, die heute Tragik und Hoffnung der Krankenhauskultur bestimmen. Das Krankenhaus von morgen wird die gegensätzlichen Pole integrieren, ohne die verschiedenen Identitäten zu leugnen.

Weniger Medizin verlangt mehr Arzt, so wie mehr Medizin den Arzt auch entmündigen kann. Dem willfährigen Objekt der Medizin stellt die »Alternative Therapies Unit« den lernbereiten und wachsenden Menschen gegenüber, aus Belehrung und Abhängigkeit wird Bildung und Autonomie. Arzt und Patient begegnen sich als Subjekte, die sich ihrer Handikaps durchaus bewußt sind.

Wo die Medizin das Heil von außen bringt, pharmakologische und operativ-technische Spitzenerfolge erringt, da lehrt die »Alternative Therapies Unit« Bescheidenheit und Respekt vor den Fähigkeiten der Natur, sucht das Heil von innen. Jeder Mensch äußert in seiner Krankheit individuelle Not, er braucht subjektive Hilfe. Diese Sicht kontrastiert mit der Krankheit als objektivem Schaden und dem Anspruch nach einer allgemeingültigen Therapie. Molekulare Reparaturprozesse streiten mit geistigem oder seelischem Wachstum. Hierarchische Funktionalität von Chef und Assistent steht gegen das lernende Team von Meister und Schüler.

Pathogenetische Krankenhausmedizin ist ohne saluto-genetische Pflege weder heil noch heilsam. Erst die selbstverständliche Akzeptanz der Polarität im Leben wie in der Heilkunst wird aus Megamaschinenkliniken gesunde Häuser für kranke Menschen entstehen lassen. Diesen hellen Horizont der »Alternative Therapies Unit« gilt es festzuhalten und bewußt zu machen.

Das Ziel einer Ärzteschaft in sozialer Verantwortung sind Gesundheitshäuser für kranke Menschen. Deren Herz schlägt nicht im Zentrum technischer Funktionalität. Das Bemühen um eine humane Medizin sucht die Mitte des Krankenhauses in einer geistigen Orientierung, welche miteinander Technik und Reden, perfekte Reparatur und riskante Heilkunst ebenso zu praktizieren wagt, wie sie die Gefühle von Arzt und Patient in die tagtägliche Arbeit integriert.

Die Gesundheitspolitik und die Krankenkassen in Deutschland müssen den Mut aufbringen, in den Krankenhäusern beide Pole gleichberechtigt zu fördern: Schulmedizin und alternative Heilkunde.

Das Krankenhaus verdichtet nämlich wie in einem Brennglas die Krankheiten der Bürger und die Mängel der Medizin. Im Krankenhaus landen all die Probleme, die ambulante ärztliche oder sozialpflegerische Hilfe nicht zu lösen vermag. Das Großstadtkrankenhaus liefert dem Gesundheitsmanager im Gesundheitswesen »Röntgenbilder« über die Krankheit der Nation, die Gebrechen der Medizin und die »psychovegetative Dysregulation« der ärztlichen Profession.

Die Reform der deutschen Gesundheitsversorgung wird im Krankenhaus scheitern oder gelingen. Das amerikanische Modell einer ausgegrenzten »Alternative Therapies Unit« wäre kein Vorbild. Die kämpferische Integration vergleichbarer alternativer Konzepte aus unserem Gesundheitswesen ist die Alternative zum amerikanischen Weg einer versagenden Gesundheitsversorgung für alle Bürgerinnen und Bürger. Die Reformkonzepte sind vorhanden. In vielen Krankenhäusern bemühen sich Ärztinnen und Ärzte gemeinsam mit Mitgliedern anderer Gesundheitsberufe um Alternativen zur herrschenden Medizin. Ihnen fehlt die gesundheitspolitische Macht, sich gegen die etablierten Strukturen durchzusetzen. Die Gleichgewichtsstörung des modernen Krankenhauses zu beheben verlangt nun, den alternativen therapeutischen Konzepten zur Macht zu verhelfen.

(1994)

TOM FERGUSON
Förderung von Selbsthilfe: »Wir gehen davon aus,
daß jeder Mensch für sich angemessene
Therapieformen finden sollte.«

*H. M.: Medizinische Selbsthilfe bedeutet einerseits die Wiederbele-
bung der traditionellen Gesundheitsselbstversorgung auf
Familien- und Gemeindeebene und andererseits den Versuch, Spezialisten- und Laienwissen zu verbinden. Wie kamen Sie zur Selbsthilfebewegung?*

T. F.: Seit meinem Studium gilt mein Interesse zwei Gebieten: der
Medizin und dem Schreiben. In den sechziger Jahren, zur
Zeit der großen sozialen und politischen Bewegungen,
schloß ich gerade das College ab und bewarb mich um einen
Studienplatz für Medizin. Da ich in sozialer Hinsicht sehr
aktiv war, begeisterte mich damals das Medizinstudium
nicht besonders, und ich beschloß, es für einige Zeit zu unterbrechen. Zu jener Zeit traf ich einige Leute, die gerade mit
dem Peace Corps (Entwicklungshilfe-Organisation) im Aus-
land gearbeitet hatten und die sich überlegten, wie sie nun
auf ähnliche Weise in den USA arbeiten könnten. Sie gründeten eine Organisation, die sie »Vista« nannten, und vermittelten mir eine Arbeit. Sie zeigten mir einen Fleck auf der
Landkarte, wo sich *migration camps* befanden, gaben mir
ein Auto und eine staatliche Kreditkarte. In den ersten zwei
Jahren meines Aufenthalts in den Lagern konnte mir niemand genau sagen, worin meine Arbeit bestehen sollte.
Schließlich begann ich, dort eine Art öffentlicher Gesundheitspflege aufzubauen, denn sie wurde am offensichtlich-
sten gebraucht. Gleichzeitig gab ich eine kleine Zeitung mit
den Gemeindenachrichten heraus. Im Laufe der Zeit entwik-
kelte sich eine Zusammenarbeit mit anderen Gesundheitsor-
ganisationen, die ähnlich wie wir gemeindenah arbeiteten.
Etwa sechs Jahre später kehrte ich zurück an die Universität,

um das Medizinstudium abzuschließen. Nach den Erfahrungen in den *migration camps* erschien mir die Universitätsausbildung in gewisser Hinsicht elitär und wirkungslos.

Die Arbeit im Camp hatte mir gezeigt, daß es möglich war, entsprechend den konkreten Problemen der einzelnen mit einfachen Mitteln die Gesundheitsversorgung der Bevölkerung zu verbessern. In erster Linie verstanden wir unsere Arbeit als Hilfe zur Selbsthilfe.

Ich wollte herausfinden, ob sich dieses Modell auch auf breiterer Basis auf die medizinische Versorgung übertragen ließ. Glücklicherweise studierte ich in Yale, wo die Medizinische Fakultät als eine der wenigen in den USA eine Dissertation vorschreibt. Da es möglich war, sich dafür relativ viel Zeit zu nehmen und mit der Unterstützung eines Fakultätsmitglieds ein Thema eigener Wahl zu bearbeiten, befaßte ich mich zweieinhalb Jahre theoretisch und praktisch mit Projekten der gesundheitlichen Selbsthilfe und -versorgung. Gleichzeitig bereitete ich die erste Ausgabe unserer Zeitschrift *Medical Self-Care* vor, die im Juni 1976 erschien.

H. M.: In Ihrem Buch haben Sie darauf hingewiesen, daß der Begriff von Selbstversorgung eigentlich Kritik übt an der offiziellen Gesundheitspolitik. Lovell Levin sagt diesbezüglich: »Es geht darum, die Initiative in der Gesundheitsversorgung von den Ärzten und anderen Spezialisten auf das Individuum zu verlagern.« Wie kann das Interesse des einzelnen für diese Verlagerung verstärkt werden? Wie fördert man das Selbstvertrauen der Betroffenen, um ihre Eigeninitiative zur Erhaltung ihrer Gesundheit anzuregen?

T. F.: Das Interesse ist meiner Meinung nach schon vorhanden, das Problem sehe ich vielmehr darin, wie man die Betroffenen anspricht. Viele Gemeindearbeiter sagten uns am Anfang unseres Projekts in den *migration camps*, daß die Wanderarbeiter sich nicht für Fragen der Gesundheit interessieren, da sie nicht fähig seien, den Sinn von Vorsorge einzusehen. In Wirklichkeit wußten, wie wir bald herausfanden,

335

diese Gemeindearbeiter aber wenig über die Interessen und Bedürfnisse der im Camp lebenden Familien. Starkes Interesse zeigten die Wanderarbeiter für das Wohlergehen ihrer Kinder. Da alle sehr arm waren und auch die Arbeitskraft der Frauen zum Überleben gebraucht wurde, kamen für die Kinderbetreuung nur arbeitsunfähige ältere Frauen in Betracht. Diese litten aber in der Regel an schwerer Arthritis und konnten die Betreuung der Kleinkinder kaum übernehmen. Ein Jahr zuvor waren drei Säuglinge unter Bettdecken erstickt, was die Wanderarbeiter in große Aufregung versetzte. Dies schien uns also das vorrangige Problem zu sein, darum schlugen wir den Betroffenen die Einrichtung einer Krippe und eines Kindergartens vor. Wir richteten einen Kindergarten ein und erreichten schließlich finanzielle Unterstützung durch staatliche Organisationen, so daß unser Projekt sehr erfolgreich verlief.

H. M.: *Gesundheitsfürsorge ist also nicht ausschließlich auf die Behandlung von Krankheiten beschränkt.*

T. F.: Sicher nicht. Die von den Experten aufgestellten Gesundheitskriterien haben oft nicht unbedingt mit den gesundheitlichen Problemen der Menschen zu tun. Hilfe setzt die Kenntnis der Interessen und Bedürfnisse der Betroffenen voraus.

H. M.: *Die von Ihnen herausgegebene Zeitschrift* Medical Self-Care *erkennt nicht nur alternative Heilmethoden, sondern auch diejenigen der traditionellen Medizin an und versucht, beide Ansätze kritisch zu beleuchten. Dies ist ein wichtiger Schritt in der Entwicklung eines ganzheitlichen oder integrativen Modells von Gesundheitsversorgung. Welche Reaktionen hat Ihr Konzept bisher ausgelöst?*

T. F.: Wir gehen davon aus, daß jeder Mensch die für sich angemessene Therapieform finden sollte. Die Fachleute sollten die von ihnen bevorzugten Modelle dem einzelnen nicht aufzwingen. Je größer der wirtschaftliche und soziale Unterschied zwischen dem Experten und dem Betroffenen ist, um so wahrscheinlicher sind Unterschiede in der Ansicht über die richtige Behandlungsmethode. Der Experte kann ein sehr konservativer Arzt sein und der Betroffene ein Chicano, der an »Curanderisma« als Heilmethode interessiert ist, oder der Experte ist ein »New Age«-Gesundheitsarbeiter, der Betroffene erwartet aber die normale Behandlung von einem »richtigen« Arzt. Der Gedanke von Selbstversorgung ist mehr eine Frage der politischen als der philosophischen Praxis.

H. M.: Aktive Gesundheitsvorsorge verlangt von dem einzelnen ein gewisses Maß an Selbstdisziplin, um Selbstverantwortung für die eigene Gesundheit zu übernehmen. Sie erfordert zugleich grundsätzliche Veränderungen der sozialen und kulturellen Werte und der Erziehung. Welcher Schritte bedarf es, um diese Ideen im öffentlichen Erziehungswesen wirksam werden zu lassen? Hat dieser Prozeß in den USA schon begonnen?

T. F.: Was Gesundheitserziehung betrifft, stecken wir leider noch in den Kinderschuhen. Der Gesundheitsunterricht in den staatlichen Schulen läßt sehr zu wünschen übrig. Die Lehrer sind dafür nicht ausgebildet und interessieren sich genausowenig wie ihre Schüler für dieses Thema. Die öffentliche Gesundheitserziehung wird von den Ärzteverbänden wie z. B. der American Medical Association (AMA) beeinflußt, die sich zu stark am Fachwissen orientieren. Hinzu kommt, daß meistens die Sportlehrer dieses Fach an den Schulen unterrichten und daß sie stärker am Leistungssport als an der Gesundheitsaufklärung interessiert sind. Aber gerade in der schulischen Aufklärung liegt meiner Meinung nach eine große Chance für die zukünftige Gesundheit der Bevölkerung. Der Unterricht sollte von einem Arzt oder von erfahrenen Krankenschwestern geleitet werden.

H. M.: *Teilweise gebe ich Ihnen recht, aber jeder kritische Arzt weiß, daß er von Gesundheitserziehung und allgemeiner Vorbeugung kaum eine Ahnung hat und sie in seiner Ausbildung auch kaum eine Rolle spielt. Hat sich in dieser Hinsicht etwas an der medizinischen Ausbildung in den USA verändert?*

T. F.: Eine geringfügige Verbesserung, aber noch keine große Veränderung ist eingetreten. Ich möchte noch einmal auf den Unterricht zurückkommen. Vor einiger Zeit entwarf ich einen Lehrplan der Gesundheitserziehung für Erstklässler, der erstaunliche Ergebnisse brachte. Die Kinder sind selbstverständlich nicht abstrakt an Gesundheitsvorsorge interessiert, sondern daran, zunehmend Kontrolle über ihren Körper zu gewinnen. Sie wollen eigentlich nur etwas über Herzanfälle und ähnliche sensationelle Krankheiten erfahren. Wir überließen es den Kindern, den Gegenstand des Gesundheitsunterrichtes selbst zu bestimmen. Interessiert waren sie vor allem an Selbstuntersuchungstechniken des eigenen Körpers. Zwischen sechs und acht Jahren ist es spannend zu wissen, wie man den eigenen Körper beherrschen kann, wie er funktioniert und wie er sich entwickelt. Folglich war es für sie sinnvoll, mit einem Stethoskop umzugehen und den Geräuschen ihres Körpers zuzuhören. Mit Vorliebe spielen Kinder immer noch das Doktorspiel, wobei sie sich wie Erstsemester der Medizin verhalten, die ihr Stethoskop immer um den Hals baumeln lassen und damit angeben.

H. M.: *Der zunehmende Gebrauch von Computern und audiovisuellen Geräten ist für eine neue Art von Gesundheitstechnologie kennzeichnend. Was sind ihre Vor- und Nachteile, und wie kann sie zu einer Verbesserung der Selbstversorgung beitragen?*

T. F.: Man muß zwei verschiedene Stränge in der Entwicklung von Computerprogrammen im Gesundheitsbereich unterscheiden, einer ist an Experten gerichtet und der andere an Laien.

Vor kurzem schrieb ich einen Artikel über das Computer-programm »Killer-Cell« in der Zeitschrift *Esquire*. Bei diesem Spiel manövriert man eine »Killer-T-Zelle«, die einen Lymphocyten darstellen soll, um eine Zellansammlung. Mit dieser »Killer-T-Zelle« versucht man, Krebszellen zu zerstören. Diese Art von Computerspielen halte ich insofern für nützlich, als sie die Prinzipien des Immunsystems unseres Körpers darstellen. Vielleicht können sie krebskranken Kindern helfen, das Immunsystem zu aktivieren. Aber das ist noch nicht im notwendigen Umfang als therapeutische Hilfsmaßnahme untersucht.

H. M.:*Ist dieses Spiel eine technische Übertragung der Visualisierungsmethode?*

T. F.:   Im wesentlichen handelt es sich um eine Anleitung zur Visualisation oder um eine computerunterstützte Visualisierungsübung. Computer eröffnen viele Möglichkeiten der Unterstützung von Selbstversorgung, indem sie Informationen zur Verfügung stellen. Abgesehen von den emotionalen Problemen, die der Einsatz von Computern mit sich bringt, spricht auf der Ebene der Informationsvermittlung nichts dagegen, einen Computer auf die Arbeit eines Arztes zu programmieren. Man gibt ihm Fragestellungen ein, die differenzierten logischen Mustern folgen müssen, sowie alle Möglichkeiten der Diagnose der verschiedenen Symptome, und der einzelne kann erfahren, wie er sich selbst helfen kann. In den nächsten fünf bis sieben Jahren wird zweifellos ein solches auf Computertechnik basierendes System entwickelt werden und allgemein zur Verfügung stehen. Wahrscheinlich wird es über das Telefon funktionieren, das mit einer Datenbank in Verbindung steht, in der alle notwendigen Informationen gespeichert sind.

H. M.:*Entspräche dies dem »Computer-Hausbesuch«, wie Sie es genannt haben?*

T. F.: Ja, es wird der Gesundheitsinformation dienen, denn ein Großteil der gegenwärtigen Arztbesuche geschieht aus Informationsgründen. Milliarden von Dollar werden jährlich dafür ausgegeben, wobei die benötigten Informationen möglicherweise auch über einen Computer abgefragt werden könnten.

H. M.: In diesem Punkt stimme ich Ihnen zu, aber um mit T. S. Eliot zu sprechen: »Wieviel Wissen haben wir durch Informationen verloren?« Information ist nur eine Ebene, um auf die Bedürfnisse der Patienten einzugehen.

T. F.: Sicher. Die andere wichtige Ebene ist die der Unterstützung, die bei vielen Arztbesuchen im Mittelpunkt steht. Aber diese Unterstützung kann von Familienangehörigen, Freunden oder Nachbarn genausogut, wenn nicht besser und vor allem kostensparender geleistet werden. Wenn es also möglich ist, durch ein Computersystem das Informationsbedürfnis und durch Laien das Unterstützungsbedürfnis abzudecken, dann bleiben nur noch ganz bestimmte Fertigkeiten übrig, die von Spezialisten ausgeübt werden müssen. Manche der Fertigkeiten, für die heute Ärzte und andere Spezialisten bezahlt werden, können relativ leicht von Laien erlernt werden. Es ist ziemlich einfach, einen Rachenabstrich zu machen, den Blutdruck zu messen, eine Allergiespritze oder andere einfache Injektionen zu verabreichen. Meiner Meinung nach sollte Gesundheitserziehung auf drei Prinzipien beruhen: der Information, dem Unterstützungsbedürfnis und den notwendigen speziellen Fertigkeiten der Ärzte. Auf diese Art könnten wir den hohen Prozentsatz von Arztbesuchen reduzieren und die Qualität der medizinischen Versorgung verbessern.

H. M.: Dies bedeutet eine Reaktivierung von paramedizinischen Traditionen, die heute zum Großteil verlorengegangen sind.

T. F.: In den USA sind die paramedizinischen Traditionen durchaus nicht verlorengegangen. Seit Ende der sechziger / Anfang der siebziger Jahre sind einige wichtige paramedizinische Traditionen erneut ins Leben gerufen worden. Die »nurse-practioner« und die »physician assistants« haben bewiesen, daß klinisch-medizinische Dienstleistungen auf hohem Niveau auch von Leuten ausgeübt werden können, die keine ärztliche Ausbildung haben. Sie betreuen 80−90% der Krankheitsfälle, so daß die Ärzte sich denjenigen Fällen widmen konnten, die wirklich Spezialkenntnisse erforderten.

In bestimmter Hinsicht bereiteten diese paramedizinischen Programme den Weg für eine neue Entwicklung auf dem Gebiet der Selbstversorgung und Selbsthilfe. Wenn ein High School-Absolvent in einer einjährigen Ausbildung die erwähnten paramedizinischen Kenntnisse zu erwerben imstande ist, warum sollte es dann nicht möglich sein, sie sich im Verlauf des 13jährigen Schulbesuchs anzueignen? Ich benutze gern die Begriffe des traditionellen medizinischen Modells, denn man muß nicht unbedingt alternative Modelle der Behandlung heranziehen, wenn man über den Wandel in der Orientierung der Gesundheitsversorgung spricht und davon, die Macht der Ärzte wieder stärker zu den Laien hin zu verlagern. Ich bin nicht der Auffassung, daß wir auf alle Fälle im Rahmen dieses medizinischen Modells bleiben sollten. Aber viele Kritiker geraten in die Dichotomie von verschiedenen philosophischen Ansätzen, darum geht es hier jedoch nicht.

H. M.: *Der Einfluß dieser philosophischen Debatte und der neuen, Körper und Bewußtsein integrierenden Techniken ist jedoch sehr bedeutend. Sie verweisen darauf, daß die traditionelle Einschätzung der Medizin von Gesundheit und Krankheit oft nicht mit den eigenen Wahrnehmungen der Menschen übereinstimmt.*

T. F.: Sicherlich, aber ich denke, daß dieser Wandel ein Ausdruck der Verlagerung ist, über die wir gerade sprechen, von den

Experten weg zu den betroffenen Laien. Diese sind in der Regel wesentlich praktischer eingestellt, denken in konkreten Begriffen und orientieren sich an dem, was ihnen hilft. Die Experten hingegen, ob traditionell oder alternativ, neigen dazu, in geschlossenen philosophischen Systemen zu denken. Je mehr wir uns also von der Ebene der Spezialisten entfernen, um so pragmatischer wird man die Probleme angehen, ähnlich der Zeit vor dem Aufstieg der wissenschaftlichen Medizin im letzten Jahrhundert. Damals gab es eine größere Vielfalt der Methoden, und die Menschen wählten eher das eine aus diesem und das andere aus jenem System aus, sie waren eklektischer. Mir scheint, wir bewegen uns wieder auf eine solche Zeit des Eklektizismus zu.

H. M.: *Vielleicht sind wir auf dem Weg zu einem auf gründlichen Informationen beruhenden Eklektizismus. Ich glaube, daß die klassische Einteilung in Anatomie, Physiologie, Biochemie usw. sich tiefgreifend verändert und abgelöst wird von einem komplexeren Verständnis der Interaktion des Organismus. Unsere jetzigen, sehr präzisen Unterteilungen werden nicht mehr von so großer Bedeutung sein. Wie Sie schon sagten, sind viele Menschen problembewußter geworden.*

T. F.: Richtig. In den USA geht noch eine andere Veränderung vor. Die Medizin wird heute unter ökonomischen Gesichtspunkten immer mehr von großen Gesellschaften und Geschäftsleuten bestimmt als von den wissenschaftlichen Ergebnissen akademischer Forschung. Die Geschäftsleute besitzen einen größeren Einfluß auf die medizinische Versorgung, da sich das gesamte Gesundheitswesen auch in finanzieller Sicht entscheidend wandelt. Neue Formen der Gesundheitsversorgung sind im Entstehen begriffen, wie private chirurgische Ambulanzen (»Walk-ins«) sowie Arztpraxen in Kaufhäusern, die wir spaßeshalber »Doc in the Box« nennen. Wir haben soeben einen interessanten Artikel über Hauspflege veröffentlicht, der dokumentiert, daß die Leute durch Hauspflege wesentlich schneller gesund werden als in den Krankenhäusern. Die Technologie der Krankenversorgung entwickelt Geräte, die zu Hause von den Leuten selbst bedient werden können, ohne daß sie einen Tagessatz von 600 bis 700 Dollar für einen Klinikaufenthalt zahlen müssen. Der Druck, die Gesundheitskosten zu dämpfen, bewirkt größere Veränderungen als die philosophischen Diskussionen der letzten zwanzig Jahre.

H. M.: Ähnliches gilt auch für Europa. Selbst wenn die Ärzteverbände noch gegen diese angestrebte Selbstversorgung kämpfen, scheint langfristig gesehen ihr Kampf schon verloren.

T. F.: Ja, denn es bleibt ihnen nichts anderes übrig, da das neue System geringere Kosten verursacht.

H. M.: Außer der Verlagerung der Initiative der Gesundheitsversorgung von den Spezialisten zu den Betroffenen selbst ist es noch wichtig, die Bedeutung der Prävention in sozialer und kultureller Hinsicht zu erfassen. Ein Netz von informierten Verbrauchern, wie Rodales »People's Medical Society« oder andere, die sich um das Verhältnis von Gesundheit und Umwelt kümmern, sind wesentlicher Bestandteil der zukünftigen Selbstversorgung. Welche Position vertreten Sie dazu?

T. F.: Das sind zwei verschiedene Problemkreise. Ich glaube nicht, daß die Menschen an allgemeiner Prävention interessiert sind. Heute erkennen sie vielleicht die Schwachstellen ihrer Gesundheit zu einem früheren Zeitpunkt, sie warten nicht mehr, bis der Herzanfall eintritt, sondern versuchen, sofort etwas dagegen zu unternehmen, sobald sie merken, daß sie kurzatmiger werden. Ich bin von der Arbeit der »People's Medical Society« und ähnlicher Gruppen sehr angetan. Auch sie arbeiten mit Computern, um die einfließenden Informationen zu koordinieren. Sie fordern ihre Mitglieder auf, jeden Arztbesuch zu beurteilen. Die ausgefüllten Formblätter werden an den zentralen Computer dieser Vereinigung eingesandt, bis schließlich fast alle Ärzte der USA erfaßt sind. Die Laien können dadurch Einfluß auf die Behandlungsmethoden der Ärzte nehmen, die sicher die ersten sind, die den Report der Verbraucheranalysen lesen. Nicht zuletzt infolge der heutigen Ärzteschwemme werden die Ärzte stärker gezwungen, auf die Bedürfnisse ihrer Patienten einzugehen und die gewünschten Leistungen zu erbringen.

H. M.: Überall in den Vereinigten Staaten werden jetzt Kurse in medizinischer Selbsthilfe abgehalten. Ist dieser Lernprozeß nur auf die individuelle und familiäre Basis beschränkt, oder greift er auch auf andere Ebenen über?

T. F.: Ja, auf viele. Zum Beispiel bieten die Kirchen und andere spirituell ausgerichtete Gruppen Hilfsdienste und religiös orientierte Heilungszeremonien an, die zahlreiche Menschen unterschiedlichen Glaubens anziehen. Nicht alle Gruppen sind so bekannt wie die »People's Medical Society«, die von öffentlichkeitsbewußten Experten geleitet wird. Mein Freund Joe Raden zum Beispiel schreibt regelmäßig in unserer Zeitschrift eine Kolumne über Medikamente, »People's Pharmacy«. Er erhält Tausende von Zuschriften; auf die interessantesten und häufigsten Fragen geht er in seiner Kolumne ein. So entsteht ein anderes Informationsnetz. Die Makrobioten verfügen über ihr eigenes Netz; die Aerobic-Einrichtungen von Ken Cooper in Dallas entwickeln ihre eigene Dynamik; so gibt es jede Menge kleiner Systeme, die von den jeweiligen Interessen der Leute ausgehen. In North Carolina zum Beispiel leitet die Schwarze Baptisten-Kirche ihr eigenes Selbstversorgungsprogramm. Ideal wären regionale Gemeindeorganisationen, die formell oder informell Informationen und Unterstützung bieten.

H. M.: Es scheint für die USA typisch zu sein, daß als Folge der Gesundheitsbewegung, neben den Selbsthilfe- und Selbstversorgungseinrichtungen, eine große Anzahl von medizinischen Versorgungseinrichtungen entsteht, denen geschäftliche Interessen zugrunde liegen. In einer der letzten Num-

mern von Medical Self-Care *wurde erwähnt, daß der Umsatz von Artikeln zur medizinischen Selbstversorgung im Jahr 1990 ca. 10 Milliarden Dollar erreichen wird. Die Konzepte zur Gesundheitsförderung, die von den Konzernen verfolgt werden, haben zwar einerseits Vorteile für das Individuum, andererseits liegen sie im Geschäftsinteresse, da die Mitarbeiter funktionsfähiger bleiben. Gibt es in diesem Zusammenhang noch andere wichtige Aspekte?*

T. F.: Ich glaube, daß die Ziele des Individuums und die der Konzerne nicht identisch sind, sich aber vielfach überschneiden. Ursprünglich kam der Anstoß für die Entwicklung von Gesundheitsprogrammen von leitenden Angestellten, die Sport trieben, aufhörten zu rauchen und aus altruistischen Motiven versuchten, die Erfolge, die sie damit erzielten, auch den anderen Mitarbeitern des Hauses nahezubringen. Dann bemerkten viele Firmen, daß dies auch ihren ökonomischen Interessen diente, indem sich die Krankenversicherungskosten damit senken ließen. Die Investitionen für Gesundheitsförderungsprogramme zahlten sich bald aus. Es verminderten sich die Ausfallzeiten durch Krankheit sowie die Ansprüche an die Krankenversicherung. Das Interesse der Firmen an der Gesundheit ihrer Mitarbeiter ist also in erster Linie eine Kosten-Nutzenfrage. Soweit ich weiß, ist die Teilnahme an diesem Gesundheitsprogramm freiwillig.

H. M.: *Jetzt ist diese noch freiwillig, aber das ökonomische Interesse könnte sie in Zukunft zur Pflicht für alle machen.*

T. F.: Einige Firmen und Stadtverwaltungen stellen z.B. keine Raucher mehr ein. Es gibt noch keinen Gerichtsbeschluß über die Legalität solcher Praktiken. Infolge drastisch gestiegener Krankenversicherungsbeiträge aufgrund der Herzattacken einiger leitender Polizeibeamten, die starke Raucher waren, beschloß auch eine Polizeibehörde, keine Raucher mehr einzustellen.

H. M.: *Ich bin erstaunt, wie viele Menschen in den USA das Rauchen aufgegeben haben. Voraussagen zufolge wird die Zahl der Raucher in den nächsten zwanzig Jahren rapide zurückgehen.*

T. F.: Das halte ich für sehr unwahrscheinlich.

H. M.: *Ich bin der Meinung, daß Drogenmißbrauch, zu dem ja in gewisser Hinsicht auch Rauchen und Trinken zählen, in Zusammenhang mit der Lebensführung insgesamt steht.*

T. F.: Diese Meinung teile ich. Ich will gerade ein Buch über das Rauchen schreiben, denn die bisher vorliegenden Publikationen helfen den Rauchern selbst recht wenig; sie erzeugen nur Schuldbewußtsein und Sorgen. Ich gehe davon aus, daß der einzelne für sich selbst entscheiden muß, was für ihn angemessen ist. Wenn jemand sich der Folgen des Rauchens voll bewußt ist und trotzdem zu dieser Droge greift, dann sollte er auch bereit sein, dadurch anfallende Kosten und die Verantwortung zu tragen. Wenn jemand Spaß am Rauchen hat und meint, daß der individuelle Vorteil, den er daraus zieht, die negativen Folgen aufwiegt, dann kann ich ihn nur unterstützen.

(1984)

ANNELIE KEIL
Leben gefährdet Gesundheit:
»Gesundheitsförderung sollte Mut machen,
das Risiko des Lebens einzugehen.«

»Ich gehe davon aus, daß der einzelne für sich selbst entscheiden muß, was für ihn angemessen ist. Wenn jemand sich der Folgen des Rauchens voll bewußt ist und trotzdem zu dieser Droge greift, dann sollte er auch bereit sein, dadurch anfallende Kosten und die Verantwortung zu tragen. Wenn jemand Spaß am Rauchen hat und meint, daß der individuelle Vorteil, den er daraus zieht, die negativen Folgen aufwiegt, dann kann ich ihn nur unterstützen.«
(Tom Ferguson im Gespräch mit Helmut Milz)

»Die Welt ist nicht wahr, aber sie will durch den Menschen und die Wahrheit zur Heimat gelangen.«
(Ernst Bloch)

Rat-Schläge gegen das ›falsche Leben‹

Jeder Mensch ist ein Experte seines Lebens, aber in der Regel ein medizinischer Laie. Definieren wir Gesundheit medizinisch als Abwesenheit von Krankheit, so bleibt diese selbst eine Leerformel und die Experten der Krankheit beschreiben aus dem Blickwinkel der Krankheit, was für die Gesundheit zu geschehen habe. Damit der Experte seines Lebens auch wirklich einer wird, muß er gleichzeitig Gesundheitsexperte werden, d.h. wissen, wie er für die Abwesenheit von Krankheit sorgen kann. Der Mensch braucht also eine medizinische Halbbildung und die Einsicht in seine gesundheitsgefährdenden Lebensansichten und Lebensstile, um sich am eigenen Schopfe aus dem Sumpf der Krankheit zu ziehen. Diese Art von Gesundheitsförderung und Laienkompetenz erinnert wirklich an Münchhausen, der mit seinem Pferd über einen Morast setzen wollte, aber zu kurz sprang und nicht weit vom anderen Ufer bis an den Hals in den Morast fiel.« »Hier hätte ich unfehlbar umkommen müssen, wenn nicht die Stärke meines eigenen Armes mich an meinem eigenen Haarzopfe, samt dem Pferde, welches ich fest zwischen meine Knie schloß, wieder herausgezogen hätte.«

Die Hand am eigenen Schopf: das ist das »gesunde« Leistungs-Ich (Haerlin, 1983, 9), und wie wir wissen, sitzt das Bewußtsein vermutlich in der Nähe dieses Schopfes. Ein medizinisch gebildeter Laie weiß, daß man vom Zigarettenrauchen chronische Bronchitis, ein Lungenemphysem, Lungen-, Harnblasen- oder Brustkrebs, auch eine koronare Herzkrankheit bekommen kann, also läßt er das Zigarettenrauchen oder kommt für die anfallenden Kosten auf. Überernährung und zu viel Fett führen nicht nur zur Fettleibigkeit, sondern auch zur Arteriosklerose, ebenfalls zur Koronarkrankheit und vielleicht auch zur Diabetes mellitus, also weg mit dem Fett oder zahlen. Wer sich nicht anschnallt, erleidet schwere Verletzungen bei Autounfällen, und wer sexuell »verantwortungslos« lebt, bekommt Syphillis, einen Tripper, Gebärmutterkrebs oder Aids (vgl. Leichter, 1991).

Ob man aus Verzweiflung und Angst raucht, sieht man dem Lungenkarzinom nicht an, und der Hautkrebs fragt auch nicht danach, ob das Sonnenbaden Spaß gemacht und wer die Sonnenstrahlen so schädlich gemacht hat. Gezahlt wird auf jeden Fall: erst mit der Gesundheit und dann für die anfallenden Kosten, denn schließlich muß der bewußte Schädiger des Lebens die Verantwortung für selbstverursachte Krankheiten übernehmen.

Guter Rat scheint nicht immer teuer zu sein, wenn man ihn gibt – er wird teuer, wenn man ihn annimmt. Gesundheit ist eine Frage der Einsicht und des freien Willens, dieser Einsicht auch selbstverantwortlich und ohne Rücksicht auf Lebenslagen und Lebensgeschichte zu folgen. Mangelnde Einsichtigkeit oder gar Zweifel an der Ursachenanalyse von Krankheiten, Entscheidungsschwierigkeiten, Hoffnungs- und Hilflosigkeit gelten als Zuwiderhandlung und werden mit weiteren Kosten geahndet, zum Beispiel mit spezifischen Beitrags- und Versicherungsleistungen. Seit den Diskussionen um die Kostendämpfung im Gesundheitswesen und um die Strukturreform sind weitere Vorschläge zur Gesundheit in eigener Verantwortung gemacht worden, und sie erzeugen tatsächlich mehr

Druck als die gesundheitsbewegten und philosophischen Überlegungen zu Selbsthilfe, Selbstorganisation und Selbstregulation der letzten zwanzig Jahre.

Leben gefährdet Gesundheit, so steht es auf tausend Fahnen zur Gesundheitsförderung. Sie sind Wegweiser aus dem falschen Leben, geschrieben in einer verwirrenden Spiegelschrift, die den Zusammenhang zwischen Gesundheitsverhalten und Gesundheitsverhältnissen zerreißt und die Komplexität des Lebens auf das Problem des Lebensstils reduziert. Im Namen der Gesundheit und unter Berufung auf das autonome und bewußte Leistungs-Ich sind alle riskanten Verhaltens- und Lebensweisen einzustellen, wie immer sie als Überlebensstrategien entstanden sein mögen und welche Hinweise sie auch auf die hinter ihnen liegenden Lebensrisiken enthalten könnten. Auch wenn die Laien-Epidemiologie, nämlich die Geschichten der kranken Menschen, Bände spricht, diese Art von Gesundheitsförderung liest manchmal nicht einmal die erste Seite. Vielleicht aus Angst, sie müßte der eigenen Einsicht folgen, daß Gesundheit in eigener Verantwortung doch mehr ist als kontrolliertes Gesundheitsverhalten zur Vermeidung des Risikos, nämlich wirklich und in allen Dimensionen der menschlichen Existenz zu leben. Das Risikoverhalten ist auch angesichts der Zunahme tödlicher Erkrankungen einzustellen.

Als Buch vom richtigen Leben und Sterben erfüllt die Gesundheitsförderung nun auch noch einen uralten Traum der Mensch: Wer sich richtig verhält, lebt länger. Zwar müssen noch einige Berechnungen vorgenommen werden, aber immerhin wissen wir, daß der statistisch nicht erwartete – der plötzliche oder auch vorzeitige – Tod eine »vernünftige Begründung« hat, die wir uns nur bewußt machen müssen, um auch für ihn die Verantwortung zu übernehmen: das falsche Leben und der gesundheitsgefährdende Lebensstil des Menschen. Der Tod scheint eine Begründung zu brauchen, um ins Leben der Menschen einzutreten. Die »selbstverschuldete« Krankheit ist ein beeindruckendes Argument, Schuld- und Bestrafungsgefühle begleiten das Sterben.

»Krankheit kann (ebenso wie die Natur und die Ureinwohner Amerikas) erobert und besiegt werden, aber nur, wenn sie mit aggressiver Diagnostik aufgestöbert und genauso aggressiv behandelt wird... Krankheit kann sogar vorgebeugt werden, indem das Umfeld von feindlichen Elementen gereinigt wird« (vgl. Payer, 1988, 1992). Die ungesunden Angewohnheiten wurden als feindliche Elemente erkannt, Kampf dem falschen Leben.

Münchhausen überlebt.
Der mißglückte Sprung über den Morast

Aufgefordert, sich für das Angemessene im Leben zu entscheiden und bewußt zu kontrollieren, wohin die Reise geht, die zudem glücklich und gesund, »ohne Befund« enden soll, hängen wir über dem Abgrund; und mit einer Hand den berühmten Schopf ergreifend, haben wir ohnehin nur noch eine Hand zum Handeln frei. Genau aus dieser Perspektive wird der Mensch zum Risikofaktor an sich. Er ist für diejenigen ein Unsicherheitsfaktor, die auf seine Sicherheit und Funktionstüchtigkeit setzen, nicht aber mit seinem Leben rechnen.

Leben gefährdet Gesundheit. Die Tatsachen liegen auf der Hand. Das Leben selbst scheint das größte Risiko zu sein, und wer dieses nicht eingeht, ist bereits tot, noch bevor er darin umgekommen ist. Der Mensch selbst ist unberechenbar, vor allem auch da, wo er schon gerechnet hat. Hemmschuhe gibt es in allen Größen und Farben. Für die lebensstilorientierte Gesundheitsförderung ist das schon manchmal zum Verzweifeln: Diese Menschen essen gern und meistens zu viel; sie rauchen und trinken aus verschiedenen Gründen und erfahren dabei viel öffentliche Unterstützung; sie gehen nicht so gern früh ins Bett, um am nächsten Tag wieder besser arbeiten zu können, und ihre verantwortungsvolle Sexualität leben viele gar nicht oder übers Telefon; sie hängen wie ihre Kinder lieber müde vor dem Fernseher als zu joggen und regen sich an allen Ecken und Enden auf, auch wenn sie sich psycho-sozial nicht stressen sollen.

Leben gefährdet Gesundheit. Die Botschaften sind vielschichtig und auch für Professionelle, nicht nur für Laien oft schwer zu verstehen. Sich der Folgen des Lebens bewußt zu werden ist eine lebenslange Aufgabe.

Die Zunahme von Eßstörungen und Alkoholismus zeigt, daß Essen und Trinken weit über ihren lebenserhaltenden Dienst hinausgehen. Angesichts vielfältiger Bedrohungen und Behinderungen den Weg zu finden, den sie leben wollen und können, und in der Verweigerung gegenüber der Art des Lebens, die ihnen zugedacht ist und die andere Menschen für sie als »gesund« ansehen, finden Menschen Lösungen, die voller Paradoxien, Verleugnungen, Hoffnungen und Utopien sind, in denen sie aber auch um den letzten Rest von Autonomie kämpfen oder dem totalen »Versagerimage« ausweichen wollen. Zu dick oder zu dünn: »Wir brauchen heute nicht mehr auf die Kirmes zu gehen, um Menschen zu treffen, die ihre Bedürfnisse offensichtlich so wenig befriedigen können, daß sie eins davon, das Essen, zum pathologischen Zentrum ihres Seins machen: die Hungerkünstler, zumeist -künstlerinnen, sind mitten unter uns« (Franke, 1994, 9). Diesem Hunger und seinen Formen der Über- und Unterernährung kommen wir nicht mit weniger Kochsalz und Zucker bei, auch nicht durch weniger Fette oder mehr Ballaststoffe in der Nahrung.

Wie versprochen, halten Alkohol und Tabletten, unsere beliebtesten legalen Drogen, ihr unterstützendes Angebot für schwieriges Leben aufrecht: Die Arbeit geht zumindest für eine Weile leichter von der Hand, Kollegen und Ansprüchen wird man besser gerecht, die Wohnung wirkt im benebelten Zustand nicht mehr ganz so eng, die tiefe Lebensangst wird im Keller eingeschlossen und quält nicht mehr ganz so auffällig. Millionen von Menschen haben in den Drogen gefunden, was die Präventionspolitik empfiehlt: Entspannungstechniken zur Reduktion von Streß. Dazu ein Beispiel:

»Ein 60jähriger litt seit seinem 20. Lebensjahr an Kopfschmerzen und war gewohnt, 10–20 Tabletten täglich gegen diese Kopfschmerzen einzunehmen. Er stammte aus sehr einfachen Verhältnissen und hatte sich emporgearbeitet. Er war ein sehr hochstehender Funktionär in einer Gewerkschaft. Aber er lebte immer in der Furcht, versagen zu können... Befragt, wann denn die Kopfschmerzen einsetzen, sagt er, daß er ohne Kopfschmerzen erwache, aber dann beim Rasieren kämen die Gedanken, was an dem Tag wieder alles auf ihn zukommt, und die Kopfschmerzen setzen ein« (Jores, 1973, 102).

Der Kopf ahnt, was ihm bevorsteht, in doppelter Weise: Er kennt die angstbesetzte Arbeitswirklichkeit und die umfassende Lebensstiländerung, die notwendig wäre, um diesen 40 Jahre dauernden Kreislauf zu unterbrechen.

Auch schlafen kann gefährlich werden, und die meisten Menschen wissen, daß zu wenig oder gestörter Schlaf der Gesundheit abträglich ist. Der eine schnarcht und manövriert sich vielleicht schon in die ersten Anzeichen einer Herzerkrankung, der Partner oder die Partnerin greifen zu Augen-, Ohrschutz oder Schlafmitteln, wecken den Schlafenden stündlich, um letztlich nur eines beizubehalten: das gemeinsame Schlafzimmer. Das körperliche Wohlbefinden wird bis an die Grenze des Erträglichen dem »sozialen Wohlbefinden«, nämlich nicht allein schlafen zu müssen, geopfert. Die Entscheidungsfreiheit hat viele Grenzen, und eine davon ist die Medikalisierung des Lebens unter dem Versprechen, daß es für jedes Problem eine Pille gäbe, auch wenn sie noch so bitter schmeckt. Diese Art der Lösung von Gesundheitsproblemen hat das Gesundheitssystem in Deutschland fast in den finanziellen Ruin getrieben, aber für den Erhalt einer unauffälligen, arbeitsfähigen Durchschnittsexistenz war diese teure Lösung offenbar lange genug rentabel. Einzige statistisch bestätigte Bedingung: In Deutschland endet sozusagen jeder Arztbesuch mit einem Rezept, ganz im Gegensatz zu vielen anderen Ländern (vgl. Glaeske, *Jahrbuch Sucht* 1993,1994).

Auch Bewegungsmangel gefährdet das Leben, und jeder, der das weiß, versucht sich Beine zu machen. Diejenigen aber, die schon auf den Trimm-Dich-Bahnen oder gleich mitten in den Städten joggen oder bewußt schnellgehen, um die Knie und den Rücken ein wenig mehr zu schonen, sollten auf jeden Fall die Luft anhalten und das Atmen möglichst einstellen, denn die eingeatmete Luft erzeugt bereits das nächste Gesundheitsrisiko. Auch die Drachenflieger hoch in den Lüften oder die SkifahrerInnen kommen nicht davon: Die Kosten für solcherart riskante Sportarten müssen durch Risikozuschläge geahndet werden, schlägt der Präsident der deutschen Ärzteschaft vor. Da bleiben die Faulen doch lieber gleich auf ihren Stühlen sitzen: Sport ist eben doch Mord, auf jeden Fall ungesund.

Leben gefährdet Gesundheit. Wer zu tief oder falsch liebt, seinen Partner gar zur besseren Hälfte von sich macht, in Ehe und Kindern

wie gesellschaftlich erwartet unentgeltlich eine verantwortungsvolle Tätigkeit übernimmt, kann im Fall eines überraschenden Ver-
lustes durch Trennung oder Tod von einem »life-event« getroffen
werden, in eine schwere Krise geraten und sogar an Krebs erkranken. Um solche Krisen zu durchleben oder wieder gesund zu werden, *muß man mehr verändern als einen Lebensstil.*

Die Stimulierung der Selbstheilungskräfte setzt voraus, daß der
Sumpf erkannt wird, in dem man steckt, und das Ufer gesehen wird,
auf das sich die Hoffnung richtet. Eine solche psychische, somatische, geistige und soziale Gesundheitsdiagnose und die ihr folgende
Förderung setzen voraus, daß der Bewußtwerdungsprozeß der
Menschen über ihre Lage und ihre Bereitschaft, sich dieser zu stellen
wie auch die Verantwortung für bestimmte Folgen abzulehnen, eine
breite politische und gesellschaftliche Unterstützung findet. Solange
die finanziellen Aufwendungen für psychotherapeutische Begleitung und Beratung in deutschen Kliniken die jährlichen Ausgaben
für ein durchschnittliches Schlafmittel unterschreiten, sind nationale und internationale Kreuzzüge gegen das falsche Verhalten der
Individuen im Umgang mit ihrem Körper für die Mehrheit wie für
die nachdenklichen einzelnen nicht sehr überzeugend. Manche Ge-
sundheitsparolen klingen wie Kriegserklärungen. Der Wille wird
zur Waffe, mit dem man selbst den Krebs besiegen kann. Aber was
ist mit denen, die gekämpft und verloren haben?

In einer Gesellschaft und Kultur mit so viel beschränkter Haftung
ist Gesundheit nicht nur als individueller, subjektiver, sondern auch
als kollektiver, politischer und kultureller Lebensentwurf gefährdet. Diese Bedrohung ist nicht nur äußerlich, sondern trifft die Prinzipien des Lebens selbst. Die aus der Erfahrung der Bedrohung auf-
steigende Bewußtheit, die lebensentwerfende Kompetenz ist überall
da gefährdet, wo Menschen daran gehindert werden, über ihr eigenes Leben zu bestimmen und es in ihre Hände zu nehmen – leibhaf-
tig und selbstverantwortlich. Wer von Kindesbeinen an lernt, daß
andere die Entscheidungen treffen und bestimmen, was angemessen
ist, hört auf zu denken, zu fühlen, sich zu bewegen, zu lieben, richtig
durchzuatmen. Vor den Gesundheitsexperten haben andere Experten das Leben der Menschen unter ihre Fittiche genommen und im
Namen der erwarteten Fitness verwaltet. Selbstbeherrschung statt

Selbstgestaltung, fit – nämlich passend, geeignet und tauglich für den Erwerb von guten Noten, Status, Karriere, dazu sozialverträglich, flexibel und austauschbar –, das waren und sind Ziele für eine Gesundheit, die auf Arbeitsfähigkeit und Funktionstüchtigkeit reduziert wird. Die an dieser Art von Gesundheit Erkrankten füllen die Kliniken und die ambulanten Praxen – und schon das macht einleuchtend, weshalb die gegenwärtige Gesundheitsförderung die Gesunden und die Kranken nicht nur trennt, sondern mit letzteren möglichst wenig zu tun haben will. Bevor die Menschen erkranken, sind sie oft schon schwer krank, aber firmieren noch unter den Gesunden. Die Lebensinteressen auf Arbeit und Leistung eingeengt, von rigiden Normen und Autoritäten abhängig, pflichtbewußt und in oft zielloser Betriebsamkeit durchlaufen sie die Härtetests des Lebens. Wenn sie Glück haben, sind sie auch erfolgreich, aber sie hören die tiefere Stimme ihrer Gesundheit nicht mehr, die um Hilfe ruft. In Abwandlung des Wortes von Viktor von Weizsäcker: »Nicht ein Organ ist krank, sondern der ganze Mensch ist krank«, könnte man sagen: Das Leben ist lange vor dem Organ erkrankt. Dazu ein Beispiel.

»Ein 64jähriger Patient betreute, bevor sich bei ihm ein postenzephalitischer Parkinson entwickelte, als Vorarbeiter in einer Fabrik drei Schichten, bewirtschaftete nach Feierabend 26 Ar Akkerland und hielt sich 70 Hasen. Täglich ging er 900 abgezählte Schritte, hob jeden Abend 30mal die Hände und kämmte sich 30mal, »damit ich weiß, was ich geschafft habe« (Kütemeyer, Masuhr, 1981, 358).

Das autonom handelnde Individuum, das einsichtig und willensstark, ehrgeizig und konkurrenzbereit seinen Weg geht und sich am eigenen Schopf, ohne genügende Aufklärung über die Art des Morasts, in den er während des Gehens gerät, aus dem Sumpf ziehen kann, wenn er nur genug medizinische Laienkompetenz hat, wird zur ideologischen Fiktion einer Gesundheitsförderung, die Gesundheit verdinglicht und instrumentalisiert. Das Ergebnis wird immer sichtbarer: »Healthismus« als verinnerlichte Gesundheitsmoral (Kühn, 1993, 26), in ihrem Reduktionismus und ihrer Schuldzuweisung eine erneute Gesundheitsgefahr und eine neue Stufe der Medikalisierung des Alltagslebens. An symptomlosen, zumindest beschwerdefreien Personen werden Messungen vorgenommen (Blutdruck, Cholesterin, Übergewicht etc.), und nach auch für die Ärzte oftmals undurchschaubaren Richtwerten werden dann die Personen mit »Risikofaktoren« lebenslang wie Kranke behandelt (Kühn, 1993, 70). Verhaltensweisen werden aus Lebensweisen und biographischen Kontexten herausgelöst, zu Faktoren gemacht und für das medizinische Warenangebot wie für Erziehungsprogramme freigegeben. Letztendlich geht es nicht einmal mehr um Verhalten und seine Veränderung; Fühlen und Verhalten werden durch Messungen und Medikamente ersetzt. Ivan Illich, der die Gesundheitsbewegung mit seiner These von der Nemesis der Medizin und ihren Enteignungstendenzen so maßgeblich beeinflußt hat, nennt das, was die Gegenwart in der Gesundheitsdebatte ausmacht, einen Vorschlag zur hygienischen Autonomie, eine Form von »Gesundheit in eigener Verantwortung«, zu der er ein klares »Danke, Nein!« sagt (Illich, 1991, 225).

Leben als Begegnung mit dem Fremden – auch das gefährdet Gesundheit

Die Gesundheitsförderung setzt auf das Sichtbare. Gibt es keinen Befund, ist der Mensch gesund. Wer nicht mehr raucht, gilt als erfolgreich behandelt – das neue Symptom, das die nicht bewältigten Ursachen an die Front schicken, wird vom nächsten Facharzt behandelt. Leben gefährdet Gesundheit, weil es mit doppeltem Boden arbeitet, auf verschiedenen Bühnen gleichzeitig inszeniert, das Bewußte mit dem Unbewußten vermischt, dem ungelebten Leben oft eine größere Wirkung erlaubt als dem gelebten Leben. Leben durchschreitet unseren Raum und unsere Zeit in nicht berechenbarer Weise, es entzieht uns den Boden unverhofft, von einem Augenblick zum anderen und bietet vielleicht im nächsten Augenblick einen neuen Raum, eine andere Möglichkeit. Wir stellen uns freiwillig einer medizinischen Untersuchung, betreten die Praxis gesund. Im Angesicht eines sichtbar werdenden Knotens auf dem Röntgenbild wechseln wir in wenigen Sekunden vom »gesunden« Zustand in einen »schwerkranken« Zustand. Leben gefährdet Gesundheit vor allem mit seiner Unvorhersagbarkeit, seiner Unplanbarkeit in allen existentiellen Fragen, seiner Endlichkeit. Das sind die Gegenstände, denen sich eine Gesundheitsförderung zuwenden müßte, die die Fähigkeit zur Gesundheit wirklich an die eigene Verantwortung der historischen Subjekte binden will.

Leben ist vom ersten Augenblick der Zeugung an ein Weg durch die Fremde, Begegnung mit dem Fremden schlechthin, immer wieder ein Schritt in die Ungewißheit und Dunkelheit, Zugriff auf etwas, das noch werden muß, um zu sein. Auf diesem schwierigen Weg wagt man mit jedem Schritt den Fall, der aufrechte Gang ist nur möglich, wenn das Scheitern einkalkuliert wird. Dieses Unplanbare und Unberechenbare fällt uns als Provokation aus der Zukunft zu, provoziert uns als Möglichkeit zu leben, leben müssen wir es selbst. Überspitzt formuliert, gestaltet sich unser Leben als Zufall, und wir würden blind gegenüber dem Leben, wenn wir nur nach rückwärts in die Vergangenheit schauen, um auszurechnen, was uns noch erwartet. An den großen Zufällen unseres Lebens arbeiten wir uns oft ein ganzes Leben lang ab: Dazu gehören die Eltern, an die wir geraten und die wir uns nicht ausgesucht haben; aber auch die Zeit, in die wir hineingeboren werden und die unser Leben maßgeblich bestimmt. Die Liebe, der wir folgen und die wir mit der Heirat festigen, ist ein lebenslanges Gesundheitsrisiko; auch die Kinder, die wir so sicher geplant haben und von denen wir zu wissen glaubten, was aus ihnen wird, wenn wir nur bestimmte Maßnahmen ergreifen. *Wir sind keine logischen, sondern lebendige Beispiele des Lebens*, die man an keiner Objektivität festmachen kann. Weil das Leben aber wie wir selbst bedürftig ist, sind wir frei und abhängig zugleich. Wir haben die Möglichkeit zum Stoffwechsel, können frei darüber verfügen – um zu leben aber, müssen wir uns austauschen, auf allen Ebenen der menschlichen Existenz (Jonas, 1973). Gesundheit als gestaltende Kraft unseres Lebens, als Lebenskompetenz wie als lebenslange Leistung, kann sich überhaupt nur einstellen, wenn wir mit dem Stoffwechsel das Wagnis des Lebens eingehen. Gesundheit in diesem Sinne ist eine Provokation des hoffenden Lebens, sie lebt vom Entschluß und von der Entschei-

356

dung selbst da, wo Menschen es bevorzugen, sich leben zu lassen, oder sich nur noch als Opfer des Lebens sehen.

Nicht Selbstbeherrschung, Eingleisigkeit, Ordnungsfanatismus, Durchhalten, Verdrängen, Schlucken und Schweigen sind die Qualifikationen, die ganzheitliche, psychosomatische und soziale Gesundheitsforderung braucht, sondern Erkundung, Entdeckung, Erschließung, Entscheidung, sich Auseinandersetzen, Einlassen und Loslassen. Selbstbestimmung statt Fremdbestimmung und das mitten in den entfremdeten, in der Regel die Subjekte nicht beachtenden Verhältnissen, das ist die schwierige Aufgabe. Mir scheint, daß das Subjekt nicht nur in die Medizin eingeführt werden muß, sondern auch in die Gesundheitsförderung, so daß die Laienkompetenz keine medizinische bleibt, sondern eine menschliche, gesundheitsorientierte wird und sich dabei auf Körper, Geist und Seele, aber auch auf die sozialen Beziehungen und auf das Verhältnis zur Umwelt und zum Kosmos bezieht.

Gesundheit ist mehr.
Sie ist eine Leistung des Lebens

Gesundheitsförderung geht uns alle an. Förderung der Laienkompetenz ist Förderung von Lebenskompetenz und überschreitet medizinische Selbsthilfe bei weitem.

Die »zweite Public Health Revolution« (Leichter 1991) greift mit ihrer wesentlich am äußeren Lebensstil der Menschen orientierten Gesundheitsförderung zu kurz, wenn sie wie Califano über »Healthy People« so nachdenkt:

> »...der Schlüssel zu einem gesunden oder kranken, langen oder kurzen Leben eines Menschen (ist) in mehreren einfachen persönlichen Gewohnheiten zu finden; in den Rauch- und Trink-, Eß-, Schlaf- und Bewegungsgewohnheiten, darin, ob man Geschwindigkeitsbegrenzungen einhält, sich anschnallt und einige einfache Maßnahmen durchführt« (Healthy People, 1979, S. VII, zitiert nach Kühn, 1993, 51).

Dieser Begriff von Gesundheit bleibt in der Abwesenheit von Krankheit hängen, muß darauf achten, daß Körper und Seele nicht auffällig werden, keine Regelwidrigkeiten produzieren. Eine solche Gesundheit für das Jahre 2000 und dann noch für alle in gleicher Weise muß uns schon heute angst machen. Wenn es, wie Nietzsche formuliert, eine Gesundheit an sich gar nicht gibt, sondern es vielmehr auf unsere Ziele, Horizonte, auf unsere Kräfte, Irrtümer und namentlich auf die Ideale und Phantasmen unserer Seelen ankommt, um zu bestimmen, was selbst für den Leib Gesundheit zu bedeuten habe, dann geht es nicht nur um unzählige Gesundheiten des Leibes und der Seele, sondern dann wächst die Bedeutung der Gesundheitsförderung durch die Dimensionen, die sie durchschreitet, um dem Ziel einer verantwortbaren und selbstverantworteten Gesundheit näherzukommen.

In diesem Sinne

— heißt Gesundheitsförderung Geschichte ergründen, auch aus den bitteren Wurzeln des gesellschaftlichen Leidens wie des Leidens an der Gesellschaft;

— fördert Gesundheitsförderung nicht *die* Gesundheit, sondern die Bedingungen der Vielfalt für die Vielfalt der Gesundheit aller, d. h. vor allem die Gestaltungskraft und Selbstregulation der Menschen als zentraler Voraussetzung für Gesundheit;

— ist Gesundheitsförderung integrative Arbeit an der Gesundheit. Sie braucht eine multiprofessionelle und interdisziplinäre Kompetenz, um die körperliche, seelische, geistige, soziale und spirituelle Dimension der Gesundheit in gleicher Weise und in ihren Zusammenhängen zu sehen;

— ist Gesundheitsförderung die Arbeit mit und an dem Sinn des Lebens, des Individuums wie der Gemeinschaft;

— ist Gesundheitsförderung Hilfe zur Selbsthilfe, Hilfe zur Selbstgestaltung. Gesundheitsförderung ist politisch. Sie streitet um das Gemeinwohl, das in den Gesundheits- und Lebensentwürfen der Menschen zum Ausdruck kommt;

— ist Gesundheitsförderung keine Risikofahndung, denn in einer Risikogesellschaft ist Gesundheit immer ein Risiko. Gesundheitsförderung sollte vielmehr eine Förderung sein, die Mut macht, das Risiko des Lebens einzugehen.

Literatur

Franke, Alexa: *Wege aus dem goldenen Käfig. Anorexie verstehen und behandeln.* Quintessenz 1994.

Glaeske, G. (1993): *Jahrbuch Sucht 1994*, Neuland.

Haerlin, Peter: *Wie von selbst. Vom Leistungszwang zur Mühelosigkeit.* Quadriga, Berlin 1987.

Illich, Ivan: »Die Substantivierung des Lebens im 19. und 20. Jahrhundert«, in: *Was macht den Menschen krank?* Birkhäuser, Basel 1991.

Jonas, Hans: *Organismus und Freiheit*, Sammlung Vandenhoeck, Göttingen 1973.

Jores, A.: *Der Kranke mit psychovegetativen Störungen*, Göttingen 1973.

Keil, Annelie: *Gezeiten. Leben zwischen Gesundheit und Krankheit.* Prolog, Kassel 1994.

Kütemeyer, M. und **K. F. Masuhr**: »Psychosomatische Aspekte in der Neurologie«, in: *Praktische Psychosomatik*, 1981, S. 353 ff.

Kühn, Hagen: *Healthismus, Eine Analyse der Präventionspolitik und Gesundheitsförderung in den USA*, WZB, Berlin 1993.

Leichter, H. M.: *Free to be Foolish. Politics and Health Promotion in the United States and Great Britain*, Princeton 1991.

Payer, L.: *Medicine and Culture, Varieties of Treatment in the United States, England, West Germany and France*, New York 1988.

Payer, L.: *Disease Mongers. How Doctors, Drug Companies and Insurers are making you feeling sick.* New York 1992.

(1994)

LEONARD DUHL
Professionelles Wissen auch als Erfahrung vermitteln: »Ich vertrete weiterhin meine Überzeugung, daß Gesundheit ein Recht ist.«

H. M.:In der Vergangenheit haben Sie sowohl als Psychiater, mit psychoanalytischer Ausbildung, als auch viele Jahre in staatlichen Institutionen als Gesundheitsplaner gearbeitet. Jetzt haben Sie eine Professur in Berkeley und wollen Ihre Studenten zu einem ökologischen und ganzheitlichen Verständnis von Gesundheit hinführen. Wie sehen Sie Ihren eigenen Lernprozeß?

L. D.: Als ich in den vierziger Jahren mit dem Medizinstudium begann, wollte ich eigentlich Kinderarzt werden, weil ich glaubte, daß die Pädiatrie mit Kindern in Berührung kommt, bevor sie erkranken. Bald gab ich diesen Plan auf, da ich feststellte, daß auch Kinderärzte sich in der Regel nur mit Krankheiten beschäftigten. Die Psychiatrie schien mir dann die meisten Möglichkeiten zu bieten, weil sie sich biologischen, psychologischen und sozialen Fragen zuwendet. Sie ließ das zu, was ich heute ökologisches Verständnis des Menschen und seiner Krankheiten nenne.

Während meiner Ausbildung in der Psychiatrie wurde ich zum Militärdienst einberufen, dem ich entgehen konnte, indem ich mich für einen Ersatzdienst im öffentlichen Gesundheitswesen entschied. Dort mußte ich als halbausgebildeter Psychiater Tuberkulose-Röntgenbilder auswerten. Damals kam ich zum erstenmal nach Kalifornien und arbeitete in Berkeley und den benachbarten Gemeinden. Mich beschäftigte zunehmend die Frage, aus welchen Gründen einige Menschen zur Schirmbilduntersuchung erscheinen und andere nicht. So nahm ich aktiv an der Auseinandersetzung mit Sozialprogrammen, den Problemen der Elendsviertel, mit Fragen des sozialen und Gemeindelebens teil.

Nach diesen Erfahrungen kehrte ich an die Klinik zurück, um meine psychiatrische Ausbildung zu beenden. Einige Zeit später begann ich als Planungschef im National Institute of Mental Health zu arbeiten, das dem Staat untersteht. Ich sollte mich um die Versorgung, Behandlung und Rehabilitation von psychisch Kranken in den USA kümmern und darüber hinaus mit den Fragen der geistigen Gesundheit der Bevölkerung beschäftigten. Recht bald erkannte ich, daß wesentlich mehr Menschen, als ich annahm, sich mit Gesundheitsfragen befassen, wenn man von der herkömmlichen medizinischen Definition von Gesundheit absieht. So wurde mir beispielsweise klar, daß sich auch viele im Bereich der Wohn- und Stadtplanung mit diesem Problem auseinandersetzen. Aufschluß darüber gaben mir auch die alten Planungsunterlagen von Gartenstädten in England, Skandinavien, Deutschland und Frankreich: Diese waren ursprünglich zur Förderung der Gesundheit ihrer Bewohner angelegt worden. Es wurde mir deutlich, daß in New York Neubausiedlungen gebaut wurden, weil die Menschen in ihren alten, schmutzigen Wohnungen krank wurden. Gleichzeitig begann ich zu verstehen, daß Erziehung eigentlich als Ziel die Befähigung zur individuellen Anpassung an die Veränderungen des Lebens haben und damit der menschlichen Entwicklung dienen sollte.

Folglich bemühte ich mich, die unterschiedlichsten Experten zusammenzubringen: Ärzte, Juristen, Mitarbeiter der Gemeindeverwaltung, Ökologen, Psychologen usw. Uns interessierten die Beziehungen zwischen Mensch und Umwelt. Etwa elf Jahre lang arbeiteten wir an den verschiedensten Aspekten dieser Frage. Diese Arbeit brachte mich zu der Einsicht, daß es im Hinblick auf die Gesundheit einen Bereich gibt, der Medizin heißt, aber daß Gesundheit sich auf viele Arten definieren läßt. Mein Interesse an interdisziplinären Fragen und Systemproblemen war zusehends gewachsen, und ich begann die Bedeutung von Veränderung für die soziale Entwicklung besser zu verstehen. Je mehr ich mich mit diesen Fragen beschäftigte, um so deutlicher wurden mir ihre politischen Dimensionen. In Washington arbeitete ich am Ausbau des Programms gegen die Armut und am Aufbau des Peace Corps mit sowie an der Planung von Modellstädten.

Als ich dann nach Berkeley zur Universität überwechselte, wurde mir zusehends klarer, daß die Antworten auf die Bedürfnisse der Gesellschaft sich nicht am grünen Tisch der Washingtoner Politik finden lassen. Der direkte Kontakt zu den Menschen erschien mir wichtiger, denn ich war in erster Linie daran interessiert zu erfahren, wie sie ihre Realität wahrnehmen. Ich wollte Gründe erforschen, warum das gleiche Problem von den einzelnen oft völlig verschieden wahrgenommen wird. Dadurch gewann ich wieder neues Interesse an der Psychiatrie. Zugleich wurde für mich die Untersuchung alternativer Modelle wichtig, denn ich hatte erkannt, daß unterschiedliche Wert- und Normvorstellungen, derer sich das Individuum bedient – seien es diejenigen, in denen es aufgewachsen ist, oder die, die es übernommen hat–, seine jeweilige Wahrnehmung und sein Verhalten bestimmen. Politische und soziale Wandlungen spiegeln nicht nur die verschiedenen Vorstellungen der Mitglieder einer Gesellschaft, sondern auch deren unterschiedliche Wertvorstellungen wider. Soziale Veränderungen stellen einen dialektischen Prozeß oder den Kampf verschiedener Wertsysteme dar.

H. M.: *Sie begreifen Gesundheit als einen Prozeß, der an einen jeweils spezifischen Kontext gekoppelt ist. Dabei verweisen Sie auf die ständigen Wechselwirkungen zwischen Mensch und Umwelt. An anderer Stelle haben Sie von einer notwendigen Wandlung der Perspektive der Gesundheitsplanung gesprochen, die über die jetzige Konzeption der Verminderung der allgemeinen Morbidität hinausgeht. Sie plädieren für eine positive Zielsetzung, d. h. Verbesserung der Qualität des allgemeinen Wohlbefindens der Bevölkerung. Zugleich fördern Sie eine veränderte Orientierung der Gesundheitsplanung, die sich aus dem begrenzten medizinischen Modell löst. Wie begründen Sie die Notwendigkeit dieser Wandlungen?*

L. D.: Mich interessiert weniger der Begriff des medizinischen Modells als solcher, sondern vielmehr die Unzulänglichkeit der vereinfachten und bruchstückhaften Idee, die diesem Modell zugrunde liegt. Meiner Ansicht nach ist das medizinische Modell nur ein Beispiel für viele ähnliche Modelle in anderen Bereichen. Sie gehen alle von der Annahme aus, daß immer dann, wenn man etwas Spezifisches unternimmt, egal ob in der Medizin, Erziehung oder in welchem Bereich auch immer, alles andere sich damit notwendigerweise verändert. Diese Prämisse halte ich jedoch für falsch.

Als erstes müssen wir meines Erachtens die Komplexität unseres täglichen Lebens besser verstehen und mit ihr umzugehen lernen. Wir sind aber vorwiegend im Umgang mit einfachen Prozessen und im linear-reduktionistischen Denken ausgebildet. Mein zweites Argument findet auch die Zustimmung anderer Beobachter. Zur Erläuterung meines Standpunktes ziehe ich gerne die Beobachtungen von Jonas Salk heran: Wenn man eine Bakterienkolonie oder die Weltbevölkerung beobachtet, dann stellt man fest, daß ihr Wachstum ähnlich einer S-förmigen Kurve verläuft. Der Anfang der S-förmigen Kurve stellt eine Wachstumsphase dar, in der unzählige Ressourcen vorhanden sind. Während dieser Wachstumsphase gilt ein eigenes Wertesystem: Man konkurriert miteinander, verfolgt die eigenen Ziele und hat ein großes Interesse an der Vermeidung von Krankheiten, weil man vorankommen will. Wenn das Wachstum den Scheitelpunkt der Kurve erreicht hat, an dem eine augenscheinliche Verminderung der Ressourcen vorliegt, ist man gezwungen, innezuhalten. Es ist nicht mehr möglich, daß alle weiter miteinander konkurrieren, weil die Ressourcen dafür nicht ausreichen. Man muß gemeinsam die besten Wege zu nutzen versuchen, um ein möglichst gutes Ergebnis für alle zu erzielen, und man beginnt sich daher eines systembezogenen Ansatzes zu bedienen.

Meiner Meinung nach befinden wir uns gesellschaftlich an einem solchen Wendepunkt. Nicht nur unsere Wertvorstellung, sondern auch unsere Institutionen, Organisationsstrukturen und Rollen sind in einem entscheidenden Wandel begriffen. Die Neubestimmung von Medizin und Gesundheit verläuft parallel zu neuen Definitionen der Erziehung, der Physik, des Rechts und anderer Disziplinen. Wir müssen uns also mit der Frage auseinandersetzen, wie wir uns selbst und unsere Wahrnehmung verändern können. Meiner Meinung nach lassen sich unsere Institutionen erst dann wirklich verändern, wenn wir unser eigenes Bewußtsein ändern. Es bleibt also die Frage, wie wir unsere Probleme neu überdenken. Wenn wir diese Erkenntnis gewonnen und wir uns über eine notwendige Neuorientierung verständigt haben, werden wir die entsprechenden Programme der praktischen Umsetzung rasch entwickeln.

Wir befinden uns in einer Zeit, in der ursprünglich als geschlossen begriffene Systeme sich in Wirklichkeit als offen bzw. lebendig erweisen, um Gregory Batesons oder Bertallanfys Begriffe zu verwenden. West Churchman sprach von forschenden Systemen, die aus sich selbst heraus zu lernen beginnen und mit der Zeit neue Lösungen schaffen. Wenn diese Annahmen zutreffen, dann müssen unsere alten hierarchischen Modelle durch solche größerer sozialer Gleichberechtigung ersetzt werden, was zwangsläufig eine wesentlich größere Beteiligung einzelner Gruppen erfordert.

Eine zunehmende Zahl von gesellschaftlichen Minderheiten, die sich bisher kaum artikuliert haben oder gesellschaftlich unterdrückt waren, meldet sich jetzt zu Wort. Diese Minderheiten haben andere Wertvorstellungen. Zugleich bringen sie auch andere Traditionen und Systeme von Gesundheit und Medizin mit, die vielleicht von weitreichender Bedeutung sind.

H. M.: Welche Gruppen meinen Sie damit insbesondere?

L. D.: Alle Emigranten aus allen Teilen der Erde, Südostasien, Mexiko, Lateinamerika sowie die Indianer und die schwarze Bevölkerung der USA. Sie alle haben ihre eigenen Versorgungsstrukturen, ihre eigenen Heiler und Heilungsmodelle, ob es

sich nun um die Chinesen mit ihren Meridianen und Akupunktur oder um die indianischen Ureinwohner mit ihren
Heilungszeremonien handelt. Ihre Vorstellungen von Heilung gelten als unwissenschaftlich und werden von der
Schulmedizin nicht akzeptiert. Ich bin aber davon überzeugt,
daß sie sich wissenschaftlich beweisen lassen, allerdings nur
mit den Methoden einer neuen Wissenschaft.

*H. M.: Viele dieser Minderheiten leben bisweilen schon sehr lange
in den USA, ohne daß ihre Vorstellungen bisher entsprechende Beachtung gefunden haben.*

L. D.: Es ist bekannt, daß die Vereinigten Staaten eigentlich nie ein
Schmelztiegel der verschiedenen Kulturen und Rassen waren. Viele Traditionen leben in einer Art Untergrund weiter.
Erst jetzt beginnen einige zu bekennen, daß sie vielleicht
doch über andere Heilungsmöglichkeiten verfügen, die in
kritischen Situationen auch helfen könnten. Da wir heute oft
ratlos vor Problemen stehen, sind wir zunehmend für fremde
Vorstellungen aufgeschlossen.

*H. M.: Es scheint in der Tradition des »American Dream« zu liegen,
die Selbstverantwortung und die veränderte individuelle
Einschätzung von Gesundheit zu betonen. Sie kritisieren die
ungenaue Definition von Selbstverantwortung und sagen,
daß dieses Argument oft zur Manipulation der Statistiken
von sozialen, politischen, ökonomischen und ökologischen
Mißständen dient. Einige Kritiker der Gesundheitsversorgung, wie beispielsweise John Knowles, gehen sogar so weit,
zu sagen: »Die Idee des Rechts auf Gesundheit sollte durch
die Idee der moralischen Verpflichtung des Individuums zur
Erhaltung seiner eigenen Gesundheit ersetzt werden.« In
welchem Verhältnis stehen Ihres Erachtens Selbstverantwortung und soziale Verantwortung zueinander?*

L. D.: Soziale Verantwortung ist ein kritischer Punkt der Veränderung. Sie muß jedoch erst gelernt werden. Man kann z. B.

einen Zweijährigen nicht auffordern, sich sozial verantwortlich zu verhalten, wenn er über die Straße geht, weil er noch nicht die Fähigkeit hat, den Sinn dieser Aufforderung zu begreifen. Verantwortung ist also etwas, das man sich durch bestimmte Erfahrungen aneignen muß. Große Teile unserer Bevölkerung hatten nie die Gelegenheit dazu. An diesem Punkt wird es kritisch, denn die Gesellschaft ist in diesen Fällen verantwortlich, und zwar in doppelter Hinsicht: Einerseits muß sie den Menschen helfen, aus Erfahrungen zu lernen, andererseits muß sie aber auch Verantwortung für ihr Wohlergehen übernehmen. Verantwortung kann aber auf alte und neue Art übernommen werden. Nach dem alten Muster würde man sagen: »Wenn Sie ein Problem haben, dann werden wir es für Sie lösen.« Dem neuen Muster zufolge würde die Antwort lauten: »Sie haben ein spezielles Problem, das aber vielleicht nur die Spitze des Eisberges darstellt. Wir wollen auch die anderen Schwierigkeiten betrachten, die damit zusammenhängen. Wir versuchen, ihre persönlichen und sozialen Zusammenhänge zu klären.«

Manchmal ist es wahrscheinlich wesentlich wichtiger, sich um die Vermittlung einer Wohnung und eines Jobs zu kümmern, als psychotherapeutisch oder medizinisch einzugreifen. Heute ist eine Patientin zu mir gekommen, die über verschiedene Magen- und Darmbeschwerden klagte. Zusammen mit ihrem Mann war sie von der Großfamilie weggezogen. Als Diagnose ergab sich für mich in erster Linie Einsamkeit. Natürlich ist es möglich, die offensichtliche Depression der Patientin mit Anti-Depressiva zu beheben und ihre gastrointestinalen Beschwerden zu behandeln oder sie an einen Psychotherapeuten zu überweisen. Aber ich kann auch anders vorgehen. Ich kann mich mit ihr zusammensetzen und versuchen, ihr klarzumachen, daß Menschen ohne soziale Beziehungen schneller krank werden und größere Schwierigkeiten mit ihrer Genesung haben. Ich kann ihr raten, an den Veranstaltungen ihrer Kirche teilzunehmen oder sich bei einer anderen Gruppe aktiv zu beteiligen. Im traditionellen Sinn ist dies keine medizinische Intervention, und doch ist es eine, aber, wie ich meine, eine sozio-ökologische Intervention. In diesem Fall sollte man auch den Ehemann einbeziehen, einen Mann, der aus Einsamkeit Alkoholiker geworden ist und der bei Entzug zum »Workaholic« wird. Er braucht ebenfalls eine sozio-ökologische Intervention, denn eine medizinische würde ihm ebensowenig helfen wie eine Rückkehr zur alten Großfamilie. Das Problem ist also, wie die Gesellschaft Verantwortung übernimmt, um diese Menschen in ein soziales Beziehungsnetz zurückzuführen.

H. M.: Sie haben diesen Ansatz als »Individualismus im Kontext« bezeichnet.

L. D.: Ja, ich bin von seinem Wert überzeugt, was wahrscheinlich auch mit meiner eigenen Persönlichkeit zusammenhängt. Ich kann nicht kritiklos die Wertmaßstäbe einer Institution übernehmen, kann aber andererseits nicht ohne diese Institutionen arbeiten. Ich muß also einen Weg für mich finden, der diesen beiden Vorstellungen gerecht wird. Dieser Weg sieht für jeden Menschen anders aus.

H. M.: Ihre erweiterte Definition von Gesundheit schränkt die Rolle ein, die unsere augenblickliche Gesundheitsversorgung spielt. Wie sieht Ihrer Ansicht nach die zukünftige Beziehung zwischen medizinischen Experten und Laien aus? Wie läßt sich ein zentralisiertes Gesundheitsmodell mit lokalen Netzwerken und den vielfältigen spezifischen Gesundheitsinteressen verbinden?

L. D.: Hierfür möchte ich den Begriff der ›lockeren Verbindung‹ (loose couple) vorschlagen. Die meisten Versuche, komplexe Bereiche zusammenzubringen, beruhen auf dem Aufbau einer großen hierarchisch strukturierten Organisation, in der eine staatliche Institution die jeweiligen Sub-Systeme kontrolliert. Mir scheint dieses Modell für die Gesundheitsversorgung zunehmend unzulänglich. Ein locker geknüpftes Netz setzt sich aus vielen individuell geprägten Strukturen zusammen, die sich an einigen gesellschaftlich vereinbarten Regeln und Gesetzen orientieren.

Dieser Gedanke läßt sich am besten anhand eines Beispiels erläutern. Die »Metropolitan Transit Authority« (oberste U-Bahn-Verwaltung) in New York, Boston oder London wird von einer einzigen städtischen Verwaltungsabteilung geleitet. In San Francisco dagegen wird der öffentliche Verkehr von zwölf selbständigen Gesellschaften betrieben, die sich nach vereinbarten Regeln treffen und miteinander verhandeln müssen. Dabei stellt man fest, daß sie einander sehr kritisch beobachten, um sich nicht übervorteilen zu lassen. Sie überlegen zusammen, wie sie das eine System mit dem anderen verknüpfen können, um eine gemeinsame Verkehrsverbindung zu schaffen.

Was nun Gesundheit betrifft, so würde ich für kleine, übersichtliche Organisationsformen plädieren, die lose miteinander in Verbindung stehen, um sicherzustellen, daß der einzelne nicht im System untergeht. Daneben gäbe es sozial orientierte Organisationen, die man »SHMO« (Social Health Management Organization) nennen könnte und die sich mit allen sozialen Fragen und Problemen auseinandersetzen sollten. Die Ärzte würden mit diesen Gruppen lose zusammenarbeiten, die sich mit den sozialen Aspekten der Gesundheit und Medizin beschäftigen. Es wird sicher in den ersten Jahren schwierig sein, die Ärzte dazu zu bewegen, sich mit den sozialen Aspekten stärker auseinanderzusetzen.

H. M.: Ein zentraler Aspekt meiner Frage bleibt unbeantwortet: Wer trägt die Kosten einer veränderten Gesundheitspolitik? In Kalifornien gibt es eine Reihe von sehr wirkungsvollen und meist recht einfachen Ansätzen. Leider können diese bisher oft nur von der Mittelschicht aufwärts in Anspruch genommen werden, da andere Gruppen nicht über die notwendigen finanziellen Mittel verfügen. Gibt es Wege, diese Angebote in eine mehr sozial ausgerichtete Planung einzubeziehen?

L. D.: Ich bin sehr betroffen darüber, was in den USA in den letzten Jahren geschieht. Auf allen Gebieten werden plötzlich Gebühren für Einrichtungen erhoben, die bislang als öffentlich galten, wie Straßen, Autobahnen, Brücken usw. Das ist zum Teil der Grund, warum sozial schwächere Teile der Bevölkerung sich diese Einrichtungen nicht leisten können. Des weiteren hat sich seit der Reagan-Regierung eine Menge geändert. Früher sind wir davon ausgegangen, daß Gesundheit, genauso wie Erziehung, ein Recht ist. Von der jetzigen Regierung wird Gesundheit aber als etwas begriffen, das erst verdient werden muß. Wir haben also zusehends weniger Recht auf Gesundheit, deshalb muß jetzt auch jeder einzelne mehr dafür bezahlen. In all den Auseinandersetzungen um die Neubestimmung der Werte vertrete ich weiterhin meine Überzeugung, daß Gesundheit ein Recht ist.

(1984)

BERNHARD BADURA
Neuorientierung der Gesundheitsplanung: »Auch im Gesundheitswesen scheint es an der Zeit, nicht mehr nur der Faszination durch neue Techniken zu erliegen, sondern sorgsamer mit den dort beschäftigten Menschen umzugehen.«

Sind Optimierung bekannter und Entwicklung neuer biotechnischer Leistungen die einzige Antwort auf das gewandelte Krankheitspanorama und den sich wandelnden Bevölkerungsaufbau moderner Gesellschaften? Selbsthilfebewegung und Wertewandel, aber auch Empfehlungen namhafter Expertenorganisationen, wie der Weltgesundheitsorganisation, schließlich der durch Leistungsausweitung und Technikexplosion in der Medizin ausgelöste massive Kostendruck signalisieren die Notwendigkeit von zwei weiteren gesundheitspolitischen Strategien zur Ergänzung und Korrektur biomedizinischer Bemühungen: der Strategie der Gesundheitsförderung in Arbeitswelt und Gemeinde sowie der Strategie einer kostenbewußten und patientenorientierten Gestaltung von Arbeit und Organisation im Gesundheitswesen.

Im Wandel begriffen sind nicht nur unsere Gesundheitsbedürfnisse, sondern auch unsere Antworten auf die Frage »Was ist und bedingt Gesundheit und Krankheit?« Heute fließen weit über 90 % unseres Gesundheitsbudgets in den biomedizinischen Sektor. Zugleich häufen sich Hinweise darauf, daß das der Forschung und Praxis seit den bahnbrechenden Entdeckungen von Koch, Semmelweiß und vieler anderer zugrundeliegende Paradigma einer Revision unterzogen werden sollte: weil es die Interaktionen zwischen Seele und Körper und weil es die gesellschaftlichen Einflüsse auf die menschliche Gesundheit vernachlässigt. Die erkenntnisleitenden Interessen des biotechnischen Paradigmas in der Medizin wurzeln in der eigentlich ingenieurwissenschaftlichen Annahme, der menschliche Organismus funktioniere wie eine Maschine, die unter allen Umständen den gleichen Naturgesetzen folgt. Und sie wurzelt in der daraus abgeleiteten Vorstellung: Krankheiten seien mechanische Schäden, die durch physische oder chemische Eingriffe in einzelne Organe oder Moleküle behoben werden könnten. Dieses mechanistische Menschenbild ist als heuristisches Konzept zwar durchaus fruchtbar, hat es doch zu erheblichen Ausweitungen, insbesondere technikintensiver Behandlungsmöglichkeiten beigetragen und damit auch das Wachstum medizinischer Dienste und Leistungen insgesamt beflügelt. Es ist in wesentlichen Punkten jedoch unvollständig und korrekturbedürftig. Es verleitet zudem zur Unterschätzung der Möglichkeiten, die menschliche Gesundheit durch Interventionen in die soziale und physische Umwelt oder durch interaktionsintensive Leistungen zu schützen und zu fördern.

Die auf der Risikofaktorenforschung fußende Verhaltensmedizin brachte neue Impulse für Prävention und klinische Praxis. Dabei ist es jedoch nicht geblieben. Neben die systematische Rekonstruktion der Wechselwirkungen zwischen sozialen, seelischen und somatischen Vorgängen sind in den vergangenen Jahrzehnten neue interdisziplinäre Forschungsansätze getreten: die Sozialepidemiologie, die Psychoneurokardiologie und die Psychoneuroimmunologie. Eine Zwischenbilanz der dort zusammengetragenen Erkenntnisse läßt sich wie folgt formulieren: Gesellschaft wirkt auf Gesundheit durch die von ihr erzeugten Risiken, aber auch durch die von ihr bereitgestellten Gesundheitspotentiale, Mensch und Umwelt, Seele und Körper sind durch Wechselwirkungen auf das engste miteinander verbunden. Unserem Gefühlsleben kommt dabei eine Schlüsselstellung zu: Gefühle widerspiegeln unsere alltäglichen Erfolge und Niederlagen, unsere Mühen und Belastungen und den Grad unserer Bedürfnisbefriedigung. Gefühle haben zugleich auch einen wesentlichen Einfluß auf Physiologie und Verhalten. Soziale, seelische und physiologische Vorgänge hängen in jedem Falle sehr viel enger miteinander zusammen, als wir dies bisher angenommen haben. Diese neuen Erkenntnisse werden nicht nur Gesundheitsförderung und Prävention, sie werden auch die Versorgung chronisch Kranker revolutionieren helfen.

Verhaltensmedizin und Soziopsychosomatik haben weitreichende Konsequenzen für eine Politik der Gesundheitsförderung und Risikobekämpfung, aber auch für die Systemgestaltung im Gesundheitswesen.* Die Idee der Gesundheitsförderung knüpft an Prämissen und Ziele der klassischen Sozialhygiene (engl. : Public Health) und an neue Erkenntnisse in der Risikofaktorenforschung, der Psychophysiologie, der Sozialepidemiologie und Organisationsanalyse an. Sie entspringt der Einsicht in die Grenzen der kurativen Medizin und der herkömmlichen Gesundheitserziehung, und sie entspringt der verbreiteten Auffassung, daß der Wandel in Gesellschaft, Arbeitswelt und Gesundheitswesen eine Aufwertung und teilweise *Neukonzeption bevölkerungsbezogener Gesundheitsaktivitäten* und neue Konzepte und Ansätze zur Systemgestaltung im Gesundheitswesen notwendig macht.

Gesundheitsförderung zielt nicht nur auf die Bekämpfung typischer Risiken moderner Arbeitsbedingungen, z. B. Streß, sondern auch auf die Identifikation und Mobilisierung von Gesundheitspotentialen, z. B. von sozialer Unterstützung durch Angehörige, Arbeitskollegen und Experten. Anstrengungen zur Gesundheitsförderung sind interdisziplinär und richten sich auf systemische Lösungen nicht nur innerhalb der Familie, sondern auch innerhalb der Fabrik, der Verwaltung, in Schulen und Krankenhäusern. Menschengerechte Gestaltung von Arbeits- und Lebensbedingungen hat sich bereits in der Vergangenheit als der wirksamste Ansatz zur Gesundheitsförderung erwiesen. Alles spricht dafür, daß das auch für die Zukunft der Gesundheitsförderung gilt.

Weitreichende Konsequenzen ergeben sich aus Verhaltensmedizin und Sozialpsychosomatik auch für die klinische Praxis. Dieselben gesellschaftlichen Risiken (Streß, soziale Isolation, Monotonie etc.), die zur Entstehung oder zum Ausbruch einer chronischen Krankheit beitragen, beeinträchtigen auch den Krankheitsverlauf; dieselben sozialen, seelischen und biologischen Gesundheitspotentiale bzw. Schutzfaktoren (soziale Integration, ausreichende Handlungsspielräume, sinnstiftende Aufgaben etc.), die zur Lebensqualität Gesunder beitragen und vor dem Ausbruch einer chronischen Krankheit bewahren, fördern auch den Prozeß der Krankheitsbewältigung.

---

* Vgl. dazu B. Badura / G. Feuerstein, *Systemgestaltung im Gesundheitswesen. Zur Versorgungskrise der hochtechnisierten Medizin und den Möglichkeiten ihrer Bewältigung.* Juventa, Weinheim, 1994.

Die heute für weite Teile der Krankenhausarbeit geltende Konzeption der Akut- bzw. Notfallversorgung beinhaltet ein bestimmtes Selbstverständnis der Beschäftigten, ein bestimmtes Verständnis ihrer Gegenstände, Aufgaben und Prioritäten und ein bestimmtes Patientenbild. Gegenstand der Arbeit ist nicht der erkrankte Mensch, sondern Art und Verlauf seiner körperlichen Schädigung. Aufgabe ist die Identifikation und Beherrschung pathogener Prozesse soweit, daß eine Entlassung bzw. Weiterleitung an andere Versorgungseinrichtungen möglich wird. Die dafür zu verrichtenden Tätigkeiten der Diagnose und Therapie unterliegen einem anhaltenden und sich eher noch beschleunigenden Prozeß der biotechnischen Innovation. Daraus folgt eine starke Abhängigkeit ärztlicher und zunehmend auch pflegerischer Tätigkeiten vom Vorhandensein und von der Funktionsfähigkeit medizinischer Technik und eine wachsende Bedeutung technischer Qualifikation.

Die höchste Priorität hat die technikintensive Vermeidung bzw. Bekämpfung von Gefährdungen der Vitalfunktionen, die zweithöchste haben technikintensive, diagnostische und therapeutische Eingriffe zur genauen Definition des körperlichen Zustandes und zur Kontrolle eines Krankheitsprozesses. Die dritte Priorität kommt teils technik-, teils interaktionsintensiven Maßnahmen zur Linderung, Beseitigung und Vermeidung körperlicher Schmerzen, von Unwohlsein und Unbequemlichkeiten zu, die heute nicht nur durch die Krankheit selbst, sondern auch durch die zu ihrer Diagnose und Beherrschung unternommenen Eingriffe verursacht werden. An vierter und letzter Stelle stehen schließlich interaktionsintensive Maßnahmen zur Linderung, Beseitigung oder Vermeidung negativer Gedanken, negativer Gefühle oder familiärer und beruflicher Krankheitsfolgen, beispielsweise Maßnahmen zur Befriedigung des Deutungsbedarfs, zum Abbau oder Vermeidung extremer negativer Gefühle sowie zur Sinnstiftung und Selbstbildstabilisierung.

Mit der Technisierung und dem damit einhergehenden Wachstum der modernen Medizin verbunden war und ist zugleich ein Rückzug ärztlichen Handelns auf die ersten beiden und eine dementsprechende Delegation aller übrigen Problemstellungen an das nichtärztliche Personal, an die Patienten und ihre Angehörigen. Wenn es um die Bewältigung seelischer und sozialer Folgen von

Krankheit und Behandlung geht, werden heute die Patienten und ihre Angehörigen weitgehend sich selbst überlassen. Als ganzer Mensch angesprochen, d. h. auch kognitiv und seelisch aktiviert, wird der Patient in der Regel nur noch dann, wenn seine Motivation und sein Vertrauen eine für die erfolgreiche Durchführung technikintensiver Maßnahmen notwendige Bedingung ist.

Für Arbeit und Organisation im Gesundheitswesen hatte diese Konzeption der Akut- bzw. Notfallversorgung eine Reihe schwerwiegender Konsequenzen: es kam zu einer anhaltenden, entweder technikzentrierten oder organzentrierten Teilung klinischer Arbeit. Es kam zu einer Abwertung interaktionsintensiver Diagnose und Therapie. Es kam zu einer Abwertung aller nichtmedizinischen Aufgabenstellungen und Berufsgruppen, insbesondere der Pflegearbeit. Schließlich kam es auch zu einer Abwertung der Subjektivität und Individualität der zu behandelnden Patienten und ihrer Beiträge zur Krankheitsbewältigung. Das Leitbild der Akut- bzw. Notfallmedizin ist für die Versorgung chronisch Kranker kontraproduktiv. Die Versorgung chronisch Kranker erfordert besondere Versorgungsleistungen, eine besondere Form der Versorgungsorganisation, insbesondere eine ganzheitliche Behandlung, Kontinuität im Patientenmanagement und Individualisierung der dem einzelnen Patienten angebotenen Leistungen.

Damit stoßen wir zugleich aber auch auf die Grenzen einer »ganzheitlichen Medizin«. Meines Erachtens steckt in dem sich damit verbindenden Versorgungskonzept ein zweifacher Mangel: eine Überforderung der Ärzteschaft und eine Unterschätzung organisatorischer Zwänge und technischer Imperative klinischer Arbeit. Das Konzept der ganzheitlichen Medizin vermittelt einen Omnipotenzanspruch, den die klinisch tätigen Ärzte heute angesichts der Komplexität von Versorgungsbedürfnissen und Versorgungsorganisation nicht mehr einzulösen imstande sind. Die soziale bzw. gesellschaftliche Verantwortung des Arztes und die Dynamik fortschreitender Spezialisierung und Technisierung seiner klinischen Aufgabenstellungen lassen sich kaum mehr miteinander vereinbaren und setzen sein Selbstverständnis, setzen seine Beziehungen zur gesellschaftlichen Umwelt gegenwärtig einer erheblichen Zerreißprobe aus. Die soziale Verantwortung des Arztes erfordert eine verstärkt sozialwissenschaftlich fundierte und kommunikative Kompetenz. Die Entwicklung seines Fachgebietes fordert dagegen eine verstärkte somatische Spezialisierung und technische Kompetenz. Unter diesen Bedingungen scheint mir eine *Ausdifferenzierung der Ausbildung* in zwei Richtungen unabwendbar: die des biotechnischen Spezialisten mit ausgeprägter Teamfähigkeit – weil die kompetente Akutversorgung und Rehabilitation chronisch Kranker längst nicht mehr durch den Arzt alleine, sondern nur noch im interdisziplinären Team zu leisten ist – und die des auch (sozial-)epidemiologisch und psychophysiologisch qualifizierten, sozialkompetenten Allgemeinarztes, der physische Defekte, insbesondere chronische Krankheiten im Kontext sozialer und persönlicher Voraussetzungen jedes einzelnen Patienten zu deuten und zu behandeln weiß. Die Krise der modernen Medizin ist eine Krise ihrer theoretischen Grundlagen und ihrer Ausbildungspraxis. Die Krise der modernen Medizin ist aber auch eine Krise von Aufgabenstellung und Organisation klinischer Arbeit, in der die überwiegend interaktionsintensiven Leistungen der Pflegekräfte und anderer nichtmedizinischer Berufsgruppen neu bewertet werden und der mögliche Gesundheitsgewinn integrierter Versorgungskonzepte, insbesondere bei der Versorgung chronisch Kranker, sich erst noch herumsprechen muß.

Unsere Krankenversorgung hat in den vergangenen Jahrzehnten ein enormes Wachstum durchlaufen. Neue Erkenntnisse klinischer Forschung verbanden sich immer enger mit biotechnischen Innovationen. Mit der technischen Erschließung neuer Behandlungsmöglichkeiten wuchs auch die Abhängigkeit der Medizin von der Technik, ihrer Entwicklungsrichtung und Entwicklungsgeschwindigkeit. Die sich daraus ergebenden Zwänge und Neigungen, alles technisch Mögliche zu tun, ohne dabei stets auch Angemessenheit und ethisch humanitäre Vertretbarkeit dieses Tuns sowie seine finanziellen Auswirkungen ausreichend zu bedenken, werden heute als »technischer Imperativ« bezeichnet. Der Arzt wurde zum biotechnischen Spezialisten, der zugleich immer mehr Planungs- und Lenkungsaufgaben einer immer komplexer werdenden Versorgungsorganisation wahrnimmt. Überforderung droht dem Arzt daher heute nicht nur von seiten chronisch Kranker und deren kom-

375

plexen Bedürfnissen und Behandlungserfordernissen. Überforderung droht auch von seiten einer immer komplexer werdenden Versorgungsorganisation und deren Planungs- und Lenkungsaufgaben.

Chronische Krankheiten werden bekämpft durch ein mittlerweile 10 % des Sozialproduktes verbrauchendes und weitverzweigtes Versorgungssystem, dessen (bisher kaum durchdachte) Organisationsprinzipien sich vielleicht noch am treffendsten als »medizinischer Taylorismus« kennzeichnen lassen, wegen der im Gesundheitswesen heute beobachtbaren fortschreitenden Arbeitsteilung, zunehmenden Konzentration auf somatische Problemstellungen und auf technische Lösungen. Der amerikanische Ingenieur F. W. Taylor war Zeitgenosse von Virchow und Koch. Er gilt als Exponent des »scientific management« – einer Organisationslehre, die keinen grundsätzlichen Unterschied macht zwischen der Gestaltung von Maschinen und der Gestaltung menschlicher Arbeit und in der konsequente Teilung der Arbeit als eines der tragenden Prinzipien effizienter Produktionsorganisationen gilt. Unter der Bezeichnung »lean management« beginnt sich gegenwärtig demgegenüber eine neue Organisationslehre durchzusetzen, in der nicht die Technik, sondern der arbeitende Mensch im Vordergrund steht und in der das Prinzip der Arbeitsteilung ersetzt wird durch das der Gruppenarbeit, in der es nicht mehr um die Produktionsorganisation von qualitativ mangelhafter Massenware geht, sondern um kundenorientierte Fertigung von hoher Qualität. Zwar sollten wir bei der Systemgestaltung im Gesundheitswesen großen Wert auf die grundsätzlichen Unterschiede zwischen industrieller Herstellung von Sachgütern und Erbringung personenbezogener Dienstleistungen legen. Gleichwohl scheint es sinnvoll, von der gegenwärtig geführten Debatte über allgemeine Gestaltungsprinzipien von Arbeit und Organisation zu profitieren. Auch im Gesundheitswesen scheint es an der Zeit, nicht mehr nur der Faszination durch neue Techniken zu erliegen, sondern sorgsamer mit den dort beschäftigten Menschen umzugehen und einer weiter fortschreitenden Arbeitsteilung und Fragmentierung der Versorgungsorganisation entgegenzuwirken. Wo Menschen personenbezogene Arbeit leisten, wo also Menschen mit Menschen beschäftigt sind, haben die Arbeitsbedingun-

gen der Produzenten direkte Auswirkungen auf die Versorgungs-
qualität. Ein patientenorientiertes Gesundheitswesen setzt deshalb
eine beschäftigtengerechte Gestaltung von Arbeit und Organisation
voraus. Die Prävalenz chronischer Krankheiten erzwingt ein Neu-
überdenken von Prinzipien und Prioritäten, von Aufgabenstellung,
Organisation und Qualifikation im Gesundheitswesen.

Chronisch Kranke sind nicht nur Objekte, an denen gearbeitet
wird, sondern auch Subjekte, deren Beiträge mit von ausschlagge-
bender Bedeutung für den zu erzielenden Gesundheitsgewinn sind.
Chronisch kranke Patienten sind Koproduzenten im strengen Sinne,
d. h. Kodiagnostiker und Kotherapeuten. Ihr Laienwissen, das gerade bei chronisch Kranken sehr weit gediehen sein kann, sollte auch
bei der Gestaltung des Leistungsgeschehens im Krankenhaus und in
anderen Versorgungseinrichtungen Eingang finden. Eine für die patientenorientierte Systemgestaltung im Gesundheitswesen grundlegende Unterscheidung ist die zwischen technikintensiven und interaktionsintensiven Leistungen. *Aufwertung interaktionsintensiver
Leistungen* wäre ein erstes Element einer nicht mehr ausschließlich
expertenorientierten, sondern einer auch patientenorientierten Ar-
beitsgestaltung.

Technikintensiv sind diagnostische, therapeutische oder pflegeri-
sche Tätigkeiten, die apparativ gestützt oder maschinell bewältigt
werden, bei denen sich die Beschäftigten auf die Beobachtung und
Bedienung von Sachtechnik und den Einsatz von Chemie konzentrieren, der behandelte Mensch, genauer gesagt, sein Körper, in die
Situation eines zu bearbeitenden Werkstückes gerät – weil nur so
Leben gerettet oder erhalten, weil nur so pathogene Prozesse blok-
kiert, verlangsamt oder revidiert werden können. Für Arbeit im Gesundheitswesen charakteristisch ist neben diesem technischen noch
ein zweiter, der zwischenmenschliche Imperativ, d. h. die faktische
Notwendigkeit der Arbeit am und mit Menschen und die therapeutische Notwendigkeit einer ausdrücklichen Berücksichtigung nicht
nur der somatischen, sondern auch der seelischen und sozialen Problemstellungen und Bedürfnisse der Patienten. Technikintensive
Leistungen werden oft nur möglich und sind oft nur dann von dau-
erhaftem Erfolg, wenn sie durch interaktionsintensive Leistungen
vorbereitet, begleitet und nachbereitet werden.

Unter interaktionsintensiven Leistungen wird hier verstanden, was in der sozialepidemiologischen Literatur als »soziale Unterstützung« bezeichnet wird. Im Falle einer chronischen Erkrankung beinhaltet soziale Unterstützung Informationen und Deutungshilfen für den Patienten zur Aufklärung über seinen körperlichen Zustand, über Sinn und Zweck bestimmter Prozeduren und über das zukünftige Leben in Familie, Arbeitswelt, Freizeit. Sie beinhaltet zum zweiten Zuwendung und Verständnis zur Bewältigung negativer Gefühle wie Angst oder Depressivität. Sie beinhaltet zum dritten sinnstiftende Signale und Signale sozialer Anerkennung und zur Wiedergewinnung eines positiven Selbstbildes. Unter die Rubrik »interaktionsintensive Leistungen« fallen schließlich auch Gesundheitsberatung, lebenspraktische Hilfestellungen und auf weitere Förderung von Gesundheitspotentialen zielende Maßnahmen, z. B. Einbeziehung wichtiger Bezugspersonen der Patienten und Mobilisierung sonstiger sozialer Ressourcen. Interaktionsintensive Leistungen erleichtern die Akzeptanz physisch und seelisch teilweise schwer belastender technikintensiver Eingriffe. Sie tragen darüber hinaus bei zu deren Effizienz und Effektivität. Schließlich haben interaktionsintensive Diagnostik und Behandlung eine eigenständige therapeutische Bedeutung. Bei der Frührehabilitation und später dann in der Langzeitversorgung chronisch Kranker kommt ihnen ein weit größeres Gewicht zu als technikintensiven Aktivitäten. Für die Stabilisierung durch technikintensive Leistungen erzielter therapeutischer Effekte und für die Mobilisierung von Selbsthilfepotentialen sind sie von entscheidender Bedeutung.

Aus einer Aufwertung interaktionsintensiver Leistungen folgt eine *Aufwertung zwischenmenschlicher Fähigkeiten.* Ein wesentliches Element zwischenmenschlicher Fähigkeiten ist die Gefühlskompetenz. Gefühlskompetenz zielt auf eine erlernte Fähigkeit zur generell erwarteten oder situativ erforderlichen (mehr oder weniger bewußten) Kontrolle und Instrumentalisierung eigener Gefühle wie Wut, Lust, Angst, Ekel oder Trauer und zur Deutung und zum Umgang mit entsprechenden Gefühlen der Alter egos. Gefühlskompetenz ist also eine nicht nur selbstbezogene, sondern eine auch zwischenmenschliche Fähigkeit, die im Alltag eines jeden Menschen, insbesondere aber bei der Erbringung personenbezogener Dienstleistungen, z. B. bei der Behandlung und Pflege kranker Menschen, auf die Probe gestellt wird. Eine erste Teilkompetenz ist die diagnostische Fähigkeit, eigene Gefühle, z. B. eigene Stimmungen, aber auch die z. B. freundlichen oder feindseligen Gefühle der Alter egos wahrzunehmen und situationsgerecht zu deuten und zu bewerten. Eine zweite Teilkompetenz liegt in der aktiven Beeinflussung der eigenen Gefühle durch kognitive Bemühungen oder praktische Handlungen, d. h. zu einem bewußten Umgang mit den eigenen Gefühlen. Als drittes zu nennen wäre die Teilkompetenz zum bewußt kalkulierten, situativen Zwängen und eigenen Absichten entsprechenden verbalen und nonverbalen Gefühlsausdruck. Als viertes schließlich zu nennen wäre die Fähigkeit, durch Verständnis, Geduld, Zuwendung, Information, praktische Hilfe und soziale Anerkennung regulierend auf Gefühle der Alter egos einzuwirken.

Eine immer weiter getriebene Spezialisierung und Technisierung der modernen Medizin begünstigt zugleich eine Dequalifizierung im Bereich therapeutisch wesentlicher zwischenmenschlicher Fähigkeiten: eine, anders ausgedrückt, zweifache Entfremdung – gegenüber den sozialen Erwartungen und Gefühlen der Patienten, aber auch gegenüber den eigenen Emotionen. Durch die naturwissenschaftlich motivierte Konzentration auf somatische Prozesse kam es zu einer Vernachlässigung seelischer Vorgänge bei den Patienten und zu einer Abwertung ihrer subjektiven Körper- und Krankheitserfahrung; es kam m. a. W. zu einer Transformation der Patienten in passive Objekte rationaler Krankheitsbeherrschung. Nicht weniger dramatisch waren die Auswirkungen dieser Entwicklung auf die Therapeuten: Auch ihre Subjektivität, auch ihre Persönlichkeit verlor an Bedeutung für den Therapieprozeß. Auch hier kam es zu einer Reduktion – zu einer Reduktion auf einen geschickten Umgang mit Technik, auf kognitive Informationsverarbeitung und rationale Entscheidungsfindung.

Bedingt durch den Rückzug der Ärzte auf das technikintensive Management somatischer Risiken und zwingend geboten scheint auch eine *Aufwertung pflegerischer Leistungen*, z. B. bei der Prävention und Linderung behandlungsbedingter Schmerzen. Schmerzen sind eine häufige Ursache für Streßemotionen und deren pathogene Rückwirkungen auf den Organismus. Sie sind vermeidbar. Wo dies nicht möglich ist, läßt sich durch kompetentes Schmerzmanagement durch Pflegekräfte ihre Bewältigung erleichtern – im Zeitalter chronischer Erkrankungen eine in ihrer Bedeutung leider immer noch unterschätzte Aufgabe. Sicherlich waren körperliches und seelisches Leid von jeher mit Krankheiten verbunden. Durch den Wandel im Krankheitspanorama und durch die mit Hilfe der Technik erschlossenen neuen Möglichkeiten der Behandlung werden sie jedoch auf dramatische Weise vervielfacht: Weil das Leben verlängert werden kann, oft jedoch um den Preis verlängerter Qualen. Weil Menschen vor dem Tod bewahrt werden können, oft jedoch um den Preis chronischer Beschwerden oder Behinderungen. Wo der physische Schaden eines Menschen unter Kontrolle gebracht ist, sind es die körperlichen und seelischen Leiden und Behinderungen sowie die krankheitsbedingten Stigmatisierungsprozesse und Benachteiligungen noch lange nicht.

Bewältigung einer chronischen Erkrankung ist ein hochkomplexes und längerfristig angelegtes Geschehen, in dem neben zahlreichen Versorgungseinrichtungen und Berufsgruppen die Betroffenen und ihre Angehörigen eine zentrale Rolle spielen. Erforderlich erscheint deshalb eine *Aufwertung auch der Beiträge der Patienten und ihrer Angehörigen* zur Stabilisierung des körperlichen Zustandes und zur dauerhaften Sicherung der im Versorgungssystem erzeugten Gesundheitsgewinne. Dies alles unter dem »Compliance-Problem« abzuhandeln, geht nicht nur auf das Konto mangelhafter Ausbildung, sondern hat seine Ursachen in Mängeln in Aufgabenstellung und Organisation klinischer Dienste. Bewältigung einer chronischen Erkrankung erfordert nicht nur Bemühungen zur Beherrschung somatischer Prozesse, sondern ebenso auch Bemühungen um Vertrauen und Mitarbeit der Patienten, erfordert ihre Qualifizierung und die Mobilisierung von Gesundheitspotentialen in ihrem sozialen Umfeld.

Diese auf Arbeit und Qualifikation im Gesundheitswesen zielenden Gestaltungsaufgaben müssen ergänzt werden um Bemühungen zur Gestaltung organisatorischer Zusammenhänge und organisationsübergreifender Versorgungsketten chronisch Kranker. Die wesentlichen Stichworte sind hier: Einführung von Gruppenarbeit,

Schnittstellengestaltung, Entwicklung ganzheitlicher Versorgungskonzepte und Entwicklung vernetzter Versorgungslandschaften.

Gruppenarbeit ist ein zentrales Element moderner Organisationsgestaltung. Gruppenarbeit erhöht die Arbeitsvielfalt, verlagert Verantwortung dorthin, wo die tatsächliche Wertschöpfung bzw. der tatsächliche Gesundheitsgewinn am Patienten erzeugt wird und erleichtert die gegenseitige Unterstützung der Beschäftigten. Eine angemessene Versorgung chronisch Kranker ist ohne verstärkte interdisziplinäre Teamarbeit kaum mehr denkbar. Versorgung chronisch Kranker sollte ganzheitlich orientiert sein. Die dabei anfallenden Aufgaben sind hochkomplex, erfordern daher ein »Poolen« von Intelligenz zahlreicher Berufsgruppen, z. B. von Medizinern, Physiotherapeuten, Psychologen, Sozialarbeitern, Ernährungsberatern usw. Die Einführung gruppenorientierter Arbeitsformen ist, wie der organisationswissenschaftliche Forschungsstand dazu zeigt, ein alles andere als triviales Problem. Sie erfordert sorgfältige Planung, Zeit und Geduld. In einer bislang vorwiegend berufsständisch orientierten und individualisierten Organisationskultur, wie sie im Gesundheitswesen vielfach vorzufinden ist, sind dabei tiefsitzende Widerstände und organisationsbedingte Hürden zu überwinden. Als Vorbild für die Einführung von Rehabilitationsteams in Akutkrankenhäusern eignet sich das in der Industrie bereits lange Jahre praktizierte Konzept der teilautonomen Arbeitsgruppen.

Unser Versorgungssystem ist weitverzweigt. Chronisch Kranke durchlaufen zu ihrer Behandlung ganze Versorgungsketten. Ihre Versorgungskarriere beginnt meist beim niedergelassenen Arzt, verläuft dann ins Akutkrankenhaus, von dort in eine Spezialklinik, z. B. ein Herzzentrum, dann wieder zurück ins Akutkrankenhaus oder direkt in eine Rehaklinik, um dann schließlich beim Hausarzt (vorläufig) zu enden, der sich um Vermittlung in eine Selbsthilfegruppe bemüht und sich mit dem Arbeitsmediziner des entsprechenden Betriebes um die stufenweise Wiedereingliederung seines Patienten verständigt. Wir haben es heute also bei der Versorgung chronisch Kranker mit zahlreichen Gliedern einer hocharbeitsteiligen Versorgungskette zu tun, ohne daß den »Produzenten« bzw. den einzelnen Einrichtungen die Arbeitsteiligkeit ihres Tuns, d. h. auch ihre Angewiesenheit auf intensive Kooperation mit vor- und nachgelagerten Einrichtungen, stets voll bewußt ist. Das Handeln einzelner Akteure endet an den Grenzen einer Institution. Verläßt sie der Patient, mangelt es an ausreichender Orientierung und insgesamt an ausreichendem Management und an ausreichender Gestaltung der Schnittstellen zwischen unterschiedlichen Einrichtungen. Schon Absprache und Zusammenarbeit zwischen niedergelassenen Ärzten und Akutkrankenhäusern einer Region ist heute nicht die Regel. Rehabilitationskliniken beklagen sich über Mängel in der Kooperation mit Akutkrankenhäusern auf der einen und der niedergelassenen Ärzteschaft auf der anderen Seite. Chronisch Kranke beklagen sich über mangelhafte Kooperation zwischen Hausärzten und Betriebsärzten und über die mangelhafte Einbeziehung des Partners in das Versorgungsgeschehen. Die Prävalenz chronischer Krankheiten erfordert deshalb *vermehrte Anstrengungen zur Schnittstellengestaltung* und zur *Vernetzung* einzelner Versorgungsketten, m. a. W. die Prävalenz chronischer Krankheiten erfordert die Entwicklung vernetzter Versorgungslandschaften.

Versorgungskonzepte für Akutkranke stehen im Zentrum von Forschung und Ausbildung in der modernen Medizin. Versorgungskonzepte schreiben vor, wie nach dem Stand der Forschung und klinischen Erfahrung eine körperliche Störung erkannt und durch welche Maßnahmen sie unter Kontrolle gebracht werden kann. Da in der medizinischen Forschung und Ausbildung das Thema chronische Krankheit als komplexes und prozeßhaftes Geschehen praktisch keine Rolle spielt, steckt auch die Entwicklung entsprechender Versorgungskonzepte noch in den »Kinderschuhen«. Daß dies auch so für die Bundesrepublik zutrifft, ist deshalb besonders bemerkenswert, weil wir bereits seit Jahrzehnten in der Versorgung chronisch Kranker hierzulande international gesehen einen Sonderweg eingeschlagen haben – ohne uns um seine ausreichende wissenschaftliche Fundierung und Rechtfertigung zu bemühen. Hierzulande hat sich, bedingt durch eine lange Tradition von Kur- und Heilbädern, Rehabilitation als ein gegenüber der stationären und ambulanten Versorgung selbständiger Versorgungsbereich herausgebildet als eine Praxis, der es an einer ausreichenden wissenschaftlichen Infrastruktur mangelt und daher auch an Entwicklung und Erprobung wissenschaftlich fundierter Versorgungskonzepte.

Die gemeinsame *Entwicklung und Erprobung institutionenüber-greifender Versorgungsstandards*, z. B. zwischen Kranken- und Rentenversicherung, wäre zudem eine wesentliche Voraussetzung für die Entwicklung vernetzter Versorgungslandschaften. Die Erarbeitung ganzheitlicher Versorgungskonzepte könnte zugleich Anstoß für eine Aufwertung interaktionsintensiver Behandlungsverfahren auch in der Akutmedizin sein. Hier kann und sollte die Akutmedizin von den Erfahrungen in der Rehabilitation profitieren.

Im Zeitalter chronischer Krankheiten scheint eine Neudefinition der Rolle des Arztes angebracht sowie eine Aufwertung insbesondere der Pflegeberufe. Nur als *primus inter pares* im therapeutischen Team wird der Arzt zur Sicherstellung einer zugleich umfassenden und die individuellen Bedürfnisse berücksichtigenden Versorgung chronisch Kranker in der Lage sein. Neu überdenkenswert sind auch die bislang gültigen Organisationsprinzipien klinischer Arbeit. Einseitige Favorisierung technikintensiver Leistungen, zunehmende Arbeitsteilung und Fragmentierung der Versorgungsketten sollten überwunden werden durch einen pfleglicheren Umgang mit den Beschäftigten, durch Entwicklung integrierter Versorgungskonzepte und vernetzter Versorgungslandschaften.

(1994)